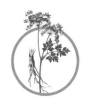

实用特效药疗食疗千方

王啸天 编著

U0319579

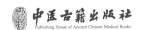
中医古籍出版社
Publishing House of Ancient Chinese Medical Books

图书在版编目（CIP）数据

实用特效药疗食疗千方 / 王啸天编著. -- 北京：
中医古籍出版社, 2019.7
ISBN 978-7-5152-1931-8

Ⅰ. ①实… Ⅱ. ①王… Ⅲ. ①药物疗法②食物疗法
Ⅳ. ①R453②R247.1

中国版本图书馆CIP数据核字(2019)第141497号

实用特效药疗食疗千方

王啸天 编著

责任编辑	王益军	
出版发行	中医古籍出版社	
社　　址	北京市东直门内南小街16号（100700）	
经　　销	全国各地新华书店	
印　　刷	北京博图彩色印刷有限公司	
开　　本	710×1000	1/16
印　　张	27	
字　　数	414千字	
版　　次	2019年7月第1版第1次印刷	
书　　号	ISBN 978-7-5152-1931-8	
印　　数	0001~4000册	
定　　价	128.00元	

内容提要

　　本书将中医诊断学、中药学、内科学加以浓缩、融汇贯通，系统而重点的形成一体。所载内容基本涵盖了中医概说的重点。阅读和学习过程自然引导中医入门，达到应用中药和食疗为自已和他人防病治病的目的。

　　临床部分强调辨证、整体调解、重在治本。本书载有常用中药200多，临床药方800多。对中药和临床证型进行了详细分类，重视药性说理，加入不少临证个人体会，这对中医教学和临床必会有些参考之用。

　　由于重注临床病证的分析、说理，所以敢用所载药方；由于使用方法详尽介绍，所以会用所载药方；由于病证分型细致，都能找到自已的针对病型，所以想用所载药方。敢用、会用和有针对性，无疑具有实用性。

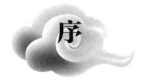

序

中医者，道法乎天，术本乎仁。善用之，固人类至宝，功不可没。

医者，古称司命，人性命之所系，犹相之于国。良相济世治国，良医普渡众生。

王啸天先生自幼聪智，勤奋好学，博览群书，立志承坡黄之术。立业后，更精勤不倦，精究方术，勤求古训，博采众方，精益求精，悬壶济世，惠及苍生。以仁德、仁术、仁爱济生于民。尽显大医精诚济世之魅力，更彰显先生之中医人风范。

五十余载，先生畅游五洲，行医天下。读书万卷，医理求真，传承精髓，刊行专著数十种；教书育人，传授技艺，门生过千，桃李满天下；扶危济困，以医交友，名满天下，好一副中华医学博大精深、济世天下宽广的胸怀。

王啸天先生年过八旬，德高望重，仍不懈奋发，孜孜进取。在此，谨表衷心敬意。

刘从明

二〇一九年五月

（本序作者系中国中医科学院研究员、原中医古籍出版社社长、总编辑）

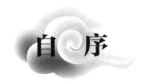

自　序

　　年龄的增加，身体的衰老自然到来。由于体力下降会经常感到不适，一些症状逐渐出现。许多时候只有症状而构不成疾病，或只诊断为轻微病症，此时用食物或中药调养、治疗是非常适宜的。当然，许多重病症也可用食物或中药来调治。

　　本书是想通过中医诊断和中医药学基本知识的学习，引导读者中医入门，达到能够应用中药或食物为自己和他人保健和治疗的目的。本书分为上下两篇。上篇介绍中医诊断理论和常用中药的性能、作用、使用方法、使用注意事项。下篇介绍临床主要病证的表现、病因病机、治疗原则和具体用药。其中突出病因病机和所有药物、食物一致性的理论说明。详尽介绍制作和使用方法。

　　本书将中医诊断学、中药学和中医内科学的内容加以浓缩精练，融汇贯通，系统而又突出重点地形成一体，治疗和说理部分插入必要的中西医结合理论，加入一些个人体会和见解。

　　恪守中医的治病原则：辨证施治、整体调解、重在治本。笔者在治疗原则上的立意，强调以通为主，即先通后补，通补相兼，慎用纯补。

　　多数人一提到调养或调治首先想到的是吃什么来"补"，这是不准确的。因为机体在代谢过程中常会产生程度不同的食积、痰湿、郁热或血脉瘀滞，这些病理产物不除掉就会出现诸多症状，造成病痛。越是久病体虚者，气血的运行就更加无力，如单纯用补，上述的病理产物必然滞留在体内，加重病情。

在千百个有效的古方中，典型的纯补之剂只有"独参汤"，是用一味大量的人参来治疗产后大流血。先辈的解释是"有形之血不能速生，无形之气所当急固"。可见产后大失血视为纯虚证，因而用大补的人参益气固脱，抢救急症。说明在急重症时，为解决主要矛盾才用纯补之剂。其他纯补之剂也只能见于参附汤、四逆汤。总之，由于补而易于致堵，病理产物的滞留必使症状加重。所以，以通为补是必须和前提。对一般症状应以通为主，或先通后补，对久病或体弱多病者也应通补兼施，不宜纯补。

由于无论什么症状书中都能对号地找到自己的处方，所以想用；由于尽量写清具体操作和使用方法，所以会用；由于尽量写清病因、病机及相关理论，所以敢用。阅读和应用本书可引导自学中医，自学成才。

愿朋友们通过本书的阅读和应用，早日成为初通中医的家庭医生。

中医界有"千方易得，一效难求"之说，愿本书能成为"百方易得，良效可求"之说。

王啸天

二〇一九年元月

目 录

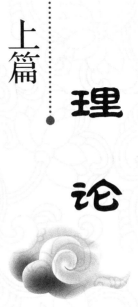

上篇

理论

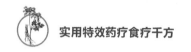

一、中医诊断的基本理论和方法

中医诊断的基本方法是望、闻、问、切四个环节。

望诊：是察看病人的神色、形态、舌象及排出物等，发现异常表现，以了解病情。其中舌诊是重点。

闻诊：是通过听病人语言、呼吸等声音及嗅病人发出的气味来辨别病情。

问诊：是询问病人有关疾病的情况，问清自觉症状，从中了解病人病因和病情的发展变化、服药情况，其中了解病人的现症状是重点。

切诊：是通过切脉和触按病人身体有关部位，了解病体的变化情况。病体的脉象是辨别病情的重点。

综上，诊断疾病的重要环节是问诊中的主诉、望诊中的舌象、切诊中的切脉。

本书各病证所列出的症状即为问诊的结果，所记载的舌象、脉象都有具体描述，只要掌握各种舌象和脉象的意义，并同症状合参分析便能作出正确诊断，进而制定相应的治则和处方。

下面介绍诊病的重要环节，即舌诊和脉诊。

（一）舌 诊

舌诊包括舌体和舌苔两方面。舌体是舌本体的肌肉脉络组织；舌苔是舌体上附着的一层苔状物。

舌诊主要观察舌体和舌苔的变化，通过观察舌体和舌苔可以了解人体气血运行情况，明确体内是处在生理还是病理状态。

1、舌体

1）正常舌体

正常舌体是颜色淡红润泽，白中透红。

2）常见的病态舌体

（1）红舌、绛舌

舌体呈红色者称红舌。较红舌更深者的称为绛舌。绛舌是红舌发展而来，所以较红舌病情为重。红舌和绛舌是体内热证的表现，绛舌热证更重。

（2）舌尖红

多为心火上炎。

（3）舌边尖同时红

是心肝血热。

（4）舌上有出血点

说明体内有出血。

（5）舌上有瘀血点

说明体内有瘀血。

（6）舌淡

是指舌的颜色较淡。是血虚的标志，血象检查常有贫血征象。

（7）舌的两侧有齿痕

是气血亏虚之象。

（8）舌体胖大

是气血亏虚较重表现。

2、舌苔

1）正常舌苔

正常舌苔是舌的表面淡红或上有零星散落的白色。

2）常见的病态舌苔

（1）白苔

是指舌中出现密集的白色或整个舌面上呈现白色覆盖物。白苔说明体内有寒湿。根据白苔面积的大小和厚薄识别病情的轻重。

（2）黄苔

是舌面上出现黄色覆盖物。根据面积大小和厚薄识别病情的轻重。黄苔是

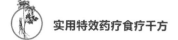

体内有实热的表现。

（3）白中带黄

白色是寒湿，黄色是有热，白中带黄说明体内有湿热。根据面积大小和厚薄识别病情的轻重。

（4）腻苔

舌苔上似有白色颗粒，呈腻滞现象，刮之不去者称为腻苔。说明体内有湿浊、痰饮或食积。

（5）剥苔

是舌面上有局部颜色脱落，呈现此处舌面较红。此为阴虚表现（也是津液不足之象）。

（6）滑舌

是显示有明显的水液感。为水湿内聚的表现或阳虚而致寒湿内生。

3、望舌象的方法和注意

如自己看自己的舌象，应照镜子伸出自己的舌头认真观察。

必须说明，舌苔有真有假。识别的方法是要在舌面上用力刮一下，如能刮去则为假苔无需治疗。如刮之不去则为真苔应该治疗。

（二）脉　象

脉象是动脉应指的形象。脉象的产生有赖心脏的搏动。心气的盛衰决定脉动的力量。人的血脉贯通全身，内联脏腑，外达肌表，周流不息。所以脉象成为反映全身脏腑功能、气血阴阳的综合信息。由此可见，气血是形成脉象的物质基础，脉象的变化决定着人体的健康程度。中医史上记载脉象多达28种。现代中医界把28种脉象精减为21种。用这21种脉象描述脉的深度、数度、力量和性质。本人体会，最常用的脉象还可以精减为13种，同样可以描述脉的深度、数度、力量和性质。这些脉的名称是浮脉、沉脉、迟脉、数脉、细脉、弦脉、滑脉、涩脉、促脉、结脉、代脉、有力脉、无力脉。

1、诊脉的指法

概括起来说是：三指平齐，中指定关。三指平齐是指医生的手指端平齐，手指呈弓形倾斜，与受诊者体表约呈 45 度左右为宜。中指定关是指三指平齐下指时，先以中指按压掌高骨内侧动脉处（定关），然后用食指按压拇指根部（定寸），最后用无名指按压在关后（定尺），形成寸、关、尺三部脉象。

正常人寸、关、尺三部脉象的脉位深浅和脉力大小略有不同，医生诊脉时按压寸、关、尺的手指应该相对固定。按时由表至里慢慢加力，并左右稍加滑动寻找受诊者正常脉力、脉位、脉数和脉的性质（或浮或沉或迟或数或弦或滑……或有力、无力）。

2、诊脉的传统方法

诊脉的历来方法是举法、按法和寻法。这就是诊脉时常说的举、按、寻。

举法：医生的手指用较轻的力量按在三部脉上（寸、关、尺）取脉称"举法"，用这种方法得到的脉象称"浮取"。此时加力（中按）和再加力（重按），都没有轻按时明显，就称为浮脉。

按法：是医生的手指用力较重，甚至按到筋骨来体察脉象。用按的方法取脉称"沉取"。

寻法：寻是寻找的意思。是医生用手指从轻到重，左右推寻，细细寻找脉动最明显的部位。

切脉时首先应总按，即用三指同时用力诊脉，从总体上辨别寸、关、尺三部脉和左右两手脉象的深度、数度、力量和性质。

总之，按时应指力均匀，但也可三指用力不一，慢慢仔细察找脉象。

3、正常脉象

主要特点是脉搏每分钟 60 至 80 跳；不浮不沉，不大不小，从容和缓，流利有力；寸、关、尺三部均触及，沉取不绝。这些特征在脉学中称为有胃气、有神、有根。

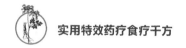

4、异常脉象

1）浮脉

特征：轻按易得，重按反减，举之有余，按之不足。

临床意义：浮脉主表证，也见于阳虚外越证（重证）。表证是刚得的病，多指感冒而言。阳虚外越是指病程日久热量不足（阳虚），正气外越（向上、向外）而出现的症状。此症出汗较多，体质虚弱，病情危重。

2）沉脉

特征：轻取不应，重按始得；举之不足，按之有余。其脉搏显示的部位较深，可理解为"深脉"。

临床意义：沉脉为里证的主脉。邪郁于里，气血内困则脉沉有力，属于实证；若脏腑虚弱正气不足，阳虚内陷不能升举则脉沉无力。

脉沉而无临床症状者不一定是病，可见于正常人。如肥胖者肌肉丰厚，脉管深陷，故脉多沉。冬季气血收藏，脉象也偏沉。

3）迟脉

特征：脉来缓慢，脉搏每分钟不足60跳。

临床意义：迟脉为寒证的主脉。也可见于邪热结聚的里实证。迟而有力为实寒，迟而无力为虚寒。迟而有力是由于寒邪凝滞阳气失于宣通，迟而无力是阳气虚弱失于温运而致。此外，运动员或经体力锻炼之人，在静止状态下脉来迟而和缓；正常人入睡后脉率也可见迟，属生理性脉迟。

4）数脉

特征：在安静状态下脉来急促，每分钟80跳以上。

临床意义：数脉是热证的主脉。也可见于虚证，但虚而无力。

5）细脉

特征：脉细如线，应指明显，切脉指感为脉道狭小，按之不绝。

临床意义：主气血两虚，诸虚劳损；又主伤寒、痛甚及湿邪为患。营血空虚不能充盈脉道，气不足则无力鼓动血液运行，故脉道细小而软弱无力；又有暴受寒冷或疼痛，脉道拘急而收缩，则脉细而兼弦紧；或湿邪阻遏脉道则脉象细缓。故细脉不能一律称虚。

6）弦脉

特征：端直以长，如按琴弦，切脉应指有挺直和劲急感。

临床意义：主肝胆病、诸痛证、痰饮等，也见于老年健康者（因多有动脉硬化）。弦为肝脉。寒热诸邪、痰饮内蓄、七情不遂、疼痛等原因，均可使肝失疏泄，气机失调，经脉拘急，血气敛束不伸，以致鼓搏壅迫，脉来劲急而弦。阴寒为病多弦紧；阳热所伤，脉多弦数；痰饮内蓄，脉多弦滑；虚劳内伤，中气不足，肝木乘脾土，则脉来弦缓；肝病及肾，损及根本，脉来弦细。

7）滑脉

特征：往来流利，如珠走盘，应指圆滑，往来之间有一种回旋前进的感觉。可以理解为"流利脉"。

临床意义：主痰饮、食滞、实热诸症。滑脉也是青壮年的常脉，妇人的孕脉。痰饮、食滞皆为阴邪内盛，气实血涌，鼓动脉气故滑脉。若邪热波及血分，血行加速，则脉象滑数相兼。滑而和缓之脉为平人之脉，多见于青少年。脉过于滑则为有病。

8）涩脉

特征：形细而迟，往来艰难不畅，脉力与脉率不匀，应指如轻刀刮竹，故可理解为"不流利脉"。

临床意义：主伤精、血少、痰饮内停、气滞血瘀等证。涩而有力为实证，涩而无力为虚证。精衰血少，津液耗伤，不能濡养经脉，故血行不畅。但痰饮胶固、脉道不畅及气血瘀滞导致血脉痹阻，则脉涩而有力。

9）促脉

特征：促脉是指脉率较速，或快或慢不定，间有不规则的歇止。

临床意义：促脉主阳盛实热或邪实阻滞之证。阳邪亢盛，热迫血行，故脉急数；热灼津伤则津血衰少，心气受损，致急行之血气不相接续，故脉有歇止；若由气滞、血瘀、痰饮、食积阻滞，脉气接续不及，也可产生间歇。两者均为邪气内扰，脏器失常所致，故其脉来促而有力。如因脏气衰败，阴液亏耗，真元衰惫，致气血运行不相顺接而见脉促者，其脉必促而无力。

10）结脉

特征：是指脉率比较缓慢而有不规则的歇止。脉象以脉率慢、节律不齐为

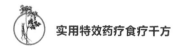

主要特征。

临床意义：主阴盛气结。由于气、血、痰、食停滞及寒邪阻遏经络，致心阳被郁，脉气阻滞，故脉来迟滞中止,结而有力; 由于气虚血弱致脉来迟而中止者，则脉结而无力。

11）代脉

特征：代脉一般指有规律的歇止脉。脉来迟缓，脉力较弱，呈有规律的歇止，间隔时间较长。

临床意义：一般主脏器衰微、气血虚衰而致脉气运行不相连续,故脉有歇止，又良久不能自还。

结代脉并见，常见于心脏器质性疾病。

二、中药的具体用法

（一）中药浸泡

为了煎煮的药物有效成分充分析出，在煎煮前常用冷水浸泡 0.5 ～ 1 小时（花、叶和质地松软的药物可泡 0.5 小时。种子、果实、根、茎和质地坚实的药物一般浸泡 1 小时左右）

（二）中药加水量

煎煮中药前怎样加水，有以下 3 种方法供参考。

第一种，广东、香港等南方的习惯是，第一煎加 3 碗水，煮好后滤出的药汁近 1 碗。第二次加 2 碗水，煮好后滤出的药汁也近 1 碗，二次药汁相合（1 日量）。

第二种，是民间简易方法。煎煮前的第一次加水，加水后的水面超过药面大约两横指。煮好滤出后，第二次加水，水面应超过药面大约一横指左右（1 日量）。

第三种，是理论上的合理加水，即加水量相当于药物重量的 6 ～ 10 倍。其中花、叶及质轻的药物加水量宜多，应加药物重量的 9 ～ 10 倍，而根、茎、种子、果实及质重的药物应加药量的 6 ～ 8 倍。举例说明，如处方：党参 9 克、茯苓 15 克、白术 12 克、甘草 6 克、陈皮 9 克、半夏 3 克。上 6 药的总重量为 54 克，应加水 6 ～ 8 倍，即 54 克乘 6 至 8 倍等于 324 ～ 432 毫升。又如处方：菊花 15 克、桑叶 9 克、连翘 18 克、竹叶 3 克、浮萍 3 克、薄荷 6 克。上 6 味的总量是 54 克，应加水 9 ～ 10 倍，即 54 乘 9 至 10 倍等于 486 ～ 540 毫升。滤出药汁后的第二次加水量，可加第一次的 1/2 左右（质重的少加一些，质轻的多加一些）。煮

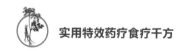

好后滤出药汁。二次药汁相合（1日量）。笔者多年临床体会，理论上的加水量，相当药物重量的 6 ～ 11 倍更为适宜。

（三）中药煎煮时间

煎煮时间太长，有效成分消失；煎煮时间太短，有效成分不能完全析出。具体要求是，未沸之前用大火（武火），沸后改用小火（文火），使之保持微沸状态。概括讲，两次煎，解表药（治感冒）每次应煮沸 15 分钟左右；两次煎，补益药（治虚证）每次应煎沸 40 分钟左右；其他药两次煎，每次应煮沸 30 分钟左右。有些特殊药，如质地坚实（矿石、贝壳）和有一定毒性的药，需煎煮时间长（处方中应写"另包"字样）（在 40 分钟～ 1 小时）。而有些药质地松软的和一些特殊药，须煎煮时间短（在 10 分钟之内）。

（四）中药的服药时间

中药常规服是日内服两次，早饭前半小时左右，晚饭后 2 小时以后。此时都是空腹，便于药物吸收（饮食后在胃停留 2 小时左右，以后食物进肠）。而治疗胃肠道疾病应该在饭后 1 小时左右服，因为此时尚有食物在胃，药物与食物混合，可减轻对胃的刺激。

三、中药的性能

中药的性能可视为中药的药理。性能主要指中药的四气五味、归经、升降浮沉等。其中四气五味是核心，记清和能运用四气五味说理便能了解和掌握药物的主要功效。所以这里重点介绍气味的作用，也即四气五味的作用。

（一）四气五味的含义

气指四气，即寒、热、温、凉，另有平性。五味，即酸、苦、甘、辛、咸，另有淡味。

（二）四气五味的作用

寒凉药能清热、泻火、解毒。温热药能散寒、温里、助阳。

酸味药（涩味附于酸）能收能涩。苦味药能燥能泄。甘味药能补能和。辛味药能散能行。咸味药能软能下。另有淡味药能渗能利。

（三）四气五味应用意义

寒凉药用于热证。温热药用于寒证。

酸味药用于精气滑脱之虚证。苦味药用于湿证、热证、咳、呕及便秘证。甘味药用于气血阴阳的虚证、挛急性疼痛、调和药物寒热。辛味药用于表证、气滞血瘀证。咸味药用于痰凝血结证、便秘证。另有淡味药用于水湿证。

体会：中医认为，人体总是有阴阳两个方面，在生理状态下，机体的阴阳两方面是相对平衡的，因而无病。而人之所以有病是机体出现了阴阳偏性，或偏阴或偏阳，用中药治愈了疾病，说明中药纠正了机体的阴阳之偏，使机体恢复到了正常的阴阳平衡状态，这充分说明了每味中药都有其阴阳偏性，这一偏性就是中药气味结合的作用。

每种中药都有气味两个方面，气与味各有其阴阳之偏，气与味结合起来分析，才能准确地反映出药物的性能之偏（或偏阴或偏阳），当然，药物的性能之偏（阴阳之偏）和疾病反映出的性能偏性是相反的，这样才能以偏治偏，调解阴阳平衡，治愈疾病。

四、主要中药的性能、功效、主治和用量

（一）解表药

1、辛温解表药

（1）功偏散寒

麻黄：辛、微苦，温。功效发汗，治风寒感冒。功效平喘，治寒饮咳喘。功效利水，治水肿兼表证。用量煎服 3 ~ 10 克。

桂枝：辛、甘，温。功效发汗，治风寒感冒。功效温经，治风寒湿痹证、寒郁经闭腹痛。功效助阳，治痰饮、水肿、心阳不振之心悸、脉结代。用量煎服 3 ~ 10 克。

紫苏：辛，温。功效发汗，治风寒感冒。功效行气，治脾胃气滞证、气滞胎动。民间用治鱼蟹中毒。用量煎服 3 ~ 10 克（不宜久煎）。

生姜：辛，温。功效发汗，治风寒感冒。功效止呕，治胃寒呕吐。功效止咳，治风寒咳嗽。用量煎服 3 ~ 10 克，或捣汁服。

香薷：辛，微温。功效发汗，治夏天感冒。功效化湿，治湿阻吐泻。功效利水，主治水肿。用量 3 ~ 10 克。利水退肿需浓煎。

羌活：辛、苦，温。功效散寒祛风，治风寒湿感冒。功效祛风湿，治风寒湿痹证。用量煎服 3 ~ 10 克。本品气味浓烈，用量过多易致呕吐。

藁本：辛，温。功效祛风散寒，治风寒巅顶痛。功效祛风湿，治风湿痹证。用量煎服 3 ~ 10 克。血虚头痛禁用。

葱白：辛，温。功效发散风寒，治风寒感冒。功效通阳，治寒盛格阳证。功效解毒，治疮痈疔毒。用量煎服 3 ~ 10 克，外用适量。

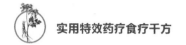

（2）功偏祛风

防风：辛、甘，微温。功效发散风寒，治风寒感冒、风疹瘙痒。功效祛风湿，治风寒湿痹证。功效解痉，治抽搐痉挛。用量煎服 3 ~ 10 克。

荆芥：辛，微温。功效发散风寒，治风寒感冒。功效透疹，治风疹瘙痒。功效止血（炒炭），治出血。用量煎服 3 ~ 10 克。

白芷：辛，温。功效发散风寒，治风寒感冒。功效消肿，治疮疡肿毒。功效燥湿，治寒湿带下。用量煎服 3 ~ 10 克。阴虚血热者禁用。

（3）功偏通鼻窍

辛夷：辛，温。功效发散风寒，治风寒感冒。功效宣通鼻窍，治鼻渊。用量 3 ~ 9 克。本品有毛刺激咽喉，宜布包煎。

苍耳子：辛、苦，温。有小毒。功效通鼻窍，治鼻渊。功效祛风除湿，治风湿痹痛。用量煎服 3 ~ 10 克。血虚头痛不宜服。

2. 辛凉解表药

（1）重在疏散风热

薄荷：辛，凉。功效疏散风热，治风热头痛、目赤、咽痛。功效透疹，治麻疹不透。功效疏肝，治肝郁证。用量 3 ~ 6 克。宜后下。本品芳香辛散，发汗耗气，故体虚多汗者不宜用。

牛蒡子（大力子）：辛、苦，寒。功效疏散风热，治风热咳嗽、咽痛。功效透疹，治麻疹不透。功效解毒，治热毒疮肿。用量煎服 3 ~ 10 克。

蝉蜕：功效疏散风热，治风热咽痛、音哑。功效透疹，治麻疹不透、风疹瘙痒。功效退翳，治肝热目翳。功效止痉，治惊风、破伤风。用量煎服 3 ~ 10 克。用于止痉则需大量。

蔓荆子：辛、苦，微寒。功效疏散风热，治风热头痛。功效祛风湿，治风湿痹痛。用量煎服 5 ~ 10 克。

木贼：甘、苦，平。功效疏散风热，治风热目疾。功效止血，治便血、痔血。用量煎服 3 ~ 10 克。

（2）重在疏风清热

桑叶：苦、甘，寒。功效疏风清热、清肝明目。主治风热咳嗽、头痛、咽痛、目疾。用量煎服 5 ~ 10 克。或入丸散。外用可煎水洗眼。

菊花：辛、甘、苦，微寒。功效疏散风热、清肝明目、平肝息风，主治风热头痛、目疾、肝热目疾、肝阳及肝风头痛。用量煎服 10 ~ 15 克。疏散风热多用黄菊花，养血明目多用白菊花。

（3）其他

淡豆豉：辛、甘、微苦，寒。功效重在解表、除烦，主治表证、热病烦闷。用量煎服 10 ~ 15 克。

浮萍：辛，寒。功效重在发汗解表、透疹、止痒、利水，主治风热无汗、麻疹不畅、风疹瘙痒、水肿兼表证。用量煎服 3 ~ 10 克。表虚而自汗者勿用。

葛根：甘、辛，凉。功效重在发表解肌、升阳、透疹、生津，主治外感发热、项背强痛、脾虚腹泻、麻疹不畅、消渴或热病烦渴。用量煎服 10 ~ 15 克。

柴胡：苦、辛，微寒。功效疏散退热、疏肝、升阳，主治少阳证（半表半里证）、肝郁证、中气下陷证。用量煎服 3 ~ 10 克。

升麻：辛、甘，微寒。功效发表透疹、清热、升阳，主治麻疹不畅、多种热毒证、中气下陷证。用量煎服 3 ~ 10 克。

（二）清热药

1. 清热泻火药

（1）重在清肺、胃

石膏：辛、甘，大寒。功效清热泻火、收敛生肌（煅）。主治肺胃实热证、肺热咳喘、胃热牙痛、阴疮。用量煎服 15 ~ 60 克，打碎先煎。内服宜生用，外用宜火煅研末。

知母：苦、甘，寒。功效清热泻火、滋阴润燥。主治肺胃实热证、肺热咳嗽、虚热、消渴。用量煎服 6 ~ 12 克。清热泻火宜生用，滋阴降火宜盐水炙用。

芦根：甘，寒。功效清热生津、止呕、利尿。主治肺热咳嗽、肺痈、外感风热、胃热呕哕、热淋。用量煎服 15 ~ 30 克，鲜品 30 ~ 60 克。

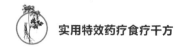

天花粉：清热生津、润肺、消肿。主治热病伤津证、消渴、燥咳、热毒疮痈。用量煎服 10 ~ 15 克。使用注意：孕妇忌服，反乌头。

（2）重在清心

竹叶：甘、辛、淡。功效清热除烦、利尿、生津。主治热病心烦、心火证、热淋、热病口渴。用量煎服 6 ~ 15 克。

淡竹叶：甘、淡，寒。功效清热除烦、利尿。主治热病心烦、热淋。用量煎服 10 ~ 15 克。

栀子：苦，寒。功效清热除烦、利湿退黄、清热凉血。主治热病心烦、湿热黄疸、血热出血。用量煎服 3 ~ 10 克。炒黑则入血分而止血。

（3）重在清肝

夏枯草：苦、辛，寒。功效清肝热、散郁结。主治肝热目疾、头痛、痰热瘰疬、瘿瘤。用量煎服 10 ~ 15 克，或熬膏服。

密蒙花：甘，微寒。功效清肝明目。主治肝热目疾。用量煎服 6 ~ 10 克。

青葙子：苦，微寒。功效清肝明目。主治肝热目疾。用量煎服 3 ~ 15 克。本品有扩散瞳孔作用，故青光眼者忌用。

谷精草：甘，平。功效疏风明目。主治风热目疾。用量煎服 6 ~ 15 克。

2. 清热燥湿药

黄芩：苦，寒。功效清热燥湿，治疗湿热痢疾、黄疸。功效清热泻火，治疗热病气分（肺胃）证、少阳证（半表半里证）、肺热咳喘。功效清热止血，主治血热出血。功效清热安胎，主治热扰胎动。用量煎服 3 ~ 10 克。清热多生用，安胎多炒用，止血多炒炭用。

黄连：苦，寒。功效清热燥湿，治湿热痢疾、胃热呕吐。功效清热泻火，治心火证、血热吐衄、火毒疮痈。

黄柏：苦，寒。功效清热燥湿，治湿热痢疾、黄疸、淋证、带下、足膝红肿。功效泻火解毒，治火毒疮痈。功效退虚热，治阴虚发热。用量煎服 5 ~ 10 克。或入丸散。外用适量。清热燥湿解毒多生用，清热除蒸退热多盐水炙用，止血多炒炭用。

龙胆草：苦，寒。功效清热燥湿，治湿热痢疾、黄疸、阴痒、带下、湿疹。

功效泻肝火，治肝经实火、高热抽搐。用量煎服 3 ～ 6 克。外用适量。

苦参：苦，寒。功效清热燥湿，治湿热痢疾、黄疸、阴痒、带下。功效杀虫止痒，治疥癣、脓疱疮、皮肤瘙痒。用量煎服 3 ～ 10 克。

3、清热凉血药

（1）重在清热凉血

犀角：咸，寒。功效清热凉血，治血热吐衄、热病发斑。功效泻火解毒，治热病营血证。功效安神定惊，治高热神昏抽搐。用量 6 ～ 15 克，锉碎先煎；也可锉末冲服。

（2）重在凉血养阴

生地：甘、苦，寒。功效凉血养阴，治热病营血证、热病营血伤阴证、阴虚内热证、消渴证。用量煎服 10 ～ 30 克。本品性寒而粘，脾虚湿滞便溏者不宜用。

玄参（元参）：苦、甘、咸，寒。功效凉血养阴，治热病营血证、热病营血伤阴证。功效降火解毒，治虚火咽痛、痰火瘰疬、瘿瘤。用量煎服 10 ～ 15 克。

（3）重在凉血活血

牡丹皮：苦、辛，微寒。功效凉血活血，主治热病营血证、热病后发热、血瘀经闭、痛经、热毒疮痈。用量煎服 6 ～ 12 克。

赤芍：苦，微寒。功效凉血活血，治热病营血证。功效活血，治多种瘀血证。用量煎服 6 ～ 15 克。反藜芦。

紫草：甘，寒。功效凉血活血，治热毒麻疹、热毒斑疹。用量煎服 3 ～ 10 克。

4、清热解毒药

（1）主要用于温热病药物

功效皆能清热解毒，主治温热病。

金银花（双花）：甘，寒。治热病气分证、热毒疮痈。功效疏散风热，治外感风热证、温病初起。用量煎服 10 ～ 15 克。

连翘：苦，微寒。治热陷心包证、热病气分证。功效疏散风热，治外感风热证、温病初起证。功效消散疮痈，治热毒疮痈。用量煎服 6 ～ 15 克。

大青叶：苦、咸，大寒。治热病发斑、温病发热。用量煎服 10 ～ 15 克。

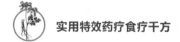

脾胃虚寒者忌用。

板蓝根：苦，寒。治热病发斑、热毒疮痈、温病发热。用量煎服 10 ～ 15 克。

青黛：咸，寒。治热病发斑、高热惊风、痰热咳嗽。用量 1.5 ～ 3 克，本品难溶于水，一般作散剂冲服，或入丸剂服用。外用适量。

牛黄：苦，凉。治热病营血证、热毒疮痈、热毒咽痛。功效开窍醒神，治痰热窍闭神昏。功效息风止痉，治高热抽搐。用量入丸散，每次 0.2 ～ 0.5 克。外用适量，研细末敷患处。孕妇禁用。

（2）主要用于疮痈的药物

功效皆能清热解毒、消痈，主治疮痈。

蒲公英：苦、甘，寒。治热毒疮痈、乳痈。用量煎服 10 ～ 30 克。外用适量。用量过大可致缓泻。

紫花地丁：苦、辛，寒。治热毒疮痈、疔疮。用量煎服 15 ～ 30 克。

鱼腥草：辛，微寒。治热毒疮痈、肺痈。用量煎服 15 ～ 30 克。本品含挥发油，不宜久煎。

红藤：苦，平。多治肠痈。功效活血，治外伤瘀痛、血瘀经闭、风湿痹证。用量煎服 15 ～ 30 克。孕妇不宜多服。

败酱草：辛、苦，微寒。多治肺痈、肠痈。用量煎服 6 ～ 15 克。外用适量。

白鲜皮：苦，寒。多治湿热痒疮。用量煎服 6 ～ 10 克。外用适量。

（3）主要用于泻痢的药物

功效皆能清热解毒止痢，主治泻痢。

白头翁：苦，寒。治湿热痢疾、热毒血痢。用量煎服 6 ～ 15 克。外用适量。

秦皮：苦、涩，寒。治热毒血痢。功效清肝明目，治肝热目疾。用量煎服 3 ～ 12 克。外用适量。

马齿苋：酸，寒。治湿热痢疾。功效利尿，治热淋。用量煎服 30 ～ 60 克。鲜品加倍，外用适量。

鸦胆子：苦，寒。治热毒血痢。功效截疟，治寒热疟疾。功效腐疣，治鸡眼、寻常疣。用法内服 10 ～ 15 粒（治疟疾）或 10 ～ 30 粒（治痢），不宜入煎剂。

（4）主要用于咽痛的药物

功效皆能清热解毒利咽，主治咽痛。

山豆根：苦，寒。治热毒咽痛。功效清热止咳，治痰多咳嗽。用量煎服 3 ~ 10 克。过量服用易引起呕吐、腹泻、心悸等副作用。

马勃：治肺热咽痛、咳嗽失音。功效止血，治血热出血、外伤出血。用量煎服 3 ~ 6 克。

5. 清虚热药

（1）重在清透虚热

青蒿：苦、辛，寒。治阴虚发热、温病后伏热。功效截疟，治疟疾。功效解暑，治暑热外感证。用量煎服 3 ~ 10 克。不宜久煎。

白薇：苦、咸，寒。治阴虚发热、温病后伏热。功效通淋，治热淋、血淋。功效解毒，治热毒疮痈。用量煎服 3 ~ 12 克。

（2）重在清虚热退疳热

银柴胡：甘，微寒。治阴虚发热、疳积发热。用量煎服 3 ~ 10 克。

胡黄连：苦，寒。治阴虚发热、疳积发热。功效清热燥湿，治湿热痢疾。用量煎服 3 ~ 10 克。

（3）重在清虚热

地骨皮：苦，寒。治阴虚发热。功效清肺止咳，治肺热咳嗽。用量煎服 6 ~ 15 克。

（三）泻下药

1. 攻下药

功效皆能泻热通便，治热结便秘。

大黄（川军）：苦，寒。也用于肠胃实热而致谵语发狂。功效清热，治血热吐衄、上部火热证、热毒疮痈、烧伤。功效活血，治血瘀。功效退黄，治湿热黄疸。用量煎服 5 ~ 10 克。仍后下（轻煎）。生用大黄泻下力较强。酒炙泻下力较弱，活血较好。炭炙多用于止血。

芒硝：咸、苦，寒。且能清热，治热毒咽痛、口疮、目疾。用量内服 10 ~ 15 克。

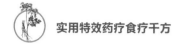

冲入药汁内或开水溶化后服。外用适量。孕妇及哺乳期妇女慎用。

番泻叶：甘、苦，寒。功专泻热通便，治热结便秘。用量温开水泡服，1.5～3克。煎服5～9克，宜后下。

2、润下药

功效皆能润肠，治肠燥便秘。

火麻仁：甘，平。功专润肠通便，治肠燥便秘。用量煎服10～15克。打碎入煎。

郁李仁：辛、苦、甘，平。且能利水，治水肿、脚气。用量煎服6～12克。

3、峻下逐水药

（1）功效偏逐水，多治实证水肿。

甘遂：苦，寒。有毒。且能消肿散结，治疮痈肿毒。用量每次0.5～1克，入丸散服。反甘草。

大戟：苦、辛，寒。有毒。且能消肿散结，治疮痈肿痛。用法煎服1.5～3克。入丸散剂每次1克。反甘草。

芫花：辛、苦，温。有毒。且能祛痰止咳，治寒湿咳嗽。功效杀虫疗疮，治头疮、白秃、顽癣。用量煎服1.5～3克。入散剂服每次0.6克。反甘草。

千金子：辛，温。有毒。且能破血，治血瘀经闭、癥瘕。用量内服制霜入丸散，每次0.5～1克。外用适量。

（2）功效偏于泻下，治大便秘结。

牵牛子（二丑）：苦，寒。有毒。功效泻下逐水，治实热便秘、水肿胀满。功效杀虫，治虫积腹痛。用量煎服3～9克。入丸散服，每次1.5～3克。不宜与巴豆同用。

商陆：苦，寒。有毒。功效泻下逐水，治湿热便秘。功效消肿散结，治痈肿。用法煎服5～10克

巴豆：辛，热。有大毒。功效泻下逐水，治寒积便秘、大腹水肿。祛痰利咽，治痰壅喘息。入丸散服，每次0.1～0.3克。大多制成巴豆霜用，以降低毒性。

（四）祛风湿药

1、多用于风寒湿痹证的药物

功效皆能祛风湿，治风寒湿痹证。

独活：辛、苦，微温。也多用于下部风湿。功效解表，治风寒湿感冒。用量煎服 5 ~ 15 克。

威灵仙：辛、咸，温。且能软骨，治诸骨哽喉。用量煎服 5 ~ 15 克。治骨哽可用 30 ~ 50 克。

木瓜：酸，温。也用于筋脉拘挛、脚气肿痛。功效化湿和胃，治吐泻转筋、足腓挛急。用量煎服 10 ~ 15 克。

蚕沙：甘、辛，温。也用于肢体不遂、湿疹瘙痒。功效化湿和胃，治吐泻转筋。用量煎服 5 ~ 15 克。宜布包入煎。

白花蛇：甘、咸，温。也用于筋脉拘挛、口眼歪斜、肢体麻木、中风后不遂、麻风、顽癣、皮肤瘙痒。功效定惊，治破伤风、小儿惊风。用量煎服 5 ~ 15 克。研末服每次 1 ~ 1.5 克。

乌梢蛇：功近白花蛇。

2、多用于湿热痹证的药物

功效皆能清热燥湿通痹，治湿热痹证。

防己：苦、辛，寒。功效利水，治水肿。用量煎服 5 ~ 15 克。祛风止痛用木防己，利水消肿用汉防己。

秦艽：苦、辛，微寒。也用于关节拘挛。功效清虚热，治骨蒸潮热。功效利湿退黄，治湿热黄疸。用量煎服 5 ~ 15 克。大量可用 30 克。

桑枝：苦，平。也用于四肢拘挛、风湿痹痛。用量煎服 15 ~ 30 克。

海桐皮：苦、辛，平。也用于四肢拘挛、腰膝疼痛。用量煎服 5 ~ 15 克。

豨莶草：苦、辛，寒。也用于中风手足不遂。功效清热解毒，治疮痈肿毒。用量煎服 15 ~ 20 克。

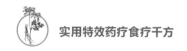

3、多用于风湿累及肝肾的药物

功效皆能祛风湿、壮筋骨，多用于腰膝风湿。

桑寄生：苦、甘，平。且用于壮筋骨，治肝肾不足而致筋骨痿软，腰膝酸痛。功效安胎，治肾虚胎动。用量煎服 10 ～ 15 克。

五加皮：辛、苦，温。也用于四肢拘挛。功效壮筋骨，治同桑枝。功效利水，治水肿。用量煎服 5 ～ 15 克。

（五）化湿药

1、重在燥湿健脾

苍术：辛、苦，温。主治湿阻脾胃。功效祛风湿，治风寒湿痹证。用量煎服 5 ～ 10 克。

2、重在燥湿

厚朴：苦、辛，温。主治湿阻脾胃。功效行气，治湿阻、食积、气滞而致脘腹胀痛。功效平喘，治咳喘痰多。用量煎服 3 ～ 10 克。

草果：辛，温。主治寒湿阻滞脾胃。功效截疟，治寒湿疟疾、中寒呕吐、脘腹冷痛。用量煎服 3 ～ 6 克。

草豆蔻：辛，温。主治寒湿阻滞脾胃。功效温中行气，治中寒吐泻。用量煎服 5 ～ 10 克。

3、重在化湿

藿香：辛，微温。且能解暑，治暑温、湿温。功效止呕，治湿浊呕吐。用量煎服 5 ～ 10 克。

佩兰：辛，平。且能解暑，治暑温、湿温。用量煎服 5 ～ 10 克。

砂仁：辛，温。且能行气，治脾胃气滞、脘腹胀痛。功效温中，治脾寒泄泻。功效安胎，治气滞胎动。用量煎服 5 ～ 10 克，宜后下。

白豆蔻：辛，温。且能行气，治脾胃气滞、脘腹胀痛。功效止呕，治湿浊呕吐。用量煎服 3 ~ 6 克。宜后下。

（六）利水渗湿药

1、多用于水肿的药物

功效皆能利水，治水肿。

茯苓：甘、淡，平。也用于痰饮。功效健脾，治脾虚。功效安神，治虚证心神不宁。用量煎服 10 ~ 15 克。

猪苓：甘、淡，平。也用于泄泻。用量煎服 5 ~ 10 克。

泽泻：甘、淡，寒。也用于泄泻、淋证、带下。功效泄热，治肾中虚热。用量煎服 5 ~ 10 克。

薏苡仁：甘、淡，微寒。也用于脚气。功效健脾，治脾虚泄泻。功效除痹，治风湿痹证。功效排脓，治肺痈、肠痈。用量煎服 10 ~ 30 克。

冬瓜皮：甘，微寒。功效利水，治热性水肿。用量 15 ~ 30 克。

2、多用于淋证的药物

功效皆能利尿通淋，治淋证。

车前子：甘，寒。治湿热淋。功效止泻，治暑湿泄泻。功效清肝明目，治肝热目疾。功效清热化痰，治肺热咳嗽。用量煎服 10 ~ 15 克。宜布包。

滑石：甘、淡，寒。治湿热淋。功效解暑，治暑热烦渴。用量煎服 10 ~ 15 克。宜布包。外用适量。

木通：苦，寒。治湿热淋。功效清心，治心火证。功效通乳，治乳汁涩少。用量煎服 3 ~ 9 克。

萹蓄：苦，微寒。治湿热淋。功效杀虫止痒，治阴痒及皮肤瘙痒。用量煎服 10 ~ 30 克。外用适量。

金钱草：甘、淡，微寒。治热淋、砂石淋。功效利湿退黄，治湿热黄疸。用量煎服 30 ~ 60 克。

海金沙：甘，寒。治热淋、砂石淋、血淋、膏淋。用量煎服 6 ~ 12 克。宜布包。

石韦：苦、甘，微寒。治热淋、砂石淋、血淋。功效止咳，治肺热咳嗽。用量煎服 5 ~ 10 克。大剂 30 ~ 60 克。

瞿麦：苦，寒。治热淋。功效活血通经，治血瘀经闭。用量煎服 10 ~ 15 克。

灯心草：甘、淡，微寒。治热淋。功效清心除烦，治心热烦躁。用量煎服 1.5 ~ 2.5 克。或入丸散。

3、多用于黄疸的药物

茵陈蒿：苦，微寒。功效清热利湿退黄，治湿热黄疸。用量煎服 10 ~ 30 克。

（七）温里药

1、具有助阳功效的药物

附子：辛、甘，热。有毒。功效回阳，治亡阳证。功效助阳，治肾、脾、心阳虚。功效散寒止痛，治寒湿痹证。用量煎服 3 ~ 15 克。宜先煎 0.5 ~ 1 小时。至口尝无麻辣感为度。

干姜：辛，热。功效回阳，治亡阳证。功效温中，治脾胃寒证。功效温肺，治寒饮咳喘。用量煎服 3 ~ 10 克。

肉桂：辛、甘，热。功效补火，治肾阳不足证。功效散寒，治脘腹冷痛、寒湿痹证。功效温经通脉，治阴疽。用量煎服 2 ~ 5 克。宜后下。

吴茱萸：辛、苦，热。功效散寒止痛，治脘腹冷痛、疝气痛、寒厥头痛、脾肾虚寒痛泻。用量煎服 1.5 ~ 6 克。

细辛：辛，温。有小毒。功效祛风散寒止痛，治风寒头痛、阳虚外感。功效温肺化饮，治寒饮咳喘。功效宣通鼻窍，治鼻渊。用量煎服 2 ~ 5 克。外用适量。

2、主要用于散寒的药物

丁香：辛，温。功效温中，治胃寒呃逆。用量煎服 1.5 ~ 6 克。畏郁金。

高良姜：辛，热。功效温中，治脘腹冷痛。用量煎服 3 ~ 10 克。

荜澄茄：辛，温。功效温中，治胃寒呕逆、疼痛。用量煎服 2 ~ 5 克。

小茴香：辛，温。功效散寒止痛，治寒疝腹痛。功效理气和胃，治胃寒呕吐。用量煎服 3 ~ 6 克。

（八）理气药

1、行气作用弱

橘皮（陈皮）：辛、苦，温。功效行气调中，治脾胃气滞的脘腹胀满。功效燥湿化痰，治湿痰咳嗽。用量煎服 3 ~ 10 克。

佛手：辛、苦，温。功效行气调中，治脾胃气滞的脘腹胀满、肝郁。功效燥湿化痰，治湿痰咳嗽。用量煎服 3 ~ 10 克。

香橼：辛、微苦、酸，温。功治同佛手。用量也同。

枳壳：苦、辛，微寒。功效行气调中，治脾胃气滞的脘腹胀满。

2、行气作用一般

香附：辛、微苦、微甘，平。功效疏肝，治胸胁胀痛、疝气疼痛、脘腹胀痛。功效调经，治痛经、月经不调。用量煎服 6 ~ 12 克。

木香：辛、苦，温。功效行气止痛，治肝郁、疝气疼痛、脘腹胀痛、湿热痢疾。用量煎服 3 ~ 10 克。

乌药：辛，温。功效行气止痛，治胸胁痛、脘腹痛、痛经。功效温肾散寒，治虚寒遗尿、尿频。用量煎服 3 ~ 10 克。

川楝子：苦，寒。有小毒。功效行气止痛，治胁肋痛、疝气痛、脘腹痛。功效杀虫，治虫积腹痛。用量煎服 3 ~ 10 克。

薤白：辛、苦，温。功效通阳散结，治寒湿胸痹。功效行气导滞，治泻痢后重。用量煎服 5 ~ 10 克。

荔枝核：辛、微苦，温。功效行气止痛，治疝气痛、睾丸肿痛。用量煎服 10 ~ 15 克。

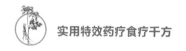

3、行气作用较强

枳实：苦、辛，微寒。功效破气消积，治食积胀满、腹痛便秘。功效化痰除痞，治痰阻胸痹、胸脘痞满。用量煎服 3 ~ 10 克。

青皮：苦、辛，温。功效疏肝破气，治肝郁证、疝气痛。功效散结消滞，治食积胀痛。用量煎服 3 ~ 10 克。

4、具有降气功效的药物

柿蒂：苦、涩，平。功效降气止呃，治呃逆。用量煎服 6 ~ 10 克。

5、具有行气、降气功效的药物

沉香：辛、苦，温。功效行气止痛，治脘腹胀痛。功效降气调中，治胃寒呃逆、肾虚喘促。用量煎服 1 ~ 3 克。

（九）消食药

功效均能消食化积，开胃和中，治食积证。

山楂：酸、甘，微温。作用强，偏治油腻食积。功效活血，治产后瘀痛、疝气偏坠胀痛。用量煎服 10 ~ 15 克。

神曲：甘、辛，温。作用强，治诸般食积、脘腹胀满。用量煎服 6 ~ 15 克。

麦芽：甘，平。作用较强，偏治谷面食积。功效回乳，用于妇女断奶。用量煎服 10 ~ 15 克，大剂量 30 ~ 120 克。生用消食，炒用回乳。

谷芽：甘，平。功近麦芽而力缓。且无回乳功效。用量 10 ~ 15 克。

鸡内金：作用强，治诸般食积。功效止遗，治遗精、遗尿。功效化石，治肝胆及泌尿系结石。用量煎服 3 ~ 10 克。研末用效果比较好，每次 1.5 ~ 3 克。

莱菔子：辛、甘，平。功近神曲而力缓。治诸般食积、脘腹胀痛。功效祛痰降气，治痰多咳喘。用量煎服 6 ~ 12 克。

（十）驱虫药

本类药多味苦。

使君子：蛔虫。用量煎服 10 ～ 15 克。炒香嚼服 6 ～ 9 克。小儿每岁每日 1 ～ 1.5 粒，总量不超过 20 粒。空腹服用，每日 1 次，连用 3 天。

苦楝皮：有毒。蛔、蛲、钩虫。用量煎服 6 ～ 9 克。

槟榔：蛔、蛲、钩、绦虫。功效消积，治食积胀痛、便秘、里急后重。功效利水，治水肿、脚气肿痛。用量煎服 6 ～ 15 克。单用驱杀绦虫。

南瓜子：绦、蛔虫。用量研粉 60 ～ 120 克。冷开水调服。

鹤草芽：绦虫。用量研粉吞服，每次 30 ～ 45 克。小儿 0.7 ～ 0.8 克 / 公斤。每日 1 次，早起空腹服用。

雷丸：有小毒。蛔、钩、绦虫。用量入丸散，每次 6 ～ 15 克。驱绦虫每次 12 ～ 18 克。日服 3 次，冷开水调服，连用 3 天。

鹤虱：有小毒。蛔、蛲、绦虫。用量煎服 5 ～ 15 克。

榧子：蛔、钩、绦虫。功效润肺，治肺燥咳嗽。用量煎服 15 ～ 30 克。炒熟嚼服，一次用 15 克。

芜荑：蛔、蛲、钩、绦虫。功效疗癣，治疥癣。用量煎服 3 ～ 10 克。入丸散每次 2 ～ 3 克。

贯众：蛔、蛲、钩、绦虫。功效清热解毒，治风热感冒、温热斑疹。用量煎服 5 ～ 15 克。

（十一）止血药

1、多用于凉血止血的药物

功效皆能凉血止血，治血热多种出血。

大蓟：苦、甘，凉。且能散瘀消痈，治热毒疮痈。用量煎服 10 ～ 15 克。

小蓟：苦、甘，凉。功同大蓟，用量也同。

地榆：苦、酸，微寒。也多用于下部出血。功效解毒收敛，治烫火伤、湿疹、皮肤溃烂。用量煎服 10 ～ 15 克。

苎麻根：甘，寒。且能清热安胎，治热扰胎动。功效利尿，治湿热淋证。功效解毒，治热毒疮痈、毒蛇咬伤。用量煎服 10 ～ 30 克。

白茅根：甘，寒。且能清热利尿，治热淋、水肿、湿热黄疸、热病烦渴、胃热呕哕、肺热咳嗽。用量煎服 15 ～ 30 克。

槐花：苦，微寒。多用于便秘、痔血。功效清肝泄热，治肝热头痛。用量煎服 10 ～ 15 克。止血炒炭用，清热泻火生用。

槐角：性味功效与槐花相同，多用于痔血、便血、便秘、目赤等。用量煎服 5 ～ 15 克。

侧柏叶：苦、涩，微寒。且能祛痰止咳，治咳喘痰多。用量煎服 10 ～ 15 克。止血多炒炭用，化痰止咳生用。

茜草：苦，寒。生用且能活血祛瘀，治产后瘀痛、痛经、心腹疼痛、风湿痹证。用量煎服 10 ～ 15 克。止血炒炭用，活血化瘀生用。

2、多用于收敛止血的药物

功效皆能收敛止血，治出血。

紫珠：苦、涩，凉。治多种出血、肺胃出血。功效解毒疗疮，治烧伤、疮痈肿毒。用量煎服 10 ～ 15 克。

仙鹤草：苦、涩，平。治多种出血。功效止痢，治泻痢。功效杀虫，治阴痒。用量煎服 10 ～ 15 克。大剂量可用 30 ～ 60 克。

白及：苦、甘、涩，寒。治咯血、吐血、外伤出血。功效消肿生肌，治阴疮溃后不敛。用量煎服 3 ～ 10 克。反乌头。

棕榈炭：苦、涩，平。治多种出血，尤其多用于崩漏。用量煎服 3 ～ 10 克。研末服 1 ～ 1.5 克。

藕节：甘、涩，平。治咯血、吐血而无瘀者。煎服 10 ～ 15 克。

花蕊石：酸、涩，平。兼能化瘀，多用于咯血、吐血而见瘀滞者。用量煎服 10 ～ 15 克。打碎先煎。研末服，每次 1 ～ 1.5 克。

蒲黄（炒）：甘，平。生用兼能活血化瘀，治产后瘀痛、痛经、心腹疼痛。用量煎服 3 ～ 10 克。布包煎。止血多炒用，散瘀多生用。

3、多用于化瘀止血的药物

功效皆能化瘀止血，治出血而有瘀者。

三七：甘、微苦，温。且能活血定痛，治外伤瘀痛。用量多研末服，每次 1 ~ 1.5 克。也可用煎剂，3 ~ 10 克。

血余炭：苦、涩，平。可用于多种出血而见瘀滞者。用量煎服 6 ~ 10 克。研末服 1.5 ~ 3 克。

4、多用于温经止血的药物

功效皆能温经止血，治虚寒性出血。

艾叶：苦、辛，温。多用于虚寒性下部出血。功效散寒止痛，治虚寒性腹痛、经行腹痛。用量煎服 3 ~ 10 克。

炮姜：苦、涩，温。多用于虚寒性吐血、便血、崩漏等。功效温中止痛，治虚寒性腹痛、腹泻。用量煎服 3 ~ 6 克。

灶心土（伏龙肝）：辛，温。且能止呕，治虚寒性呕吐、妊娠呕吐。功效止泻，治脾虚久泻。用量煎服 15 ~ 30 克，布包先煎。

（十二）活血化瘀药

1、具有行气功效的活血药

功效皆能行气活血，治气滞血瘀证。

川芎：辛，温。治妇科瘀痛、胁肋疼痛、外伤瘀痛、疮疡肿痛。功效祛风止痛，治风寒、血瘀头痛、风寒湿痹证。用量煎服 3 ~ 10 克。

乳香：辛、苦，温。治血瘀痛经、经闭、胃痛、外伤瘀痛、风湿痹痛。功效消肿生肌，治阴疮。用量煎服 3 ~ 10 克。

没药：功治与用量与乳香相近。

延胡索（元胡）：辛、苦，温。也可用于胸胁脘腹痛。用量煎服 3 ~ 10 克。

郁金：辛、苦，寒。也可用于胸、胁、腹痛，及月经不调、痛经、癥瘕。

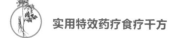

功效凉血清心，治湿温蔽窍神志不清、血热出血。功效利疸退黄，治湿热黄疸。用量煎服 5 ~ 12 克。

姜黄：辛、苦，温。治胸胁疼痛、经闭腹痛。功效祛风止痛，治风湿痹痛。用量煎服 3 ~ 10 克。

莪术：辛、苦，温。治经闭腹痛、癥瘕。功效行气止痛，治食积脘腹胀痛。用量煎服 3 ~ 15 克。

三棱：功治用量皆近莪术。

2、具有凉血功效的活血药

功效皆能凉血活血，治血热血瘀。

丹参：苦，微寒。治经闭、月经不调、产后瘀痛、心腹疼痛、癥瘕。功效凉血消痈，治热毒疮痈。功效清心安神，治热病入营、心神不宁。用量煎服 5 ~ 15 克。反藜芦。

虎杖：苦，寒。治经闭、外伤、风湿。功效清热利湿，治湿热黄疸、湿热淋证、带下。功效清热解毒，治热毒疮痈、水火烫伤。功效清热止咳，治肺热咳嗽。用量煎服 10 ~ 30 克。

益母草（坤草）：苦、辛，微寒。治经闭、月经不调、产后瘀痛、外伤。功效利尿，治水肿。用量煎服 10 ~ 30 克，或熬膏。

牛膝：苦、甘、酸，平。治经闭、痛经、月经不调、产后瘀痛。功效补益肝肾，治腰膝酸痛乏力。功效利尿通淋，治尿血、血淋。功效引血下行，治上部火热证（吐衄齿痛、口舌生疮、头痛眩晕）。用量煎服 6 ~ 15 克。

3、其他活血药

鸡血藤：苦、甘，温。治血瘀、血虚、血滞而致痛经、经闭、月经不调、关节酸痛、肢体瘫痪、风湿痹痛。用量煎服 10 ~ 15 克，大剂量可用 30 克。

4、活血强度一般的活血药

桃仁：苦、甘，平。有小毒。治血瘀经闭、痛经、产后瘀痛、癥瘕、外伤、肺痈肠痈。功效润肠，治肠燥便秘。用量煎服 5 ~ 10 克。宜捣碎入煎剂。

红花：辛，温。治血瘀经闭、痛经、产后瘀痛、癥瘕、外伤、斑疹色暗、多种瘀血证。用量煎服 3 ~ 9 克。

五灵脂：苦、咸、甘，温。治血瘀经闭、痛经、产后瘀痛。功效化瘀止血，治瘀血出血。用量煎服 3 ~ 10 克。包煎。

王不留行：苦，平。治血瘀经闭、痛经。功效通乳，治乳汁涩少。用量煎服 5 ~ 10 克。

刘寄奴：苦，温。治血瘀经闭、产后瘀痛、外伤、骨折。用量煎服 3 ~ 10 克，外用适量。

苏木：甘、咸，平。治血瘀经闭、产后瘀痛、外伤。用量煎服 3 ~ 10 克。

自然铜：辛，平。治外伤、骨折。煎服 10 ~ 15 克。多入丸散。

5、活血较强的破血药

䗪虫：咸，寒。有小毒。治血瘀经闭、产后瘀痛、癥瘕。功效续骨疗伤，治骨折。用量煎服 3 ~ 10 克，研末服 1 ~ 1.5 克，以黄酒送服为佳。

水蛭：咸、苦，平。有小毒。治血瘀经闭、癥瘕、外伤瘀痛。用量煎服 1.5 ~ 3 克，研末服 0.3 ~ 0.5 克。以入丸散或研末服为宜。

虻虫：苦，微寒。有小毒。同水蛭。

（十三）化痰止咳平喘药

1、化痰药

（1）温化寒痰药

功效皆能温化寒痰，治寒痰证。

半夏：辛，温。功效燥湿化痰，治湿痰咳嗽。功效降逆止呕，治寒饮呕吐。功效消痞散结，治痰热互结而致胸脘痞闷、痰气互结而致梅核气、瘿瘤痰核。用量煎服 3 ~ 10 克。根据炮制不同，半夏有清半夏、法半夏、姜半夏之分。清半夏温性稍减，法半夏偏于燥湿，姜半夏偏于降逆止呕。

白芥子：辛，温。功效温肺化痰，治寒痰咳喘。功效通络止痛，治痰湿阻络而致肢体疼痛、麻木、阴疽。用量煎服 3 ~ 6 克。本品对皮肤黏膜有刺激，易发泡。

皂荚：辛、咸，温。功效祛痰，治顽痰咳喘。功效开窍，治卒然昏迷、口噤不开。用量多研末服，1 ~ 1.5 克。也可入汤剂 1.5 ~ 5 克。内服剂量不宜过大，大则引起呕吐、腹泻。

旋复花：苦、辛、咸，微温。功效消痰利水，治痰多咳喘、痰饮痞满。功效降逆止呕，治噫气、呕吐。用量煎服 3 ~ 10 克。宜布包。

白前：辛、苦，微温。功效降气祛痰，治痰多咳喘。用量煎服 3 ~ 10 克。

天南星：苦、辛，温。有毒。功效燥湿化痰，治湿痰咳嗽。功效祛风止痉，治风痰眩晕、中风痰壅、口眼歪斜、癫痫、破伤风。用量煎服 3 ~ 10 克。

白附子：辛、甘，温。有毒。功治近天南星。用量煎服 3 ~ 6 克。

（2）寒性化痰药

功效皆能清化热痰，治热痰证。

桔梗：苦、辛，平。功效开宣肺气，治咳嗽痰多、咽痛音哑。功效排脓，治肺痈。此外桔梗尚有载药上行之说。用量煎服 3 ~ 6 克。

前胡：苦、辛，微寒。功效降气祛痰，治咳喘痰多。功效疏散风热，治外感风热证。用量煎服 6 ~ 10 克。

瓜蒌：甘、微苦，寒。功效清肺化痰，治肺热咳嗽。功效利气宽胸，治胸痹、结胸、胸膈痞闷。功效润肠，治肠燥便秘。用量煎服，全瓜蒌 10 ~ 20 克，瓜蒌皮 6 ~ 12 克，瓜蒌仁 10 ~ 15 克。反乌头。

川贝母：苦、甘，微寒。功效清肺化痰，治痰热咳嗽。功效清热散结，治热毒疮痈、瘰疬。用量煎服 3 ~ 10 克。研末服 1 ~ 2 克。反乌头。

浙贝母（大贝）：功近川贝母。二者比较：川贝能清能润而偏于润，大贝能清能散而偏于散。用量相同。

天竺黄：甘，寒。功效清热化痰定惊，治痰热而致惊搐、中风痰壅。用量煎服 3 ~ 6 克。研末冲服每次 0.6 ~ 1 克。

竹茹：甘，微寒。功效清热化痰，治痰热咳嗽。功效清热止呕，治胃热呕吐。用量煎服 6 ~ 10 克。

竹沥：甘，寒。功效清热化痰，治肺热痰多、热痰惊痫癫狂。用量内服

30 ~ 50 克冲服。

海浮石：咸，寒。功效清肺化痰，治痰热咳嗽。功效软坚散结，治瘰疬痰核。用量煎服 10 ~ 15 克。打碎先煎。

海蛤壳：咸，寒。功效清肺化痰，治痰热咳喘。功效软坚散结，治瘿瘤痰核。用量煎服 10 ~ 15 克。蛤粉宜包煎。

礞石：咸，平。功效下气消痰，治顽痰咳喘。功效平肝镇惊，治痰多惊痫。用量煎服 6 ~ 10 克。宜打碎布包煎。

海藻：咸，寒。功效软坚消痰，治瘰疬大已、瘿瘤。功效利水，治水肿、脚气浮肿。用量煎服 10 ~ 15 克。反甘草。

昆布：咸，寒。功效软坚消痰，治瘰疬、瘿瘤。用量煎服 6 ~ 12 克。

黄药子：苦，平。功效散结消瘿，治瘿疾。功效清热解毒，治热毒疮痈。功效凉血止血，治血热出血。用量煎服 5 ~ 15 克。研末服 1 ~ 2 克。

胖大海：甘，寒。功效清宣肺气，治热痰咳嗽、肺热音哑。功效润肠通便，治热结便秘。用量 2 ~ 4 枚，沸水泡服或煎服。

2、止咳平喘药

（1）温性止咳平喘药

苦杏仁：苦，微温。功效止咳平喘，治咳喘。功效润肠通便，治肠燥便秘。用量煎服 3 ~ 10 克。宜打碎入煎。

紫菀：辛、甘、苦，温。功效化痰止咳，治咳痰不爽、痰中带血。用量煎服 5 ~ 10 克。

款冬花：功治近紫菀。用量也同。

苏子：辛，温。功效降气平喘，治痰多咳喘。功效润肠通便，治肠燥便秘。用量煎服 5 ~ 10 克。

洋金花：辛，温。有毒。功效止咳平喘，治喘咳无痰。功效止痛镇惊，治心腹冷痛、风湿痹痛、外伤瘀痛、癫痫及慢性抽搐。用量内服：多作丸散吞服 0.3 ~ 0.6 克。如作卷烟吸，每日不超过 1.5 克。

（2）寒性止咳平喘药

百部：甘、苦，微温。功效润肺止咳，治肺痨咳嗽、百日咳。功效灭虱杀虫，

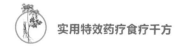

治蛲虫、头体虱。用量煎服 5 ～ 15 克。外用适量。

桑白皮：甘，寒。功效泻肺平喘，治肺热咳喘。功效利尿消肿，治浮肿、小便不利。用量煎服 5 ～ 15 克。

葶苈子：苦、辛，大寒。功效泻肺平喘，治痰多咳喘、不得卧、一身面目浮肿。功效利尿消肿，治水肿、小便不利。用量煎服 5 ～ 10 克，研末服 3 ～ 6 克。

枇杷叶：苦，微寒。功效化痰止咳，治风热、燥热咳嗽。功效清胃降胃，治胃热呕哕。用量煎服 5 ～ 15 克。止咳宜炙用，止呕宜生用。

矮地茶：苦、辛，平。功效止咳祛痰，治咳喘痰多。功效利水渗湿，治湿热黄疸、水肿。功效活血化瘀，治外伤瘀痛、风湿痹痛、经闭腹痛。用量煎服 10 ～ 30 克。

（3）平性止咳平喘药

白果（银杏）：甘、苦、涩，平。有毒。功效敛肺止咳，治咳喘。功效收涩止带，治白浊带下。用量煎服 5 ～ 10 克。捣碎。

（十四）安神药

1、重镇安神药

朱砂：甘，寒。有毒。功效镇心安神，治心火亢盛惊悸失眠。功效清热解毒，治热毒疮痛。用量入丸散或研末冲服，每次 0.3 ～ 1 克。外用适量。

磁石：咸，寒。功效潜阳安神，治阴虚阳亢心烦失眠。功效聪耳明目，治肝肾阴虚耳鸣、耳聋、目昏。功效纳气平喘，治肾虚喘促。用量煎服 15 ～ 30 克。宜打碎先煎。入丸散每次 1 ～ 3 克。

龙骨：甘、涩，平。功效清镇安神，治心火、痰热、肝阳而致心神不宁。功效平肝潜阳，治肝阳证。功效收敛固涩，治肾虚遗精、带下、虚汗、崩漏。用量煎服 15 ～ 30 克。入煎剂宜先煎。

琥珀：甘，平。功效定惊安神，治惊风、癫痫。功效活血化瘀，治血瘀经闭、癥瘕。功效利尿通淋，治小便不利、癃闭、血淋。用量研末冲服，每次 15 ～ 3 克。

不入煎剂。

2、养心安神药

酸枣仁：甘、酸，平。功效养心安神，治心肝血虚失眠、心悸。功效敛汗，治体虚多汗。用量煎服 10 ~ 20 克。研末吞服，每次 1.5 ~ 3 克。

柏子仁：甘，平。功效养心安神，治心肝血虚失眠、惊悸。功效润肠通便，治肠燥便秘。用量煎服 10 ~ 20 克。

夜交藤：甘，平。功效养心安神，治虚烦失眠多梦。功效祛风通络，治血虚身痛、风湿痹痛。用量煎服 15 ~ 30 克。

3、解郁安神药

远志：功效宁心安神，治心气郁结而致心神不宁。功效祛痰开窍，治痰阻心窍而致精神错乱、神志恍惚。功效消散痈肿，治痈疽肿毒。用量煎服 5 ~ 15 克。

合欢皮：甘，平。功效解郁安神，治心肝郁结而致虚烦不安、健忘失眠。功效活血消肿，治外伤瘀痛、痈肿。用量煎服 10 ~ 15 克。

（十五）平肝药

1、平肝潜阳药

功效皆能平肝潜阳，治肝阳证。

石决明：咸，寒。且能清热明目，治肝热目疾。用量煎服 15 ~ 30 克。应打碎先煎。平肝、清肝宜生用，外用点眼宜煅用。

牡蛎：咸、涩，微寒。且能软坚散结，治瘰、痰核。功效收敛固涩，治肾虚遗精、带下、崩漏、虚汗。用量煎服 10 ~ 30 克。宜打碎先煎。除收敛固涩煅用外，余皆生用。

珍珠母：咸，寒。且能清肝明目，治肝热目疾。用量煎服 15 ~ 30 克。宜打碎先煎。外用适量。

紫贝齿：咸，平。且能镇惊安神，治高热抽搐、实证心神不宁。功效清肝明目，

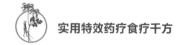

治肝热目疾。用量煎服 10 ~ 15 克。宜打碎先煎。

代赭石：苦，寒。且能降逆，治嗳气、呃逆、呕吐、喘促。功效止血，治吐衄、崩漏。用量煎服 10 ~ 30 克。宜打碎先煎。

决明子（草决明）：甘、苦、咸，微寒。且能清肝明目，治肝热目疾。功效润肠通便，治肠燥便秘。用量煎服 10 ~ 15 克。用于通便不宜久煎。

罗布麻：甘、苦，凉。且能利水，治水肿。用量水煎服或开水泡服，3 ~ 15 克。不宜过量和长期服用，以免中毒。

2、平肝息风药

功效皆能平肝息风，治肝风证。

羚羊角：咸，寒。功效凉血息风，治高热抽搐。功效平肝潜阳，治肝阳证。功效清肝明目，治肝热目疾、肝火头痛。功效清热解毒，治热病壮热、神昏谵语。用量煎服 1 ~ 3 克。单煎 2 小时以上，取汁服。磨汁或研粉末服，每次 0.3 ~ 0.6 克。

钩藤：甘，微寒。功效清热息风，治高热抽搐。功效清肝平肝，治肝火证、肝阳证。用量煎服 10 ~ 15 克。不宜久煎，不宜超过 20 分钟。

天麻：甘，平。功效养液息风，治肝风内动而致惊痫抽搐。功效平肝潜阳，治肝阳证。用量煎服 3 ~ 10 克。研末冲服每次 1 ~ 1.5 克。

全蝎（全虫）：辛，平。有毒。功效走窜息风，治惊风、破伤风、口眼歪斜。功效解毒散结，治疮痈肿毒、瘰疬溃烂。功效通经止痛，治顽固性头痛、风湿痹证。用量煎服 2 ~ 5 克。研末吞服每次 0.6 ~ 1 克。外用适量。

蜈蚣：辛，温。有毒。功治近全蝎。用量煎服 1 ~ 3 克。研末吞服每次 0.6 ~ 1 克。外用适量。

僵蚕：咸、辛，平。功效化痰息风，治肝风挟痰热而致惊痫抽搐。功效祛风止痛，治风热、肝热而致头痛目赤、咽喉肿痛。功效解毒散结，治瘰疬、痰核。用量煎服 3 ~ 10 克。研末吞服每次 1 ~ 1.5 克。

地龙：咸，寒。功效走窜清热息风，治高热抽搐。功效平喘，治肺热咳喘。功效通络，治热痹。功效利尿，治热结膀胱而致小便不利。用量煎服 5 ~ 15 克。研末吞服每次 1 ~ 2 克。

（十六）开窍药

皆能开窍醒神，治窍闭神昏证。

麝香：辛，温。治窍闭神昏之热证或寒证。功效活血，治疮疡肿毒、外伤瘀痛、痹症。功效催产，治胎死腹中或胞衣不下。用量入丸散，每次 0.06 ~ 0.1 克。外用适量，不宜入煎剂。

冰片：辛、苦，微寒。治窍闭神昏实证。功效清热止痛，治热毒疮痈、咽痛。用量入丸散每次 0.03 ~ 0.1 克。外用适量，不宜入煎剂。

石菖蒲：辛、苦，温。治湿浊蔽窍而致神昏。功效化湿和胃，治湿阻脾胃而致胸腹胀满。用量煎服 5 ~ 10 克。

苏合香：治中风痰厥、卒然昏仆属寒闭者。功效止痛，治胸腹冷痛满闷。用量入丸散，每次 0.3 ~ 1 克。

（十七）补益药

1、补气药

（1）多用于补全身之气的药物

人参：甘、微苦，微温。功效大补元气，治气虚欲脱。功效补脾益肺，治脾气虚、肺气虚。功效生津，治津伤口渴。功效安神，治气血虚弱而致心神不宁。用量煎服 5 ~ 10 克。用于急重证，剂量可酌情增为 15 ~ 30 克。宜文火另煎兑服。研末吞服每次 1.5 ~ 2 克。反藜芦，畏五灵脂。

西洋参（花旗参）：甘、微苦，寒。功效补气养阴，治阴虚火旺而致喘咳痰血。功效清火生津，治气津两伤证。用量另煎兑服 3 ~ 6 克。

党参：甘，平。功效补中益气，治中气不足、脾气亏虚。功效生津养血，治热病伤津、血虚萎黄。用量煎服 10 ~ 30 克。反藜芦。

太子参（孩儿参）：甘、微苦，平。功效补气生津，治气虚津亏。用量煎服 10 ~ 30 克。

黄芪：甘，微温。功效补气升阳，治脾肺气虚、中气不足、血虚、气虚阳衰。

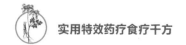

功效固表止汗,治表虚自汗。功效托疮排脓,治阴疮不溃或溃后不敛。功效利水,治气虚水肿。用量10～15克。大剂量30～60克。

（2）多用于补脾胃之气的药物

白术:苦、甘,温。功效补气健脾,治脾虚。功效燥湿利水,治痰饮水肿。功效止汗,治表虚自汗。功效安胎,治脾虚胎动。用量煎服10～15克。燥湿利水宜生用,补气健脾宜炒用,健脾止泻宜炒焦用。

山药:甘,平。功效益气养阴,补脾肺肾,治脾虚泄泻、肺虚咳喘、肾虚遗精、遗尿。用量煎服10～30克。大量60～250克。研末吞服每次6～10克。

白扁豆:甘,微温。功效健脾化湿,治脾虚湿泻、暑湿吐泻。用量煎服10～30克。

甘草:甘,平。功效补脾益气,治脾胃虚弱。功效润肺止咳,治咳嗽气喘。功效缓急止痛,治脘腹或四肢挛急性疼痛。功效清热解毒,治热毒疮痈、食物中毒。功效缓和药性,用于缓和药物寒热、药力,调和药物寒热之性。用量3～10克。清热解毒宜生用,补中缓急宜炙用。

大枣:甘,温。功效补中益气,治脾胃虚弱。功效养血安神,治血虚萎黄、妇女脏躁。功效缓和药性,用以缓和峻烈药之性能。用量劈破煎服10～30克。

饴糖:甘,温。功效补脾益气,治劳倦伤脾。功效润肺止咳,治肺燥咳嗽。用量入汤剂须烊化冲服,每次15～20克。也可熬膏或为丸服。

蜂蜜:甘,平。功效补中缓急,治脾胃虚弱而致脘腹作痛。功效润肺止咳,治肺燥咳嗽。功效润肠通便,治肠燥便秘。用量煎服或冲服,15～30克。

2、补阳药

（1）具有益精血功效的补阳药

功效皆能补阳益精,治阳虚精衰证。

鹿茸:甘、咸,温。治肾阳不足、精血不足、虚寒崩漏、疮疡溃后不敛。研细末,一日3次分服,1～3克。如入丸散,随方配制。

肉苁蓉(寸云):甘、咸,温。治肾虚阳痿、不孕、腰膝冷痛或筋骨无力。功效润肠通便,治肠燥便秘。用法煎服10～15克。单用大剂量煎服可用至30克。

杜仲:甘,温。治肝肾不足腰膝疼痛或痿软无力、肾虚阳痿、尿频。功效安胎，治肾虚胎动。用量煎服 10 ~ 15 克。炒用疗效较生用为佳。

续断（川断）：苦、甘、辛。治肝肾不足腰膝疼痛、遗精、崩漏、胎动。功效行血脉，治外伤瘀痛、筋骨折断。用量煎服 10 ~ 15 克。外用适量研末敷。

冬虫夏草：甘，平。治肾虚阳痿、遗精、腰膝疼痛。功效止血化痰，治劳嗽痰血。用量煎汤或炖服，5 ~ 10 克。

蛤蚧：咸，平。治肺肾虚喘、肾虚阳痿。用量研末服，每次 1 ~ 2 克，日服 3 次。也可浸酒服，或入丸散剂。

紫河车（胎盘）：甘、咸，温。治肾虚阳痿、遗精、腰痛、头晕、耳鸣。功效养血益气，治气血双虚、肺肾虚喘。用量研末或装胶囊吞服，每次 1.5 ~ 3 克，每天 2 ~ 3 次。也可用鲜品煨食，每次半个或一个，一周 2、3 次。现已制成有片剂。

菟丝子：甘，温。治肾虚腰膝疼痛。功效固精缩尿，治肾虚遗精、尿频、白带过多。功效明目止泻，治肝虚目昏、脾肾虚泻。用量煎服 10 ~ 20 克。

沙苑子：甘，温。治肾虚腰痛、阳痿、遗精、遗尿、尿频、白带过多。功效养肝明目，治肝虚目昏。用量煎服 10 ~ 15 克。

锁阳：甘，温。治肾虚阳痿、不孕、腰膝疼痛。功效润肠通便，治肠燥便秘。用量煎服 10 ~ 15 克。

（2）单纯用于补阳的药物

巴戟天：甘、辛，平。治肾虚阳痿、尿频、宫冷不孕、月经不调。功效祛风除湿，治肾阳不足兼见风湿。用量煎服 10 ~ 15 克。

仙茅：辛，热。有毒。治肾虚阳痿、遗精、遗尿。功效祛风湿，治腰膝冷痛。用量煎服或酒浸服，3 ~ 10 克。

淫羊藿（仙灵脾）：辛、甘，温。治肾虚阳痿、尿频。功效祛风湿，治风寒湿痹。用量煎服 5 ~ 10 克。也可浸酒。

胡芦巴：苦，温。治肾阳不足而有寒湿证。用量煎服 5 ~ 10 克。

狗脊：甘，温。治肾虚腰痛脊强、不能俯仰。功效温肾固摄，治肾虚尿频、白带过多。功效祛风湿，治肾虚兼有寒湿痹证。用量煎服 5 ~ 15 克。

骨碎补（申姜）：苦，温。治肾虚阳痿、腰膝冷痛、耳鸣、耳聋、牙痛、久泻。功效活血续筋，治筋骨折断。用量煎服 10 ~ 15 克。此外本品还能治疗斑秃、

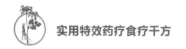

白癜风。

补骨脂（破故子）：辛、苦，温。治肾虚阳痿、腰膝冷痛。功效固精缩尿，治肾虚遗精、遗尿。功效温脾止泻，治脾肾阳虚泄泻。用量煎服 6 ～ 15 克。此外本品可治白癜风，可研末酒浸成 20% ～ 30% 的酊剂。

益智仁：辛，温。功效温肺开胃摄唾，治脾胃受寒而致腹痛吐泻、中气虚寒而食少多唾。功效暖肾固精缩尿，治肾气虚寒而致遗精、遗尿、尿频。用量煎服 6 ～ 15 克。

胡桃仁（核桃仁）：甘，温。治肾虚腰痛脚软。功效温肺，治虚寒咳喘。功效润肠，治肠燥便秘。用量煎服 10 ～ 30 克。定喘嗽宜连皮用，润肠燥宜去皮用。

3、补血药

功效皆能补血，治血虚证。

（1）偏于补心血

当归：甘、辛，温。功效补血，治血虚。功效活血，治妇科瘀血、瘀血诸痛、风湿痹痛、疮痈肿痛。功效润肠，治肠燥便秘。用量煎服 5 ～ 15 克。补血用当归身，活血用当归尾，和血用全当归。

白芍：苦、酸，甘。功效养血敛阴，治血虚月经不调、经行腹痛、崩漏、阴虚盗汗。功效柔肝止痛，治肝郁胸胁胀痛或四肢拘挛疼痛。功效平肝抑阳，治肝阳上亢而致头痛眩晕。用量煎服 10 ～ 15 克。大量 15 ～ 30 克。反藜芦。

阿胶：甘，平。功效补血，治血虚。功效止血，治出血。功效滋阴润肺，治阴虚心烦、失眠、咳嗽。用量入汤剂 5 ～ 15 克。烊化兑服。

（2）偏于补肝肾

何首乌：制首乌甘、涩，微温。生首乌甘、苦，平。功效补肾益精，治精血亏损而致须发早白、腰膝酸软、眩晕眼花。功效截疟，治寒热疟疾。功效解毒，治痈疽瘰疬。功效润肠通便，治肠燥便秘。用量煎服 10 ～ 30 克。补益精血宜用制首乌，截疟、润肠、解毒宜用生首乌。

熟地：甘，微温。功效补血补阴，治血虚、阴虚。用量煎服 10 ～ 30 克。

（3）偏于补心脾

龙眼肉（元肉）：甘，温。功效补益心脾，治心脾两虚。用量煎汤 10 ～ 15 克。

大量 30 ~ 60 克。

4、补阴药

（1）功偏清补的药物

北沙参：甘、微苦，微寒。功效清肺养阴，治阴虚咳嗽。功效益胃生津，治热病伤津。用量煎服 10 ~ 15 克。

玉竹：功近沙参。用量也同。

天冬：甘、苦，寒。功效清肺降火，治阴虚咳嗽。功效滋阴润燥，治热病伤阴而致咽干口渴。用量煎服 10 ~ 15 克。

石斛：甘，微寒。功效益胃生津，治热病伤津或胃阴不足。功效滋阴除热，治阴虚津亏而致虚热不退。用量煎服 10 ~ 15 克。

麦冬（寸冬）：甘、微苦，微寒。功效润肺养阴，治阴虚咳嗽。功效益胃生津，治胃阴不足。功效清心除烦，治热病入营而致心烦失眠。用量 10 ~ 15 克。

黄精：甘，平。功效润肺滋阴，治肺虚咳嗽、肾虚腰酸头晕。功效补脾益胃，治脾胃虚弱。用量煎服 10 ~ 30 克。

百合：甘，微寒。功效润肺止咳，治阴虚咳嗽。功效清心安神，治虚烦惊悸。用量煎服 10 ~ 30 克。

（2）功偏滋补的药物

枸杞子：甘，平。功效滋补肝肾，治肝肾阴虚。功效养肝明目，治肝虚目昏。功效润肺，治阴虚咳嗽。用量煎服 10 ~ 15 克。

桑椹：甘，寒。功效滋阴补血，治阴亏血虚。功效生津，治津伤口渴。功效润肠，治肠燥便秘。用量煎服 10 ~ 15 克。

墨旱莲：甘、酸，寒。功效滋补肝肾，治肝肾阴虚。功效凉血止血，治阴虚血热出血。用量煎服 10 ~ 15 克。

女贞子：甘、苦，凉。功效滋补肝肾，治肝肾阴虚、阴虚发热。功效养肝明目，治肝虚目昏。用量煎服 10 ~ 15 克。

黑芝麻：甘，平。功效补益精血，治精血不足须发早白、头晕眼花。润肠通便，治肠燥便秘。用量煎服 10 ~ 30 克。

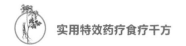

（3）功偏滋补潜降的药物

龟板：甘、咸，寒。功效滋阴潜阳，治阴虚阳亢、阴虚发热、热病伤阴而致虚风内动。功效益肾健骨，治肾虚腰膝痿软、筋骨不健。功效养血补心，治心虚惊悸、失眠、健忘。用量入汤剂 15 ~ 30 克。宜先煎。

鳖甲：咸，寒。功效滋阴潜阳，治热病伤阴而致虚风内动、阴虚发热。功效软坚散结，治癥瘕、疟疾、肝脾肿大。用量入汤剂 15 ~ 30 克。宜先煎。

（十八）收涩药

1、多用于止汗的药物

麻黄根：甘，平。功效止汗，治自汗、盗汗。煎服 3 ~ 9 克。

浮小麦：甘，凉。功效益气除热止汗，治自汗、盗汗。用量煎服 15 ~ 30 克。研末服 3 ~ 5 克。

糯稻根须：甘，平。功效止虚汗，治自汗、盗汗。功效养阴退热，治虚热不退。用量煎服 15 ~ 30 克。

2、多用于止泻的药物

乌梅：酸、涩，平。功效涩肠，治久泻久痢。功效敛肺，治肺虚久咳。功效生津，治虚热消渴。功效安蛔，治蛔虫腹痛呕吐（蛔厥）。用量煎服 3 ~ 10 克。大剂量可用 30 克。

五倍子：酸、涩，寒。功效涩肠，治久泻、久痢。功效敛肺，治肺虚久咳。功效固精，治遗精、滑精。功效敛汗，治自汗、盗汗。功效止血，治崩漏下血。用量煎服 3 ~ 9 克。入丸散服，每次 1 ~ 1.5 克。

石榴皮：酸、涩，温。功效涩肠，治久泻、久痢、脱肛。功效杀虫，治虫积腹痛。用量煎服 3 ~ 10 克。入汤剂生用，入丸散多炒用。

诃子：苦、酸、涩。功效涩肠，治久泻、久痢、脱肛。功效敛肺，治肺虚咳喘。功效利咽，治久咳失音。用量煎服 3 ~ 10 克。涩肠止泻宜煨用，敛肺清热利咽开音宜生用。

肉豆蔻：辛，温。功效涩肠止泻，治久泻、久痢。功效温中行气，治虚寒气滞而致脘腹胀痛。用量煎服 3 ～ 9 克。入丸散服，每次 0.5 ～ 1 克。

赤石脂：甘、涩，温。功效涩肠止泻，治泻痢日久而致滑泄不禁。功效止血，治崩漏带下。功效收敛生肌，治溃疡不敛。用量煎服 10 ～ 20 克。

禹余粮：甘、涩，平。功效涩肠，治久泻、久痢。功效收敛止血，治崩漏带下。用量煎服 10 ～ 20 克。

罂粟壳（米壳）：酸、涩，平。功效涩肠，治久泻、久痢。功效止痛，治心腹筋骨疼痛。用量煎服 3 ～ 6 克。本品易于成瘾，不宜常用。

3、多用于固精缩尿止带药物

复盆子：甘、酸，微温。功效固精缩尿，治遗精、遗尿。功效补肾助阳，治阳痿。功效养肝明目，治肝虚目昏。用量煎服 5 ～ 10 克。

桑螵蛸：甘、咸，平。功效固精缩尿，治遗精、遗尿不禁。功效补肾助阳，治阳痿。用量煎服 6 ～ 10 克。

莲子：甘、涩，平。功效固精缩尿，治遗精、遗尿。功效补脾止泻，治脾虚久泻。功效养心安神，治心肾不交而致虚烦惊悸、失眠。用量煎服 10 ～ 15 克。

芡实：甘、涩，平。功效固精缩尿，治遗精、遗尿、白带过多。功效补脾祛湿，治脾虚泄泻。用量煎服 10 ～ 15 克。

山茱萸（山萸肉）：酸、涩，微温。功效收敛固涩，治遗精、滑精、尿频、虚汗。功效补益肝肾，治肝肾亏损而致腰膝痠软、头昏目眩。用量煎服 5 ～ 10 克。急救固脱 20 ～ 30 克。

五味子：酸、甘，温。功效固精止泻，治遗精、遗尿、久泻、久痢。功效敛肺滋肾，治肺虚久咳、肺肾虚喘。功效生津敛汗，治津伤口渴、自汗、盗汗。功效养心安神，治心肾阴虚而致虚烦心悸、失眠多梦。用量煎服 3 ～ 6 克。研末服 1 ～ 3 克。

金樱子：酸、涩，平。功效固精缩尿，治遗精、滑精、遗尿、尿频、白带过多。功效涩肠，治久泻、久痢。用量煎服 6 ～ 12 克。

下篇

临床

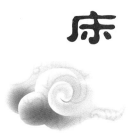

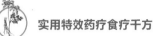
写在前面：从安全出发，在本书所载的800多首药方中，多数药方中的药数偏少，用量偏小。中医防病治病重视辨证，对一般病证而言，如服药2～3日不效，就要调整药物或用量的加减。继用1～2日再不见效就要改用他方。本书载有200多常用中药的性能、功效、主治、用量、使用方法和使用注意，望能参照应用。

一、感　冒

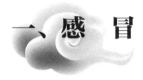

感冒是临床的常见病，四季均有，而以冬春两季为多。

如果只有鼻塞、流涕、头痛、四肢酸痛，是感冒的轻症，应叫伤风。而出现发热恶寒（寒与热并存）时，才叫感冒。

由于病因和体质特点不同，除以上共有症状（寒热）外，还兼有其他诸多症状。加以归类，感冒应分为以下7型：风寒、风热、暑湿、表寒里热、气虚感寒、血虚感寒、阳虚感寒。

（一）风寒感冒

1、萝卜葱白生姜汤

【组成】萝卜3～5片、葱白3～4段（每段3～5厘米）、生姜3～5片、红糖少许。

【适应症】突然鼻塞、流涕、无汗，舌苔脉象变化不显。其他症状均不明显的感冒初起，即伤风。

【制法】1、冷水300毫升，煮沸萝卜、葱白、生姜10分钟左右，滤出药液。2、加红糖。

【用法】趁热一次服下，服后盖衣被发汗即愈。

【注意】1、如身发热或已出汗，不宜用此方；2、方中萝卜以白萝卜为好。

【说明】1、风寒感冒是感冒后出现的表证，发汗即好。2、生姜、葱白为发散风寒药，服后汗出使病解。萝卜健胃消食、顺气开郁，从而能防止与消除感冒期间的胃口不适。3、如不用本方，吃热粥或面条或疙瘩汤，出汗也即愈。

【其他适应症】慢性咳嗽、痰白。

2、辣椒葱白汤

【组成】红尖辣椒半个、葱白3～4段（每段3～5厘米）。

【适应症】突然怕冷、身微发热、无汗、鼻塞声重、喷嚏、流清涕、周身酸痛、舌苔薄白、脉浮略紧。感冒当天宜用。

【制法】冷水300毫升煮沸10分钟后滤出药液。

【用法】喝汤，日内2次用完。

【注意】尖椒、葱白均为辛热之品，对胃黏膜刺激较大，不宜多用。

【说明】辣椒与葱白皆能温通阳气，疏通络脉，刺激汗腺，因而能外散风寒，解除表证。

【其他适应症】流感。

3、陈皮红姜汤

【组成】陈皮15克、鲜生姜7片、红糖少许。

【适应症】治症同前方，但本方治症是以咳嗽为主，且感冒已有2天以上。

【制法】1、冷水300毫升浸泡陈皮30分钟以上。2、加生姜共煮15分钟后滤出药液。3、加红糖调味。

【服法】日内分2～3次用完。

【注意】如感冒2天以后，口渴或汗出，或咳吐黄痰（说明寒已化热），不宜应用本方。

【说明】生姜促循环、宣通脉络，为发散风寒之主药。陈皮能理气化痰、和胃，与生姜同用，化痰之力增强。红糖除调味外，尚能引生姜之药力入血分，充分发挥其温散发汗作用。

【其他适应症】寒湿呕吐。

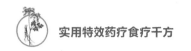

4、姜葱醋米粥

【组成】鲜生姜 5 ~ 7 片、葱白 2 ~ 3 段（每段 3 ~ 5 厘米）、食醋 5 毫升、粳米 60 克。

【适用症】同前方，但本方适用于平素脾胃虚弱，胃纳不佳者。

【制法】1、生姜、葱白与粳米混合煮粥。2、粥熟后调入食醋。

【用法】可作主食或佐餐，日内分 1 ~ 2 次用完。

【注意】吃完药粥后，应立即盖被发汗。

【说明】生姜、葱白能发散风寒，服后汗出使病解。粳米能养胃护脾。食醋能活血，助生姜、葱白发散风寒，同时能开胃。

5、荆叶茶

【组成】荆芥、苏叶、生姜各 10 克、红茶 6 克、红糖 30 克。

【适应症】同前。但本方药力增强，因而宜用于风寒感冒症状较重者。

【制法】1、冷水 500 毫升，浸泡上药 30 分钟以上。2、煮沸 15 分钟后滤出药液；加入茶叶、红糖温泡，并加盖保温 10 分钟。

【用法】频频服之，日内服完。

【注意】茶叶不可煮沸或沸水浸泡，以防降效。

【说明】荆芥、苏叶、生姜为发散风寒药。红茶能促使汗腺舒张，排汗畅快。红糖入血分，有利于加快诸药排汗。

【其他适应症】吃鱼蟹中毒。

6、荆防苏叶汤

【组成】荆芥、防风各 15 克、杏仁、苏叶各 10 克。

【适应症】同前。但本方比以上诸方药力均强，适用于风寒感冒重症或用上方不愈时。

【制法】1、冷水 400 毫升浸泡上药 30 分钟以上。2、煮沸 15 分钟后滤出药液。3、再加水 250 毫升，继煮 15 分钟后滤出药液。4、二次滤液相合。

【用法】早、晚空腹服。每日 1 剂。

【注意】用药后必盖衣被取汗，否则不愈。

【说明】荆芥、防风、苏叶长于祛风散寒，杏仁长于宣肺止咳。4 药配用，对外感风寒后而致怕冷、无汗、头痛、咳嗽等症用之最宜。

【其他适应症】风寒咳嗽。

（二）风热感冒

1、银翘山楂茶

【组成】银花 20 克、连翘 15 克、生山楂、绿茶各 6 克、冰糖 10 克。

【适应症】发热或高热，微恶风、汗出、口干、咽痛，或咳嗽痰黄，舌苔薄黄、脉浮数。

【制法】1、冷水 500 毫升浸泡上药 30 分钟以上。2、煮沸 15 分钟后滤出药液。3、再加水 300 毫升，继煮 10 分钟后滤出药液。4、二次药液相合。5、药温 60～80℃时，加茶叶、冰糖，加盖保温 10 分钟左右。

【用法】早、晚空腹服。每日 1 剂。

【注意】茶叶不宜沸水煮，以免降效。

【说明】银花、连翘是最常用的治疗风热感冒的中药，二者配用功效增强。经研究，二者有广谱抗菌作用，并有显著的抗炎和解热作用。配绿茶是为了增加解热之力。用山楂是为了促循环，同时能增加食欲。加冰糖除调味外，尚能和胃、润肺。

【其他适应症】暑天发热。

2、桑叶杏仁茶

【组成】桑叶 15 克、杏仁 9 克、绿茶 6 克、冰糖少许。

【适应症】治症同前方，但本方偏治咳嗽。

【制法】1、冷水 500 毫升浸泡上药 30 分钟以上。2、煮沸 20 分钟后滤出药液。3、加绿茶、冰糖，温泡，加盖保温 10 分钟。

【用法】早、晚空腹服。或当茶频服，每日 1 剂。

【注意】茶叶不要煮沸或沸水浸泡，以防降效。

【说明】桑叶长于发散风热，兼能止咳。杏仁功专宣肺止咳。二药合用最能散风热、止咳嗽，用于风热感冒而引起的咳嗽。

【其他适应症】秋天咳嗽，痰黄而少。

3、薄荷桔梗茶

【组成】薄荷、桔梗各9克、生甘草、绿茶各6克、冰糖少许。

【适应症】同前，但本方偏治由风热感冒引起的咽喉疼痛。

【制法】1、冷水400毫升浸泡上药30分钟以上。2、煮沸10分钟后滤出药液。3、再加水250毫升，继煮10分钟后滤出药液。4、二次药液相合，加入绿茶、冰糖温泡，加盖保温10分钟。

【用法】早、晚空腹服。或当茶频饮，每日1剂。

【注意】茶叶不宜煮沸或沸水泡，以免降效。

【说明】薄荷是疏散风热、治疗咽喉疼痛的常用药。生甘草、桔梗二药相配，是古方专治咽喉疼痛。3药同用长于散风热而利咽喉，治风热感冒而引起的咽喉痛。绿茶和冰糖的作用，如银翘山楂茶所述。

【其他适应症】咽炎。

4、牛蒡子菊花茶

【组成】牛蒡子、菊花各15克、绿茶、冰糖少许。

【适应症】同前方，但本方偏治由风热感冒而引起的咽喉痛及头痛。

【制法】1、冷水400毫升浸泡上药30分钟以上。2、煮沸15分钟后滤出药液。3、再加水250毫升，继煮10分钟后滤出药液。4、二次药液相合。5、加绿茶、冰糖，加盖保温10分钟。

【用法】早、晚空腹服。每日1剂。

【注意】1、茶叶不宜煮沸或沸水浸，以免降效。2、牛蒡子有滑肠作用，如服后腹泻，应去牛蒡子，加蔓荆子15克代之。

【说明】牛蒡子、菊花能疏散风热，为治风热感冒的常用药，二者配伍多用治疗风热感冒而引起的头痛。

【其他适应症】热性头痛。

5、川芎葛根茶

【组成】葛根 15 克、川芎、绿茶各 6 克、冰糖少许。

【适应症】同前方，而本方偏治由于风热感冒而引起的轻度颈项强硬，转动不适。

【制法】1、冷水 400 毫升浸泡上药 30 分钟以上。2、煮沸 20 分钟后滤出药液。3、再加水 250 毫升，继煮 10 分钟后滤出药液。4、二次药液相合，加茶叶、冰糖，加盖温泡 10 分钟。

【用法】早、晚空腹服。每日 1 剂。

【注意】茶叶不宜煮沸或沸水浸泡，以免降效。

【说明】葛根为常用的疏散风热药，因能改善微循环，所以能解除颈肌强硬、紧张。川芎为常用的活血药，与葛根配用，能明显加强葛根的解除或缓解颈项强痛的作用。

【其他适应症】1、高血压引起的颈肩痛、不适；2、疲劳后引起的颈肩痛。

（三）暑湿感冒

1、西瓜番茄汁

【组成】西瓜 400 克、番茄 200 克。

【适应症】发热，汗出而热不解，心烦口渴，身重乏力，尿少而黄，舌苔薄黄而腻，脉缓。

【制法】1、将西瓜去籽，取西瓜瓤和去皮、去籽的番茄（用开水泡一下番茄，即能去掉皮和籽）混在一起。2、用干净纱布包起来，绞挤汁液。

【用法】当开水饮，日内用完。

【注意】1、药性寒凉，大便稀者不宜用。2、西红柿一定用红的，不能用青的。

【说明】1、暑湿感冒，即夏天的感冒，其主要特点是热中挟湿。2、西瓜和番茄都含大量水分，利于机体组织的新陈代谢，利于代谢废物的排出，因而能清热解暑，除烦止渴。对暑湿感冒而出现的心烦、尿黄等症有显著缓解作用。

【其他适应症】1、肥胖症。2、热性水肿。

2、香薷扁豆茶

【组成】香薷 10 克、白扁豆 15 克、厚朴 10 克。

【适应症】同前方，但本方药力较强，尤其化湿、利湿作用显著，因而对暑湿感冒，因湿盛而出现无汗、胸闷、腹胀、呕吐、食少等症甚佳。

【制法】1、用剪刀剪碎香薷、厚朴。2、将扁豆炒黄、捣碎。3、将上 3 药放入保温杯中，以沸水冲泡，盖严热浸 1 小时，或用 400 毫升冷水煎沸 20 分钟后，滤出药液。

【用法】代茶频饮，每日 1 剂。

【注意】也可加少许冰糖调味。

【说明】香薷有明显的发汗和利尿作用，因此能退热。白扁豆能化湿（暑中挟湿）、健脾胃。厚朴长于去脾胃之湿，并能行散脾胃之气。3 药合用，解暑祛湿、行气健脾，为治暑湿型感冒的常用小方。

【其他适应症】夏天腹泻（暑湿腹泻）。

3、桑叶荷叶粥

【组成】桑叶、荷叶各 15 克、粳米 60 克、冰糖少许。

【适应症】暑热挟湿而致心烦口渴、汗不易出、体倦、尿黄等症，舌苔薄黄微腻、脉多浮缓或见濡脉。

【制法】1、冷水 1000 毫升浸泡上药 30 分钟左右。2、煮沸 20 分钟后滤出药液。3、用药液与粳米共煮粥。4、加糖调味。

【用法】可作早、晚餐服食。

【说明】1、本证病理为暑热挟湿。湿热相裹，热不得散，湿不得出。
2、桑叶疏散风热，使暑热外出。荷叶清热利湿，使里之湿热下行而除。

【其他适应症】中暑轻症。

4、小米绿豆粥

【组成】小米 60 克、绿豆 30 克、冰糖少许。

【适应症】见症同上。药力缓和。

【制法】1、冷水 1000 毫升浸泡绿豆 1 小时以上。2、与小米同煮粥。3、加糖调味。

【用法】可作早、晚餐服食。

【说明】1、本证病理如前方所述。2、绿豆清热利水，药性下行，除祛湿热。小米益胃护脾而安神。

【其他适应症】药食中毒轻症。

5、六一汤

【组成】滑石 15 克（布包）、生甘草 3 克。

【适应症】治症同小米绿豆粥，但作用明显增强。

【制法】1、冷水 300 毫升煮沸上药 30 分钟后滤出药液。2、再加水 150 毫升，继煮 20 分钟后滤出药液。3、二次药液相合。

【用法】饭前或饭后 1 小时左右服用。每日 2 次，每日 1 剂。

【说明】1、本证病理如前方所述。2、滑石甘淡性寒，质重而滑，淡能渗湿，寒能清热，滑能利窍，归心和膀胱经，故能清心解暑热，并从小便而出。生甘草益气，和中泻火；泻火助于排热，益气利于滑石利尿过多而不致于耗伤正气。

【其他适应症】膀胱炎、尿道炎属湿热者可用本方加味（萹蓄、瞿麦之类）。

（四）表寒里热感冒

1、生姜白菜汤

【组成】鲜生姜 9 克、白菜、萝卜各 200 克、食盐 3 克、酱油 30 毫升。

【适应症】发热、恶寒、无汗、肢体烦疼、口渴、饮凉、烦躁、咽痛、咳嗽痰黄、尿黄、便秘，苔白黄相兼而薄，脉稍滑数。

【制法】1、生姜切成末，白菜、萝卜切碎（丝或块）。2、用800毫升冷水，和3种成分一起煮汤。3、汤将熟时加盐、酱油。

【用法】可作副食，日内用完。

【注意】白菜、萝卜必须用鲜品，以保药效。

【说明】1、本证病理是外受风寒，内有里热。2、生姜既是调味品，又是良好的发散风寒药，服后能发汗去寒。白菜、萝卜均性凉，能清内热，并导热下行。食盐、酱油偏凉，均有不同的清、利作用，以助药效。

【其他适应症】单纯性消化不良。

2、生姜萝卜粥

【组成】生姜9克、白萝卜300克、粳米60克、冰糖少许。

【适应症】治症同前方，功力相当，尤宜于平素脾胃虚弱者。

【制法】1、生姜、白萝卜切碎。2、冷水1000毫升与生姜、萝卜、粳米共煮粥。3、加糖调味。

【用法】可作早、晚餐服食。

【说明】1、本证病理如前方所述。2、生姜辛温，外散风寒。萝卜微辛而凉。辛能散，凉能清热而下行。以粥服之有养胃护脾作用。本方宜用老年或体弱者的外寒内热轻症。

【其他适应症】消化不良。

3、姜葱连翘粥

【组成】生姜、葱白各6克、连翘15克、粳米60克、冰糖少许。

【适应症】治症同前方，但药力增强。

【制法】1、姜、葱切细碎。2、冷水1000毫升浸泡连翘30分钟以上。3、煮沸30分钟以上滤出药液。4、用药液同姜、葱、粳米共煮粥。5、加糖调味。

【用法】可作早、晚餐服食。

【注意】如嫌味道不好，可以不做粥，只喝汤药，一饮而尽。

【说明】1、本证病理同前方所述。2、生姜、葱白性味辛温，长于外散风寒。连翘苦凉，功善清里热。以粥用之可养胃护脾。老年尤宜。

【其他适应症】外寒内热而致胃痛。

4、羌防连翘汤

【组成】羌活、防风各 15 克、连翘 12 克。

【适应症】外寒兼湿，兼有里热证：发热恶寒、无汗、关节酸沉不适、口渴、唇干、小便黄、大便多干结、舌苔白腻或微黄。

【制法】1、冷水 500 毫升浸泡上药 30 分钟左右。2、煮沸 20 分钟后滤出药液。3、再加水 300 毫升，继煮 20 分钟后滤出药液。4、二次药液相合。

【用法】早、晚空腹服。

【说明】1、本证病理是外感风寒兼风湿，内有里热。2、羌活、防风长于散风寒，兼能祛风湿。连翘苦凉，善清里热。

【其他适应症】外寒内热而致胃痛。

5、麻黄荆防翘石汤

【组成】麻黄 6 克、荆芥、防风、连翘、桔梗各 9 克、生石膏 24 克（另包）。

【适应症】同上方，但本方药力明显增强，宜用于表实无汗，发热恶寒和肺、胃肠有热而出现的咳嗽、痰黄、口渴、尿黄、大便秘结的里热证。

【制法】1、冷水 400 毫升浸泡生石膏以外的 5 味药 30 分钟左右。2、先用冷水 600 毫升煮沸生石膏 40 分钟。3、将上 5 药连水一起倒入生石膏中，继续煎沸 20 分钟后滤出药液。4、再加水 300 毫升，煎沸 20 分钟后滤出药液。5、二次药液相合。

【用法】早、晚空腹温服。每日 1 剂。

【注意】痰不黄（里无热）不宜用此方。

【说明】1、麻黄、防风、荆芥能发散风寒，治发热恶寒、无汗等症。生石膏、连翘能清热，治痰黄、便秘等里实证。桔梗能宣通肺气，治咳嗽。诸药合用能解表清里、宣肺疏风。2、如 2 日后仍痰黄，应在方中加杏仁 9 克、桑白皮 12 克。如仍便秘，应加大黄 9 克（煮沸时间不超过 10 分钟，因此应后入煎剂，也即后下）。

【其他适应症】急性荨麻疹或慢性荨麻疹急性发作。

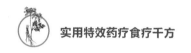

（五）气虚感寒感冒

1、神仙粥

【组成】党参6克、生姜5克、葱白3～4段（每段3～4厘米）、米醋10毫升、粳米60克。

【适应症】体质虚弱的中老年人感受风寒后出现轻度头痛、发热、怕冷、浑身酸痛、鼻塞流涕、咳嗽喷嚏等症。

【制法】1、先用粳米与党参、生姜一起煮粥。2、煮沸后加入葱白继煮。3、待米将熟时兑入米醋。

【用法】乘热服食，日内1～2次服完。

【注意】1、服后要盖衣被静卧，微微出汗为佳。2、出汗后切勿受风寒。

【说明】1、气虚感寒是素体气虚，感受风寒后寒不易外出，因而出现寒邪在表之证。治则应该益气散寒。2、党参益气。粳米能养胃护脾，因而也能益气。生姜、葱白能外散风寒。米醋能开胃消食，用来消除因感冒而造成的食欲不振。

【其他适应症】受凉后胃痛。

2、蜂蜜生姜水

【组成】蜂蜜10～20克、鲜生姜3～5片（每片如拇指指甲大小）。

【适应症】素体比较虚弱的中老年人感受风寒后出现轻微头痛、身痛、怕冷、无汗出等症，舌苔薄白、脉浮弱。

【制法】1、将蜂蜜与姜片加在200毫升开水中。2、充分搅拌，使蜂蜜化开。

【用法】当茶饮，日内2～3次用完。

【注意】平时大便偏稀者不宜用。

【说明】1、本证病理同神仙粥。2、蜂蜜药食两用，为中医的补气药。生姜同样为药食两用，为中医的发散风寒药。二者配用，补气而散风寒，宜用于风寒感冒初起的轻症。

【其他适应症】1、肠燥便秘。2、营养皮肤。

3、白扁豆生姜汤

【组成】白扁豆30克、生姜片3～5片（每片如拇指指甲大小）、红糖少许。

【适应症】宜用于外感风寒、内有脾虚挟湿的轻症。多出现恶寒、无汗、口不渴、体倦、胃腹闷胀等症，舌苔薄白或兼稍腻、脉多浮缓。

【制法】1、冷水700毫升浸泡白扁豆1小时以上。2、加姜煮沸30分钟后滤出煎液。3、加糖。

【用法】日内分2次，早晚空腹服。

【说明】1、本方病理为外感风寒，内有脾虚挟湿之轻症。2、白扁豆药食两用，作中药其功效为补气健脾而利湿。生姜外散风寒。红糖入血分，促进血液循环，利于加速排汗。

【其他适应症】寒湿在内而致胃腹胀满。

4、党参羌活生姜汤

【组成】党参15克、羌活12克、生姜3克。

【适应症】治症同前方，但补气及去寒之力均强。

【制法】1、冷水400毫升浸泡上药1小时左右。2、煮沸30分钟后滤出药液。3、再加水200毫升，继煮20分钟后滤出药液。4、二次药液相合。

【用法】早、晚空腹温服。

【说明】1、本证病理为外有风寒兼湿，素体气虚。2、羌活、生姜外散风寒湿。党参补气，以治气虚。

【其他适应症】素体气虚，感受风寒挟湿之头痛，加川芎9克有良效。

5、参芪当归防苏汤

【组成】党参、苏叶各9克、黄芪、防风、荆芥各15克、当归6克。

【适应症】同前方，但本方药力强，宜用于气虚感寒后而出现的恶寒发热、头痛、鼻塞、咳嗽痰白、气短懒言、神疲乏力等症。

【制法】1、冷水600毫升浸泡上药1小时左右。2、煮沸30分钟左右滤出药液。3、再加水400毫升，继煮30分钟左右滤出药液。4、二次药液相合。

【用法】早、晚空腹温服。

【注意】素体壮实者不宜用此方，因方中的党参、黄芪补气，能恋邪。

【说明】1、党参、黄芪均为补气药，二者配用补气之力增强。当归补血。参芪归三药相配重在补气，以针对素体气虚。防风、荆芥、苏叶均能发散风寒，以治风寒表证。2、平日易患感冒者宜用本方。

（六）血虚感寒感冒

1、生姜龙眼肉粥

【组成】生姜9克、龙眼肉15克、粳米60克。

【适应症】外有风寒，内有血虚而致身冷、无汗、口干、微头晕、眼花、舌淡苔白、脉浮弱。

【制法】1、冷水1000毫升浸泡上药30分钟左右。2、煮沸30分钟后滤出药液。3、用药液与粳米共煮粥。

【用法】可作早、晚餐服食。

【注意】血糖高者不宜。

【说明】1、本证病理为外有风寒，内有血虚。2、生姜辛温，长于外散风寒。龙眼肉甘温质柔，长于滋补心脾之血。二药配用，一散一收，相得益彰。以米粥用之可养护脾胃，尤益于老年及体弱者。

【其他适应症】贫血。

2、桂枝当归粥

【组成】桂枝9克、当归12克、粳米60克、冰糖少许。

【适应症】同生姜龙眼肉粥，药力相近。

【制法】1、冷水1000毫升浸泡上药30分钟左右。2、煮沸30分钟后滤出药液。3、用药液与粳米共煮粥。4、加糖调味。

【用法】可作早、晚餐服食。

【说明】1、本证病理如前方述。2、桂枝辛温通经、散外寒。当归甘温补血治血虚。一散一收，相得益彰。以粥用之可养护脾胃。

3、生姜鸡蛋红枣粥

【组成】生姜9克、小红枣7个、鸡蛋2个、粳米60克。

【适应症】同桂枝当归粥，但作用增强。

【制法】1、生姜、小枣切碎。2、加冷水1000毫升与鸡蛋、粳米共煮粥。

【用法】可作早、晚餐服食。

【说明】1、本证病理与前方同。2、生姜辛温行散，长于散外寒。红枣、鸡蛋养血以补血虚。以粥用之可养护脾胃。

【其他适应症】受凉胃痛。

4、姜葱当归白芍汤

【组成】生姜9克、葱白6克、当归、白芍各12克、甘草3克。

【适应症】同生姜鸡蛋红枣粥，但药效增强。

【制法】1、冷水500毫升浸泡上药1小时左右。2、煮沸30分钟后滤出药液。3、再加水300毫升，继煮30分钟后滤出药液。4、二次药液相合。

【用法】早、晚空腹服用。

【说明】1、本证病理同生姜鸡蛋红枣粥所述。2、生姜、葱白辛温，长于散寒。当归、白芍养血补虚。甘草益气，并调和诸药，使之温和。

【其他适应症】去姜、葱，加黄芪15克，可治贫血。

5、复方葱白当归汤

【组成】葱白3段（每段4～5厘米）、熟地、苏叶各9克、荆芥15克、豆豉、当归各12克。

【适应症】因血虚，津液不足，感寒后不能发汗透邪，因而身热、手足心热、微恶风寒、少汗、头昏、心烦、口干、干咳少痰、鼻塞流涕、舌质淡、脉沉细无力。

【制法】1、冷水600毫升浸泡上药1小时左右。2、煮沸35分钟后滤出药液。3、再加水300毫升，继煮35分钟左右滤出药液。4、二次药液相合。

【用法】早、晚空腹温服。每日1剂。

【注意】平素没有头晕、眼花等贫血症状时不宜用本方。

【说明】1、因血虚因而津液不足。津液不足则汗少，因而感寒后没有充足汗液驱寒于外，所以必须在补血基础上发汗去寒。2、用当归、熟地补血增液，用其余4药发表散邪，其中豆豉兼能清心热而除烦，用治血虚发热而出现的心烦。

【其他适应症】血虚之人患荨麻疹。

6、芪归荆防麦冬汤

【组成】黄芪 18 克、当归 9 克、荆芥、防风各 15 克、麦冬 9 克、生姜 3 克、大枣 3 枚。

【适应症】同前方，但本方力强，宜用于血虚感寒重症，或用复方葱白当归汤不愈时。

【制法】1、冷水 700 毫升浸泡上药 1 小时左右。2、煮沸 35 分钟左右滤出药液。3、再加水 400 毫升煮沸 35 分钟左右滤出药液。4、二次药液相合。

【用法】早、晚空腹温服。每日 1 剂。

【注意】同复方葱白当归汤。

【说明】黄芪补气，当归补血，芪归配用能补益气血，重在补血。麦冬补阴，利于补血。荆芥、防风能散风寒。生姜配大枣能调和营卫，以利于调解肌肤内外的阴阳平衡。

【其他适应症】血虚之人患荨麻疹。

（七）阳虚感寒感冒

1、韭菜生姜汁

【组成】韭菜汁 10 ~ 20 毫升、生姜汁 5 ~ 10 毫升。

【适应症】恶寒身痛、无汗、头痛、四肢不温，平素怕冷、面白、声低、苔白、脉弱。

【制法】1、鲜韭菜和鲜生姜分别绞汁。2、按要求量二者兑在一起。

【用法】上为 1 次量，空腹服。日 2 次。

【注意】有溃疡者不宜服。

【说明】1、阳虚即是机体热量不足，因而机能不旺盛。如此，寒邪侵入后，因机能衰弱而不能外散寒邪。2、韭菜性温，能暖肾助阳，使机能旺盛。生姜能发散风寒，治风寒感冒。二者配用，内能助阳，使机能旺盛。外能散寒，使感冒之寒邪得去。

【其他适应症】1、脾胃虚寒而致呕吐。2、胃寒疼痛。

2、荆防肉桂粥

【组成】荆芥、防风各12克、肉桂6克、粳米60克、冰糖少许。

【适应症】同韭菜生姜汁，药力略强。

【制法】1、冷水1000毫升浸泡上药30分钟以上。2、煮沸30分钟后滤出药液。3、用药液与粳米共煮粥。4、加糖调味。

【用法】可作早、晚餐服食。

【注意】如嫌味道不好，可以不做粥，喝汤药，一饮而尽。

【说明】1、本证病理如上方所述。2、荆芥、防风辛温行散，长于外散风寒。肉桂辛、甘，热，长于温里而散热。以粥用之可养护脾胃。

【其他适应症】因寒胃腹痛。

3、羌防干姜汤

【组成】羌活、防风各15克、干姜6克、炙甘草3克。

【适应症】同荆防肉桂粥，药力增强。由于本方有祛湿作用，故见症中常兼有头沉、肢体酸楚等症。

【制法】1、冷水500毫升浸泡上药30分钟左右。2、煮沸20分钟后滤出药液。3、再加水300毫升，继煮20分钟后滤出药液。4、二次药液相合。

【用法】早、晚空腹服用。

【说明】1、本证病理为外感风寒挟湿，内有寒凉或内里阳虚。2、羌活、防风长于外散风寒湿。

【其他适应症】因寒胃腹痛。

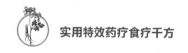

4、桂枝淫羊藿仙茅汤

【组成】桂枝、淫羊藿、仙茅各9克、甘草3克。

【适应症】阳虚外感风寒而致身冷、无汗或微发热、手足欠温、腰膝冷痛、舌苔白、脉浮弱或浮弱而迟。

【制法】1、冷水300毫升浸泡上药30分钟左右。2、煮沸20分钟后滤出药液。3、再加水200毫升，继煮20分钟后滤出药液。4、二次药液相合。

【用法】早、晚空腹服用。

【说明】1、本证病理同韭菜生姜汁。2、桂枝辛温通阳、外散风寒。淫羊藿、仙茅温里助阳。

【其他适应症】全身风湿。

5、麻黄附子细辛汤

【组成】麻黄6克、附子9克（另包）、细辛3克。

【适应症】同前方，但本方药力明显增强，宜用于阳虚感寒重症，或用韭菜生姜汁不愈时。

【制法】1、先用冷水400毫升煮沸附子40分钟以上。2、加入麻黄、细辛（事先用冷水300毫升浸泡30分钟以上），继煮20分钟后滤出药液。3、再加水300毫升，继煮沸20分钟后滤出药液。4、二次药液相合。

【用法】早、晚空腹温服。每日1剂。

【注意】附子有毒，必须先煮40分钟以上（去其麻辣味）。

【说明】1、本证病理同韭菜生姜汁。2、附子能助阳。麻黄能散寒。细辛既能助阳又能散寒。三药配用，内能增加热量，使机能旺盛，外能发汗以去寒。3、平素怕冷，手足欠温而患风寒感冒者宜用本方。

【其他适应症】慢性鼻炎。

二、咳 嗽

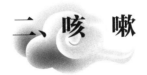

引起咳嗽的原因甚多，病情复杂，但总不外两大类，一是外感咳嗽，一是内伤咳嗽。外感咳嗽是由于气候原因引起的咳嗽，内伤咳嗽原因复杂。依据症状的不同，外感咳嗽分为风寒、风热、风燥三型。内伤咳嗽是由于久咳不止，使寒、热、燥、湿、痰浊之邪郁滞于肺而致。久咳必虚，因而内伤咳嗽又可分为寒咳、热咳、湿咳以及肺脾气虚、肺阴虚咳嗽等 5 型。咳嗽开始在肺，久咳必累及脾和肾。

（一）风寒咳嗽

1、生姜杏仁粥

【组成】生姜、杏仁各 9 克、粳米 60 克、冰糖少许。

【适应症】外感风寒而致咳嗽。症见咳嗽音亮、咳痰色白而清晰、舌苔薄白、脉浮。

【制法】1、冷水 1000 毫升浸泡上药 30 分钟左右。2、煮沸 30 分钟后滤出药液。3、用药液与粳米共煮粥。4、加糖调味。

【用法】可作早、晚餐服食。

【说明】1、本证病理为外感风寒，肺气失宣，肺气逆而为咳。2、生姜辛温，长于外散风寒。杏仁止咳化痰。

【其他适应症】风寒感冒。

2、苏叶厚朴杏仁粥

【组成】苏叶、厚朴各 12 克、杏仁 9 克、粳米 60 克、冰糖少许。

【适应症】同上方，但药力略强。

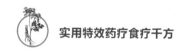

【制法】1、冷水 1000 毫升浸泡上药 30 分钟左右。2、煮沸 20 分钟后滤出药液。3、用药液与粳米共煮粥。4、加糖调味。

【用法】可作早、晚餐服食。

【说明】1、本证病理如上方所述。2、苏叶辛温，长于外散风寒。杏仁止咳化痰。厚朴降肺气，以治肺气逆而致之咳。

3、鲜姜杏仁膏敷脐

【组成】鲜生姜、杏仁等量。

【适应症】治症同前二方。药力相近。

【制法】1、杏仁烘干，磨成粉。2、鲜生姜磨成汁。3、用姜汁将杏仁粉调成膏。

【用法】将姜膏外敷脐部，晚上用之，白天休息，每天 1 次。本法尤宜于婴幼儿。

【说明】1、本证病理与上方同。2、杏仁止咳化痰。生姜外散风寒。3、通过脐静脉吸收药力，发挥本方作用。

4、杏苏姜汤

【组成】苏叶、杏仁、生姜、红糖各 10 克。

【适应症】受凉后出现咳嗽、咳痰清稀色白。

【制法】1、冷水 400 毫升煮沸上 3 药 20 分钟后滤出药液。2、加红糖。

【用法】早、晚空腹温服。每日 1 剂。

【注意】痰黄时不宜服。

【说明】1、方中苏叶与生姜配用能发散风寒。杏仁与生姜配用能止咳化痰。加红糖除调味外，红糖能入血分而温散，增加药力。2、也可用本方药液与粳米 60 克共煮粥，加红糖少许调味，但药力缓和。

【其他适应症】风寒感冒。

5、麻黄杏仁甘草汤

【组成】麻黄、杏仁、甘草各 9 克。

【适应症】受凉后咳嗽痰多，色白清稀，咽痒便咳，常伴鼻塞、流清涕、头痛、肢体酸痛、怕冷、发热、无汗、苔薄白、脉浮。

【制法】1、冷水 300 毫升浸泡上药 30 分钟左右。2、煮沸 20 分钟后滤出药液。3、再加水 200 毫升，继煮 20 分钟后滤出药液。4、二次药液相合。

【用法】早、晚空腹温服。每日 1 剂。

【注意】痰黄时不宜服。

【说明】1、麻黄能外散风寒、宣肺止咳。杏仁能化痰止咳。甘草能益气止咳。3 药合用能外散风寒，止咳化痰。2、如服药后痰不见少，应在方中加半夏 6 克、陈皮 15 克，以理气化痰。如在服药中出汗较多，应去掉麻黄（因麻黄发汗力强）。

【其他适应症】风寒感冒。

（二）风热咳嗽

1、银花薄荷汤

【组成】银花 15 克、薄荷 6 克。

【适应症】感受风热或感寒化热后，出现剧烈咳嗽、痰色多黄、咳时汗出，或伴口渴、头痛、身热、苔薄黄、脉浮略数。

【制法】上二药放保温杯中，用沸水浸泡 10 分钟后即可。

【用法】当茶频饮，每日 1 剂。

【注意】痰不黄不宜用。

【说明】薄荷是常用的发散风热药。银花能外散风热，内能清里热。此方对于感受风热引起的咳嗽，以及风热入里引起的口渴等内热，有外散内清的作用。用本方后能使症状减轻。

【其他适应症】风热感冒。

2、柴胡桔梗杏仁汤

【组成】柴胡、桔梗、杏仁各 9 克。

【适应症】同上方，但本方清热作用稍弱于前方，而止咳作用增强。

【制法】1、捣碎杏仁。2、冷水 400 毫升浸泡上药 30 分钟左右。3、煮沸

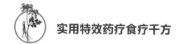

30 分钟后滤出药液。4、再加水 250 毫升，继煮 20 分钟后滤出药液。5、二次药液相合。

【用法】早、晚空腹服。

【说明】1、本证病理为外有风热，肺失宣降而气逆之咳。2、柴胡长于疏散风热。杏仁止咳化痰。桔梗宣肺化痰。

【其他适应症】风热感冒。

3、前胡枇杷汤

【组成】前胡、枇杷叶各 9 克。

【适应症】同上方，但药力稍逊前方。

【制法】1、冷水 300 毫升浸泡上药 30 分钟左右。2、煮沸 20 分钟后滤出药液。3、再加水 200 毫升，继煮 20 分钟后滤出药液。4、二次药液相合。

【用法】早、晚空腹服。

【说明】1、本证病理同前方所述。2、前胡疏散风热。枇杷叶降肺气而化痰。

【其他适应症】风热感冒。

4、桑叶菊花杏仁汤

【组成】桑叶、菊花各 12 克、杏仁 9 克。

【适应症】同前方，但本方除主治风热咳嗽外，尚多兼治眼目见红（急性结膜炎）之症。

【制法】1、冷水 400 毫升浸泡上药 30 分钟左右。2、煮沸 20 分钟后滤出药液。3、再加水 250 毫升，继煮 20 分钟后滤出药液。4、二次药液相合。

【用法】早、晚空腹服。

【说明】1、本证病理如前方所述。2、桑叶、菊花疏散风热，兼可疏风明目。杏仁宣降肺气、止咳化痰。

【其他适应症】1、风热感冒。2、急性结膜炎。

5、桑叶牛蒡子杏仁汤

【组成】桑叶、杏仁各 9 克、牛蒡子 12 克。

【适应症】同前方，但本方重点治风热咳嗽，而对风热的其他诸症次之。

【制法】1、冷水 300 毫升浸泡上药 30 分钟左右。2、煮沸 20 分钟后滤出药液。3、再加水 200 毫升煮沸 20 分钟后滤出药液。4、二次药液相合。

【用法】早、晚空腹服。每日 1 剂。

【注意】咳嗽症不突出者不宜服。

【说明】桑叶、牛蒡子都是治疗风热感冒的要药，多以治咳为主。杏仁能化痰止咳。

【其他适应症】风热感冒。

6、桑菊饮

【组成】桑叶、薄荷、杏仁、芦根各 9 克、菊花、桔梗、甘草各 6 克、黄芩 3 克。

【适应症】同前方，但本方药力明显强于上 2 方，尤宜于咳声宏亮、咳嗽重而痰粘、咽喉肿痛，并伴有发热、汗出等症。也多用于前 2 方不愈时。

【制法】1、冷水 600 毫升浸泡上药 30 分钟左右。2、煮沸 25 分钟后滤出药液。3、再加水 300 毫升煮沸 25 分钟后滤出药液。4、二次药液相合。

【用法】早、晚空腹服。每日 1 剂。

【注意】本方性凉，痰不黄或大便多稀者不宜用。

【说明】1、本方治症既有风热感冒，又有感冒之热入里而致肺中有痰热，所以治则除要发散风热外，还要清肺热、祛痰热。2、方中桑叶、菊花、薄荷 3 药能疏散风热。黄芩、芦根能清肺热。杏仁、桔梗止咳化痰。甘草既能调和诸药，又能止咳。3、如身热较重，加生石膏 20 克（应先煎 30 分钟以上）、知母 9 克。如咳嗽较重，加桑白皮 9 克、川贝母 6 克。

（三）风燥咳嗽

1、桑叶白梨汤

【组成】桑叶、杏仁各 9 克、白梨 200 ～ 300 克。

【适应症】秋天感受燥邪后出现咳嗽无痰或少痰、鼻燥咽干等症，舌苔干、

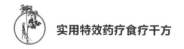

少津，脉偏浮。

【制法】1、白梨切成碎块。2、用冷水 500 毫升煮沸桑叶、杏仁 20 分钟。3、加入白梨，再煮 3～5 分钟后滤出。

【用法】日内 1～3 次服完。

【注意】痰多或痰黄时，此方不宜。

【说明】1、风燥咳嗽是发生在秋天的咳嗽。因为秋天天气属燥，燥属热性，能伤津，所以出现肺中津液不足及发热症状。2、桑叶既能清肺中燥热又能止咳，为治燥咳之要药。白梨性凉，能润肺燥、清肺燥、止咳嗽。杏仁为止咳的常用药。

【其他适应症】肠燥便秘。

2、桑杏汤

【组成】桑叶 12 克、杏仁 9 克、川贝母 6 克、沙参 15 克、栀子 6 克、梨皮 30 克。

【适应症】秋天感受燥邪后出现咳嗽无痰或少痰、鼻燥咽干，常伴身热、头痛、鼻塞，用桑叶白梨汤不愈者，可用本方。

【制法】1、冷水 600 毫升浸泡上药（梨皮除外）30 分钟以上。2、煮沸 15 分钟后加梨皮，再煮沸 5 分钟后滤出药液。3、再加水 300 毫升继煮 5 分钟后滤出药液。4、二次药液相合。

【用法】早、晚空腹服。每日 1 剂。

【注意】同桑叶白梨汤。

【说明】1、桑叶既能散肺中风热，又能清肺中燥热。沙参、栀子、梨皮配用能清热润燥。杏仁、川贝母配用能清肺润肺止咳。所以全方功效为疏风清热、润肺止咳，治疗燥咳为主的风燥咳嗽重症。2、若干咳、鼻燥咽干明显，说明津液损失较重，应加麦冬、玉竹各 12 克，以滋养肺阴。若身热较重，应加生石膏 20 克、知母 12 克，以泄肺热（生石膏应先煎 30 分钟以上）。

【其他适应症】肠燥便秘。

3、桑叶知母杏仁粥

【组成】桑叶、知母各 12 克、杏仁 9 克、粳米 60 克、冰糖少许。

【适应症】同上方，但本方药力缓和。

【制法】1、冷水 1000 毫升浸泡上药 30 分钟以上。2、煮沸 30 分钟后滤出药液。3、用药液与粳米共煮粥。4、加糖调味。

【用法】可作早、晚餐服食。

【注意】本方如作汤剂服用则药力增加。

【说明】1、本证病理同桑叶白梨汤。2、桑叶疏散风热。知母清肺热而润燥。杏仁止咳化痰。

【其他适应症】风热感冒。

4、桑叶沙参麦冬汤

【组成】桑叶、沙参、麦冬各 12 克、知母 9 克。

【适应症】久病风热燥咳，伤及肺阴之证。症见干咳少痰、口唇干燥，或见音哑等症，舌质淡、舌干少苔，脉多浮偏数而无力。

【制法】1、冷水 500 毫升浸泡上药 30 分钟以上。2、煮沸 30 分钟后滤出药液。3、再加水 300 毫升，继煮 25 分钟后滤出药液。4、二次药液相合。

【用法】早、晚空腹服。

【说明】1、本方病理为风热日久伤津，致使肺阴不足。2、桑叶疏散风热。沙参、麦冬养阴生津以治肺津不足。知母滋阴润燥、清肺止咳。

5、党参百部麦冬杏仁汤

【组成】党参、百部、麦冬各 12 克、杏仁 9 克。

【适应症】燥热伤津兼有肺气虚而致燥咳痰少、口干舌燥、病程较长、多舌质红干、脉细或兼数。

【制法】1、冷水 500 毫升浸泡上药 1 小时左右。2、煮沸 40 分钟后滤出药液。3、再加水 300 毫升，继煮 30 分钟后滤出药液。4、二次药液相合。

【用法】早、晚空腹服用。

【说明】1、本证病理为燥热伤阴伤气而致咳。2、党参补肺气。麦冬养肺阴。百部润肺止咳。杏仁止咳化痰。

【其他适应症】成人百日咳。

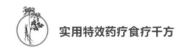

（四）里寒咳嗽

1、桂枝杏仁干姜汤

【组成】桂枝6克、杏仁9克、干姜3克。

【适应症】咳嗽吐痰、清稀量多，尤其晨起明显，舌苔薄白，脉稍迟。

【制法】1、冷水300毫升浸泡上药30分钟左右。2、煮沸20分钟滤出药液。3、再加水200毫升煮沸20分钟后滤出药液。4、二次药液相合。

【用法】早、晚空腹温服。每日1剂。

【注意】痰黄者不宜服。

【说明】1、痰白清稀是寒象的主要标志。治疗原则除止咳化痰外，必须温里散寒。2、桂枝、干姜能温里散寒。杏仁能化痰止咳。3药相配对内有寒痰而咳嗽、吐痰之轻症有缓解作用。

2、陈皮半夏肉桂杏仁粥

【组成】陈皮15克、半夏、杏仁各9克、肉桂6克、粳米60克、冰糖少许。

【适应症】同上方，以粥用之药力略缓。

【制法】1、冷水1000毫升浸泡上药30分钟以上。2、煮沸30分钟后滤出药液。3、用药液与粳米共煮粥。4、加糖调味。

【用法】可作早、晚餐服食。

【说明】1、本证病理为里寒湿聚，湿痰犯肺，致使气逆为咳。2、肉桂温里助阳。陈皮、半夏燥湿化痰。杏仁止咳化痰。

【其他适应症】里寒胃腹痛。

3、四君肉桂杏仁汤

【组成】党参、茯苓、白术各12克、甘草、肉桂各6克、杏仁9克。

【适应症】同上方，但本方补气健脾作用增强。症见咳痰清稀、咳痰无力，伴身疲体倦、饮食减少等症，舌苔多白或白腻，脉缓或无力。

【制法】1、冷水 600 毫升浸泡上药 1 小时左右。2、煮沸 40 分钟以上滤出药液。3、再加水 300 毫升，继煮 30 分钟左右滤出药液。4、二次药液相合。

【用法】早、晚空腹服。

【说明】1、里寒咳嗽病久，咳伤肺气致肺气亏虚。2、本方去肉桂、杏仁，其四味为"四君子汤"，为补气名方。方中茯苓、白术能祛湿除痰。肉桂温里助阳，以去里寒。党参、甘草补气，以治肺气亏虚。杏仁止咳化痰。

【其他适应症】气虚挟寒胃痛。

4、四君杏仁桃仁干姜汤

【组成】党参、茯苓、白术各 12 克、杏仁、桃仁各 9 克、干姜、甘草各 6 克。

【适应症】同上外，并兼有轻度血瘀之症，反映出久病多虚、生瘀之象，因瘀而出现不同程度的疼痛。

【制法】1、冷水 700 毫升浸泡上药 1 小时左右。2、煮沸 40 分钟后滤出药液。3、再加水 400 毫升，继煮 30 分钟后滤出药液。4、二次药液相合。

【用法】早、晚空腹服。

【说明】1、本证病理为气虚兼有血瘀之里寒。2、党参、茯苓、白术、甘草 4 药为"四君子汤"，重在补气。干姜温里助阳，以除里寒。杏仁、桃仁止咳化痰。桃仁并能活血化瘀。

【其他适应症】气虚兼血瘀的里寒胃腹痛，病程较长。

5、人参细辛半夏五味汤

【组成】人参、半夏、干姜各 6 克、细辛 3 克、五味子 2 克、茯苓、陈皮各 15 克。

【适应症】本方宜用于寒盛湿聚而致的咳嗽痰多、畏冷等重症，或用前方不愈时。

【制法】1、冷水 600 毫升浸泡上药 1 小时左右。2、煮沸 40 分钟后滤出药液。3、再加水 400 毫升，继煮 40 分钟后滤出药液。4、二次药液相合。

【用法】早、晚空腹温服。

【注意】1、里寒重的咳嗽，由于寒重必然伤阳，伤阳必然耗气，出现不同程度的脾肺气虚证。所以治本型咳嗽，除温里散寒、化痰止咳外，还要补益脾肺之气，因此用人参配五味子补肺气，用人参配茯苓补脾气，其余为温里、化痰、止咳药。2、除咳嗽痰多外，如果还有喘证，方中应加苏子6克、莱菔子9克、白芥子3克，以平喘。

（五）里热咳嗽

1、萝卜麦芽汤

【组成】萝卜250克、生麦芽15克。

【适应症】咳嗽、吐黄痰、或伴有尿黄、大便干、舌苔黄或兼略腻、脉多弦数。

【制法】1、用600毫升冷水煮萝卜、生麦芽。2、萝卜熟时即成。

【用法】早、晚空腹服食。每日1剂。

【注意】应以白萝卜为主。

【说明】1、萝卜性凉，具有通气行气、止咳化痰之力。由于性凉伤胃，所以用健胃消食的生麦芽，以消除萝卜性凉伤胃。2、用萝卜的种子，即莱菔子15克代替萝卜疗效更好。

【其他适应症】消化不良。

2、黄芩杏仁粥

【组成】黄芩、杏仁各9克、粳米60克、冰糖少许。

【适应症】肺热咳嗽，见症同萝卜麦芽汤，但药力略强。

【制法】1、冷水1000毫升浸泡上药30分钟以上。2、煮沸30分钟以上，滤出药液。3、用药液与粳米共煮粥。4、加糖调味。

【用法】可作早、晚餐服食。

【注意】如嫌味道不好，可不做粥，只喝汤药，一饮而尽。

【说明】1、本证病理是肺热致咳。2、黄芩清肺热。杏仁止咳化痰。粳米养护脾胃。

【其他适应症】轻症肺痈（肺脓肿），应再加薏米30克、银花、冬瓜仁各 15 克。

3、桑皮半夏枇杷汤

【组成】半夏 9 克、桑白皮、枇杷叶各 12 克。

【适应症】同上，药力增强。

【制法】1、冷水 400 毫升浸泡上药 30 分钟左右。2、煮沸 30 分钟后滤出药液。3、再加水 250 毫升，继煮 20 分钟后滤出药液。4、二次药液相合。

【用法】早、晚空腹服。

【说明】1、本证病理如上方所述。2、桑白皮、枇杷叶清肺热而止咳。半夏燥湿化痰。

【其他适应症】同黄芩杏仁粥。

4、知母杏仁竹沥汤

【组成】知母 12 克、杏仁 9 克、竹沥 30 克（单放）。

【适应症】同上，药力相近。

【制法】1、冷水 300 毫升浸泡知母、杏仁 30 分钟左右。2、煮沸 30 分钟左右滤出药液。3、再加水 200 毫升，继煮 20 分钟后滤出药液。4、二次药液相合，并兑入竹沥。

【用法】早、晚空腹服。

【说明】1、本证病理如前方所述。2、知母清肺热。竹沥清肺热、化痰浊。杏仁止咳化痰。

5、黄芩贝母瓜蒌汤

【组成】黄芩、生甘草各 6 克、浙贝母、瓜蒌、天花粉、杏仁、枳壳各 9 克、胆南星 3 克、茯苓 15 克。

【适应症】咳嗽、吐痰黄稠、胸膈热闷、胸痛、面红身热、心烦、尿黄、便干、舌苔黄干、脉滑而数。

【制法】1、冷水 700 毫升浸泡上药 1 小时左右。2、煮沸 30 分钟后滤出药液。3、再加水 400 毫升煮沸 30 分钟后滤出药液。4、二次药液相合。

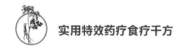

【用法】早、晚空腹服。每日 1 剂。

【注意】药性寒凉，痰不黄粘者不宜服。

【说明】1、本证为肺热痰盛之重证，所以治则既要清肺热，又要化痰止咳。2、方中黄芩能清肺热。浙贝母、瓜蒌、胆南星、天花粉能清化热痰。杏仁、枳壳以止咳化痰为主。茯苓、生甘草相配能和胃渗湿，以保护正气。3、如服药2 日后身热不退，应加生石膏 20 克（先煮 30 分钟）、知母 15 克，以清热。如服药 3 日后黄痰不去，应加桑白皮 15 克、鱼腥草 30 克，以清热化痰。

【其他适应症】肺热咳血。

（六）湿痰咳嗽

1、莱菔子粥

【组成】莱菔子 18 克、粳米 60 克、冰糖少许。

【适应症】咳嗽、吐痰色白或灰白量多，晨起较重，舌苔白腻，脉沉缓。

【制法】1、莱菔子炒熟为末，每次取 18 克，与粳米 60 克煮粥。2、加糖调味。

【用法】可作早或晚餐，日内分 1～2 次用完。

【注意】气虚者用量宜小。因莱菔子利气，多食则伤气。

【说明】莱菔子是萝卜种子，是最常用的消食祛痰药。其祛痰之力颇强。古人对它的评价是"有推墙倒壁之功"。广泛用于老年气管炎。因莱菔子破气功效强，单用恐怕耗气，所以老年人用它多与粥同用。因粥能养胃气，这样消中有补，攻补兼施，老年最宜。

【其他适应症】消化不良。

2、半夏茯苓粥

【组成】半夏 9 克、茯苓 15 克、粳米 60 克、冰糖少许。

【适应症】同上方，药力增强。

【制法】1、冷水 1000 毫升浸泡上药 1 小时左右。2、煮沸 40 分钟左右滤出药液。3、用药液与粳米共煮粥。4、加糖调味。

【用法】可作早、晚餐服食。

【说明】1、本证病理为湿痰阻肺，致使肺气逆而为咳。2、半夏燥湿化痰。茯苓健脾渗湿，渗湿则利于排痰。

【其他适应症】脾虚湿胜，消化不良。如再加焦三仙疗效显著。

3、陈皮半夏白术茯苓粥

【组成】半夏 9 克、白术、茯苓、陈皮各 15 克、粳米 60 克、冰糖少许。

【适应症】同上方，药力增强。尤其晨起咳吐灰、白痰较多。

【制法】1、冷水 1000 毫升浸泡上药 1 小时左右。2、煮沸 40 分钟左右滤出药液。3、用药液与粳米共煮粥。4、加糖调味。

【用法】可作早、晚餐服用。

【注意】如本方以汤剂服之疗效增强。

【说明】1、本证病理同前方。2、半夏燥湿化痰。白术健脾燥湿。茯苓健脾渗湿。燥湿、渗湿均可祛痰，健脾能运湿，因此有利于祛痰。以粥用之可养脾胃。

【其他适应症】脾胃湿盛腹胀或消化不良。

4、半夏茯苓杏仁肉桂汤

【组成】半夏、杏仁各 9 克、肉桂 6 克、茯苓 15 克。

【适应症】湿盛致咳兼有阳虚。除咳嗽白痰或灰痰外，尚有身怕冷、四肢欠温。

【制法】1、冷水 400 毫升浸泡上药 1 小时左右。2、煮沸 30 分钟左右滤出药液。3、再加水 250 毫升，继煮 30 分钟后滤出药液。4、二次药液相合。

【用法】早、晚空腹服用。

【说明】1、本证病理为湿痰盛兼阳虚。2、半夏燥湿化痰。茯苓健脾渗湿，渗湿利于祛痰。杏仁止咳化痰。肉桂为温里药，资助脾肾之阳，利于除湿。

【其他适应症】同上方。

5、二陈杏仁桔梗汤

【组成】半夏、甘草各 6 克、陈皮、茯苓各 15 克、杏仁、桔梗各 9 克、桃

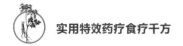

仁 3 克。

【适应症】本方药力强于上方，宜用于咳嗽痰多、色白或灰白、早晚咳甚、胸膈痞满，以咳吐为快者。

【制法】1、冷水 700 毫升浸泡上药 1 小时左右。2、煮沸 30 分钟后滤出药液。3、再加水 400 毫升，继煮 30 分钟后滤出。4、二次药液相合。

【用法】早、晚空腹服。每日 1 剂。

【注意】痰黄时不宜服。

【说明】1、方中前 4 味药是古方"二陈汤"，是治疗湿痰咳嗽的常用方。加杏仁、桔梗、桃仁是为了增加前 4 味药的化痰止咳之力。2、本方化痰之力强，并有一定健脾强胃作用（茯苓配陈皮），所以老年或体弱者而有湿痰证时用之最宜。

【其他适应症】1、慢性胃炎，酸水多。2、脾胃虚弱，大便秘结（杏仁、桃仁能润肠通便）。

（七）肺脾气虚咳嗽

1、人参杏仁粥

【组成】人参 6 克、杏仁 9 克、粳米 60 克、冰糖少许。

【适应症】肺脾气虚而致咳声无力、痰色白或灰、痰量或多或少、病程较长，常伴神疲食少、体倦、舌苔薄白或稍白腻、脉跳无力。

【制法】1、冷水 1000 毫升浸泡上药 1 小时左右。2、煮沸 50 分钟滤出药液。3、用药液与粳米共煮粥。4、加糖调味。

【用法】早、晚空腹服用。

【注意】1、人参应以生晒参为好。2、人参可用党参 12 克代之。

【说明】1、本证病理为气虚，痰湿内聚，气机无力推动痰湿外出，致使肺失宣降，气逆为咳。2、人参补气。杏仁止咳祛痰。以粥用之可养胃，老年尤宜。

【其他适应症】气虚风寒感冒（需加防风、荆芥各 12 克）。

2、党参茯苓当归杏仁粥

【组成】党参 12 克、茯苓 15 克、当归、杏仁各 9 克、粳米 60 克、冰糖少许。

【适应症】气虚兼有血虚而致湿痰阻肺，肺失宣降，逆而为咳。症同上。药力增强。

【制法】1、冷水 1000 毫升浸泡上药 1 小时左右。2、煮沸 40 分钟后滤出药液。3、用药液与粳米共煮粥。4、加糖调味。

【用法】可作早、晚餐服食。

【注意】本方如作汤剂则药效增强。

【说明】1、本证病理为气虚、湿痰犯肺，兼有轻度血虚（气虚明显必有血虚）。2、党参、茯苓补气，茯苓兼以健脾渗湿，以利于祛痰。杏仁止咳化痰。当归补血。以粥用之可养胃。

3、黄芪白术杏仁粥

【组成】黄芪 18 克、白术 15 克、杏仁 9 克、粳米 60 克、冰糖少许。

【适应症】咳声短促、吐痰清稀色白、少气不足息、舌质淡、脉沉细而弱。

【制法】1、冷水 1000 毫升浸泡上药 1 小时左右。2、煮沸 30 分钟后滤出药液。3、再加水 500 毫升继煮 30 分钟左右滤出药液。4、二次药液相合。5、用药液与粳米共煮粥至熟。6、加糖调味。

【用法】可作早、晚餐服食。

【注意】黄痰时不宜服。

【说明】1、"肺为贮痰之器，脾为生痰之源"，说明如果脾肺气虚，不但容易生痰，而且排痰无力，因此必须在补益肺脾基础上祛痰止咳才能有效。故用黄芪补肺气，用白术补脾气。在此基础上加杏仁，止咳化痰。2、以粥药服之，增加了养胃护脾之力，便于老年或体弱者服用。

【其他适应症】气虚容易感冒。

4、参芪术苓杏仁汤

【组成】党参、黄芪、白术、茯苓各 12 克、杏仁 9 克。

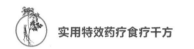

【适应症】同上方，药力明显增强。

【制法】1、冷水 600 毫升浸泡上药 1 小时以上。2、煮沸 40 分钟左右滤出药液。3、再加水 400 毫升，继煮 40 分钟左右滤出药液。4、二次药液相合。

【用法】早、晚空腹服用。

【说明】1、本证主要病理是气虚挟湿，痰湿犯肺。2、党参、黄芪均为补气药，参芪并用补气之力增强。白术、茯苓治湿，以祛痰。杏仁止咳化痰。

5、四君杏仁桑贝汤

【组成】党参、茯苓、白术各 15 克、甘草、川贝母、杏仁、桑白皮各 9 克。

【适应症】咳声短促、吐痰清稀色白有泡沫、少气不足息、面色白、身倦乏力、舌质淡、脉沉细而弱。

【制法】1、冷水 800 毫升浸泡上药 1 小时左右。2、煮沸 30 分钟左右滤出药液。3、再加水 400 毫升煮沸 30 分钟左右滤出药液。4、二次药液相合。

【用法】早、晚空腹温服。每日 1 剂。

【注意】痰黄者不宜用。

【说明】1、方中前 4 味药是古方"四君子汤"，是补气的基础方。另加的杏仁、桑白皮、川贝母，是常用的止咳化痰药。诸药合用，即能在补益肺脾的基础上止咳化痰。本方药力较强，可用于肺脾气虚之重症，或用于黄芪白术杏仁粥而不愈时。

【其他适应症】气虚，容易感冒。

（八）肺阴虚咳嗽

1、百合枇杷鲜藕茶

【组成】百合 24 克、枇杷叶 10 克、鲜藕 20 克。

【适应症】干咳少痰、咳声短促、或痰中带血、低热午后明显、盗汗、口燥咽干、病程较长、舌红无苔、脉细而数。

【制法】1、百合、枇杷叶用冷水 400 毫升浸泡 30 分钟左右。2、煮沸 20 分钟后去渣取汁。3、再加水 300 毫升，并放进切碎的鲜藕，继煮沸 10 分钟后滤出药液。4、二次药液相合。

【用法】早、晚空腹服。每日 1 剂。

【说明】1、"阴虚生内热"，所以肺阴虚易产生低热症（盗汗、午后低热）。热则耗阴，所以痰少。治疗必须养阴为主。2、方中重用百合，百合长于养肺阴、润肺燥。枇杷叶能清肺热、降肺气、化痰止咳。藕节是人们喜用的食品，气味俱香，清热生津。三药合用，清肺热、润肺燥、止咳之功增强。

【其他适应症】神经性呕吐。

2、二冬枇杷粥

【组成】麦冬、天冬、枇杷叶各 12 克、粳米 60 克、冰糖少许。

【适应症】同上方，药力相近。

【制法】1、冷水 1000 毫升浸泡上药 30 分钟左右。2、煮沸 40 分钟左右滤出药液。3、用药液与粳米共煮粥。4、加糖调味。

【用法】可作早、晚餐服食。

【说明】1、本证病理如上方所述。2、麦冬、天冬皆为养阴药，同用则养阴清热之力增强。枇杷叶清、降而治咳。以粥用之便于养胃。

3、二百川贝汤

【组成】百合、百部各 15 克、川贝母 9 克。

【适应症】同百合枇杷鲜藕茶，但药力稍强。

【制法】1、冷水 400 毫升浸泡上药 1 小时左右。2、煮沸 30 分钟后滤出药液。3、再加水 250 毫升，煮沸 25 分钟后滤出药液。4、二次药液相合。

【用法】早、晚空腹服。每日 1 剂。

【注意】川贝母用粉剂，效力增强。用量每次 1 ~ 2 克，用百合、百部煎汤送服。

【说明】川贝母功效长于清肺润肺而止咳。百部功专润肺止咳。百合长于润肺而止咳。所以 3 药合用养阴润肺、止咳化痰之力较强。

【其他适应症】百日咳。

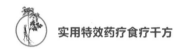

4、银耳梨皮川贝汤

【组成】银耳6克、梨皮60克、川贝粉3克、冰糖少许。

【适应症】其功力和治疗特点均近于二百川贝汤，宜用于干咳少痰、甚痰中带血，伴有口燥咽干、低热、盗汗等症，舌红无苔、脉细而数。

【制法】1、冷水浸泡银耳2小时以上，使之充分起发。2、同梨皮一起煮沸2～3分钟后滤出。3、加冰糖调味。

【用法】每次服1/2剂，送服川贝粉3克，每日服2次。连用5日，有效后停1周再服，至症状明显好转。

【注意】感冒咳嗽或咳嗽吐黄痰，不宜用。

【说明】银耳的主要功效是滋阴养肺。川贝母是滋阴养肺止咳的要药。二者配用作用增强。梨皮能清肺热、润肺燥而止咳。配在其中使药效增强。

【其他适应症】1、咳血。2、肺癌辅助治疗。

5、百合阿胶汤

【组成】百合、生地、茯苓各15克、阿胶（另包）、川贝母、玄参、杏仁、陈皮各9克。

【适应症】干咳少痰、痰稠而粘、咽干、或咳嗽痰中带血，伴五心烦热、盗汗，舌红无苔、脉细数。

【制法】1、冷水900毫升浸泡上药（阿胶除外）1小时左右。2、煮沸30分钟后滤出药液。3、再加水500毫升继煮30分钟后滤出药液。4、二次药液相合。5、将阿胶打成小碎块，放在汤药中搅拌溶化（烊化）。

【用法】早、晚空腹温服，每日1剂。

【注意】阿胶不能煎煮，只能烊化（乘热兑入药液中或水中，搅拌成液状）。

【说明】1、百合、阿胶、生地、玄参能滋阴清热，是治疗阴虚咳嗽的基础。川贝母、杏仁、茯苓、陈皮能止咳化痰，是治疗阴虚咳嗽的关键。其中茯苓、陈皮能健脾养胃，宜用于老年或体虚者。2、本方药力较强，宜用于阴虚咳嗽重症，或用前方不愈时。3、如下午发热、自汗、手足心热等症明显（说明阴虚火旺），可加黄柏、知母各9克，以滋阴降火。

【其他适应症】肺癌化疗后的辅助治疗。

三、喘 证

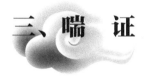

喘证比咳嗽重，咳嗽不一定喘，但喘必有咳嗽。

喘病初起在肺，渐及脾和肾。患病原因与寒、热、痰、水湿、精神因素，以及肺虚、肾虚有关。根据病变性质和病情程度的不同，中医把喘证分为以下7型，即寒喘、热喘、痰喘、水气凌心喘、肝气犯肺喘和肺虚喘、肾虚喘。

（一）寒 喘

1、白前粥

【组成】白前 12 克、粳米 60 克、冰糖少许。

【适应症】寒客于肺，致使肺失宣降之气而发喘促。症见喘而咳、胸部胀闷、痰多色白而清稀、舌苔薄白、脉浮紧。

【制法】1、冷水 1000 毫升浸泡上药 30 分钟左右。2、煮沸 30 分钟后滤出药液。3、用药液与粳米共煮粥。4、加糖调味。

【用法】可作早、晚餐服食。

【说明】1、本证病理为寒邪客肺，肺失宣降而喘。2、白前苦温，长于宣降肺气而治喘。以粥用之可养护脾胃。本方作用和缓，老年及体弱者宜之。

【其他适应症】寒咳。

2、厚朴莱菔粥

【组成】厚朴、莱菔子各 12 克、粳米 60 克、冰糖少许。

【适应症】同上方，药力增强。

【制法】1、冷水 1000 毫升浸泡上药 30 分钟以上。2、煮沸 30 分钟后滤出药液。3、用药液与粳米共煮粥。4、加糖调味。

【用法】可作早、晚餐服食。

【说明】1、本证病理同上方所述。2、厚朴温降肺气而定喘。莱菔子温降胃气而祛痰。合而温肺定喘而祛痰。

【其他适应症】寒咳。

3、苏子杏仁姜汤

【组成】苏子6克、杏仁、生姜各9克。

【适应症】同上，药力增强。

【制法】1、冷水300毫升浸泡上药30分钟左右。2、煮沸20分钟后滤出药液。3、再加水200毫升，继煮15分钟后滤出药液。4、二次药液相合。

【用法】早、晚空腹温服。每日1剂。

【注意】1、痰黄者不宜服。2、大便稀者不宜服（苏子、杏仁能润肠通便）。

【说明】1、本证病理如上方所述。2、生姜长于散寒。杏仁长于止咳化痰。苏子长于降肺气而平喘。3药合用，散风寒而止咳喘，对于感寒而致喘咳，以喘为主之症有效。2、轻症3日内可愈。3、对慢性气管炎和哮喘性支气管炎，因受凉后引起咳喘加重，效果明显。

【其他适应症】肠燥便秘。

4、麻黄汤

【组成】麻黄9克、桂枝、杏仁各6克、甘草3克。

【适应症】喘而气促、咳嗽、胸部胀闷、痰多色白而清稀，常兼有头痛、鼻塞、恶寒、无汗。

【制法】1、冷水250毫升浸泡上药30分钟左右。2、煮沸20分钟后滤出药液。3、再加水150毫升，继煮15分钟后滤出药液。4、二次药液相合。

【用法】早、晚空腹温服。每日1剂。

【注意】没有恶寒、无汗症状时不宜用本方。

【说明】1、本方是传统方"麻黄汤"的原方。适用于感受风寒后出现怕冷、无汗、头痛基础上出现咳喘症。对于感冒、流感，以及急性支气管炎、支气管哮喘，属于风寒而无汗者用之有效。2、本方也可用煎汤与粳米 50 ～ 100 克共煮粥，日内分 2 次服完，可加少许冰糖调味。3、如体虚有汗可去掉麻黄，加党参 9 克，煮药汤或做粥食均可。

【其他适应症】风寒感冒。

5、麻黄干姜二仁汤

【组成】麻黄、杏仁各 9 克、干姜、桃仁各 6 克、细辛 2 克。

【适应症】同前 2 方，但本方药力明显增强，宜用于受凉后形寒畏冷、喘咳较重、吐痰清稀色白之症。

【制法】1、冷水 250 毫升浸泡上药 30 分钟左右。2、煮沸 20 分钟后滤出药液。3、再加水 150 毫升，继煮 20 分钟后滤出药液。4、二次药液相合。

【用法】早、晚空腹温服。每日 1 剂。

【注意】吐黄痰者（热象）不宜用。

【说明】1、本方治证是感寒入肺，肺寒较重，咳吐白痰清稀，治法上必须在温肺基础上化痰止咳。2、麻黄、细辛、干姜相配最能温肺去寒。杏仁、桃仁相配，最能止咳平喘，兼以化痰止咳。5 药相配在于温肺平喘，兼以化痰止咳。3、如果兼有恶心、心慌，说明湿盛，阳气不能畅行，应加桂枝 6 克、茯苓 15 克，以温阳祛湿。如果咽干、胸中烦闷，应加生石膏 20 克（应先煎 30 分钟），以清里热。

（二）热 喘

1、桑白枇杷叶杏仁粥

【组成】桑白皮 15 克、枇杷叶 12 克、杏仁 9 克、粳米 60 克、冰糖少许。

【适应症】咳喘痰多、色黄而粘，常伴胸中烦闷、舌薄黄或薄黄而腻、脉弦滑。

【制法】1、冷水 1000 毫升浸泡上药 30 分钟左右。2、煮沸 30 分钟左右滤出药液。3、用药液与粳米共煮粥。4、加糖调味。

【用法】可作早、晚餐服食。

【注意】如嫌味道不好，可以只煎汤药，不做粥，一饮而尽。

【说明】1、本证病理是痰热壅肺，肺失宣降之气而致喘。2、桑白皮清肺热而治痰喘。枇杷叶清降肺气而治喘。杏仁止咳化痰而治喘。以粥用之可养护脾胃。

【其他适应症】热咳。

2、地茶杷叶连翘汤

【组成】矮地茶、枇杷叶各15克、连翘9克。

【适应症】同上二方，药力明显增强。

【制法】1、冷水500毫升浸泡上药30分钟以上。2、煮沸30分钟左右滤出药液。3、再加水300毫升，继煮20分钟后滤出药液。4、二次药液相合。

【用法】早、晚空腹服。

【说明】1、本证病理同上方所述。2、矮地茶、枇杷叶味苦，归肺经，故长于降肺气、止咳平喘。连翘清里热。3药共用，清里热、止咳喘。

【其他适应症】热咳。

3、二皮汤

【组成】桑白皮、地骨皮各15克、生甘草6克。

【适应症】喘咳多痰、色黄而粘，常伴胸中烦热、身热、有汗、喜冷饮、面色红、咽干、尿赤、大便秘结、舌苔黄腻、脉弦滑数。

【制法】1、冷水400毫升浸泡30分钟以上。2、煮沸30分钟后滤出药液。3、再加水250毫升，继煮20分钟后滤出药液。4、二次药液相合。

【用法】早、晚空腹服。每日1剂。

【注意】痰不黄者不宜用。

【说明】1、本证病理如前方所述。2、桑白皮功能清肺热而治痰喘。地骨皮功能清肺热而治痰咳。生甘草协助清热，并和中，保护脾胃。合用则功效增强，相得益彰。3、也可用本方药液与粳米60克做粥食用（1～2次食完），但药力稍缓，宜用于轻症或体质较差者。

【其他适应症】肺热咳嗽。

4、复方黄芩粥

【组成】桑白皮9克、黄芩、杏仁、半夏、苏子各6克、粳米60克、冰糖适量。

【适应症】同二皮汤，药力相近。因用粥食，故宜于脾胃虚弱者。

【制法】1、冷水700毫升浸泡上药30分钟以上。2、煮沸30分钟后滤出药液。3、再加水400毫升，继煮20分钟后滤出药液。4、二次药液相合。5、用药液与粳米同煮粥。6、加冰糖调味。

【用法】可作早、晚餐服食。

【注意】痰不黄者不宜服。

【说明】1、本证病理如前方所述。2、黄芩善清肺热。桑白皮清肺热、化痰治喘。杏仁止咳化痰治喘。苏子降气平喘。半夏祛湿痰而利于治喘。诸药相合有较强的清肺热而止咳喘之功。3、如本方作汤剂服则功效更强。4、本方治症多见于肺气肿、哮喘性支气管炎感染之后。5、如喘久出现口干咽燥、口渴，但又不想多饮水者，说明痰热已耗伤阴津，应加瓜蒌、沙参各9克、百合15克，以养阴、消痰热。如热喘常常由感染引起，出现身热、心烦、口渴甚者，说明内热较重，应加银花、连翘各15克、鱼腥草15～30克，以清热解毒。

【其他适应症】痢疾初起。

（三）痰　喘

1、半夏陈皮白芥子粥

【组成】半夏9克、陈皮15克、白芥子3克、粳米60克、冰糖少许。

【适应症】喘咳痰多、色白而粘、不易咳出、舌苔白腻、脉沉缓。

【制法】1、冷水1000毫升浸泡上药30分钟以上。2、煮沸30分钟左右滤出药液。3、用药液与粳米共煮粥。4、加糖调味。

【用法】可作早、晚餐服食。

【说明】1、本证病理为痰浊蕴肺，肺失宣降，气逆而为喘。2、半夏、陈皮燥化痰湿并理气。白芥子辛温气锐，善去粘滞之痰。

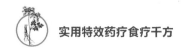

【其他适应症】痰多咳嗽。

2、礞石粥

【组成】煅礞石 9 克（打碎布包）、粳米 60 克、冰糖少许。

【适用症】气逆喘咳、老痰胶结、不易咳出、胸闷不适、舌苔白腻而厚、脉沉弦而滑。

【制法】1、冷水 1000 毫升煮沸礞石 1 小时以上滤出药液。2、用药液与粳米共煮粥。3、加糖调味。

【用法】可作早、晚餐服食。

【说明】1、本证病理同前方。2、礞石味咸性平，归肺经。因质重而性主沉降，因而可降肺之逆气，咸味可软化顽痰胶结。以粥服之可养胃。

【其他适应症】咳嗽痰多。

3、冬花复花紫菀汤

【组成】款冬花、旋复花（包煎）、紫菀各 9 克。

【适应症】同半夏陈皮白芥子粥，药力增强。

【制法】1、冷水 400 毫升浸泡上药 30 分钟以上。2、煮沸 20 分钟后滤出药液。3、再加水 300 毫升，继煮 20 分钟后滤出药液。4、二次药液相合。

【用法】早、晚空腹服。

【注意】旋复花必须包煎，否则绒毛刺喉。

【说明】1、本证病理同前方所述。2、以上 3 药均性温，味苦，归肺经。温性利于化痰，苦味偏于降下。苦温归肺经能降肺气而平喘。款冬花、旋复花长于降气平喘。紫菀长于止咳化痰。

【其他适应症】咳嗽痰多。

4、萝卜远志汤

【组成】白萝卜 150 克、远志 9 克、冰糖适量。

【适应症】喘咳痰多、色白而粘、不易咳出，常伴有恶心、胸闷、口粘、食少，舌苔白腻、脉沉缓。

【制法】1、冷水 600 毫升煮沸远志 30 分钟后滤出药液。2、用药液与萝卜共煮至萝卜熟。3、加糖调味。

【用法】吃萝卜、喝汤，日内分 1 ~ 2 次用完。

【注意】痰黄时不宜用。

【说明】1、本证病理同前方。2、萝卜有行气降气、化痰消食之功。远志功效长于祛痰。二者配用能降气祛痰而治咳喘痰多。由于远志尚有宁心安神之功，所以对因咳嗽影响睡眠者更宜之。3、慢性支气管炎，咳喘痰多者宜服之。

5、三子养亲汤

【组成】苏子、莱菔子各 9 克、白芥子 6 克、粳米 60 克、冰糖少许。

【适应症】同萝卜远志汤，但本方祛痰力强，对咳喘痰多、痰粘而不易咳出之症用之最宜。

【制法】1、冷水 700 毫升浸泡上药 30 分钟以上。2、煮沸 30 分钟后滤出药液。3、再加水 400 毫升，继煮 20 分钟后滤出药液。4、二次药液相合，与粳米共煮粥。5、加糖调味。

【用法】可作早、晚餐或间食，日内分 1 ~ 2 次用完。

【注意】痰黄时不宜用。

【说明】1、本证病理同前方。2、方中3药合在一起是古方原方"三子养亲汤"，是治疗咳喘痰多的有效方。加米做粥药力稍缓，对轻症或脾胃虚弱者宜之。如症状较重可用 3 药煮汤药喝。症状减轻后再做粥食，一直到治愈。3、如兼有食少，胃脘胀满，为脾胃虚弱，并有气滞之象，方中应加焦白术 15 克、枳壳、神曲各 9 克，以健脾行气、消食导滞。4、慢性支气管炎、哮喘、肺气肿而见痰多、色白而粘时服之有效。

（四）水气凌心喘

该喘的形成原因是阳气衰微，水无所主，水邪上泛，影响心肺。影响心则出现心慌。影响肺则出现喘咳、水肿等症。该种喘病程长，较难治。

1、葶苈大枣泻肺汤

【组成】葶苈子9克、大红枣4枚。

【适应症】喘咳痰多、痰稀色白、难以平卧、卧则喘重、面肢浮肿、舌苔白厚腻、脉沉迟而细弱。

【制法】1、冷水200毫升浸泡上药30分钟左右。2、煮沸15分钟后滤出药液。3、再加水150毫升，继煮15分钟后滤出药液。4、二次药液相合。

【用法】早、晚空腹温服。每日1剂。

【注意】1、没有面目浮肿者，一般不用此方。2、本方救急之用，不可久服，连用不过5天为好。

【说明】1、本证病理是阳虚水泛，影响心肺而致本病。2、本方是古方原方"葶苈大枣泻肺汤"，所治之症是水湿犯肺，引起重度喘咳多痰之症。所以用葶苈子泻肺行水、降气平喘。因其性寒易伤正气，因而加补气养血的大枣，使其药性趋于和缓，又能保护脾胃之气。3、若使药力再趋缓和，并保护胃气，可将药液与粳米60克共煮粥。4、肺源性心脏病常见于本方治症。

【其他适应症】上半身浮肿。

2、桂枝茯苓甘草杏仁汤

【组成】桂枝12克、茯苓15克、杏仁9克、甘草6克。

【适应症】同上方，但本方长于通心脉、助心阳，所以见症中常伴心慌不适。

【制法】1、冷水500毫升浸泡上药30分钟左右。2、煮沸30分钟左右滤出药液。3、再加水300毫升，继煮30分钟后滤出药液。4、二次药液相合。

【用法】早、晚空腹服。

【说明】1、本证病理是心阳不振、水气凌心、犯肺而致喘。2、桂枝温经通脉、助心阳。茯苓渗湿、以行水。甘草补气，配桂枝能助心阳、补心气。

【其他适应症】浮肿。

3、胡芦巴葶苈大枣汤

【组成】胡芦巴、葶苈子各9克、红枣7个。

【适应症】同葶苈大枣泻肺汤，药力明显增强。

【制法】1、红枣剪碎。2、冷水 300 毫升浸泡上药 30 分钟左右。3、煮沸 20 分钟后滤出药液。4、再加水 200 毫升，继煮 20 分钟后滤出药液。5、二次药液相合。

【用法】早、晚空腹服。

【说明】1、本证病理同桂枝茯苓甘草杏仁汤。2、胡芦巴为补阳药，用以助心阳。葶苈、大枣相配长于泻肺行水。3 药配用，对心阳不振、水湿泛溢之喘，有助心阳、行水湿、治喘之用。

【其他适应症】水肿。

4、桂枝肉桂当归杏仁汤

【组成】桂枝 12 克、肉桂 6 克、当归、杏仁各 9 克。

【适应症】同葶苈大枣泻肺汤，但本方温阳养血力量优。

【制法】1、冷水 400 毫升浸泡上药 30 分钟左右。2、煮沸 30 分钟左右滤出药液。3、再加水 250 毫升，继煮 20 分钟后滤出药液。4、二次药液相合。

【用法】早、晚空腹服。

【说明】1、本证病理同胡芦巴葶苈大枣汤，但通阳养血之力强。2、桂枝温经通阳。肉桂温里助阳。当归补血。杏仁止咳定喘。

【其他适应症】阳虚咳嗽。

5、葶苈大枣真武汤

【组成】葶苈子、白芍、附子（另包）、干姜各 9 克、大枣 4 枚、茯苓 15 克、白术 12 克。

【适应症】喘咳痰多、痰稀色白、不能平卧、卧则喘重、面目肢体浮肿、尿少、畏寒肢冷、面唇青紫、舌苔白腻而厚、脉沉迟细缓。

【制法】1、冷水 600 毫升浸泡附子 1 小时左右。2、冷水 500 毫升浸泡其他 6 药 1 小时左右。3、煮沸附子 1 小时。4、加入其他诸药（连药带水）继煮 30 分钟左右滤出药液。5、再加水 300 毫升，继煮 20 分钟后滤出药液。6、二次药液相合。

【用法】早、晚空腹温服。每日 1 剂。

【注意】附子有毒，必须煮沸 40 分钟以上，消除毒性（去掉麻味）。

【说明】1、本方病理同葶苈大枣泻肺汤。较上方力量为强，并有治本作用。本方不但通过泻肺水而治喘，还有温肾，即增加机能和热量的作用。2、方中葶苈、大枣 2 药相配能泻肺水，治喘咳、面目浮肿等症，而其余 5 药相配是古方"真武汤"原方，温肾助阳，治疗因虚因寒而患全身浮肿之症。3、如服药 3 日后症状无好转，应加泽兰、桂枝、益母草各 9 克，以活血行水。

【其他适应症】慢性水肿。

（五）肝气犯肺喘

人在生气后，因精神不快而引起肝气郁滞。肝气的不调达能引起肺气的不降而逆，因而出现喘咳。可见，治疗此类喘证，用止咳平喘药无效，这也是许多慢性咳嗽久久不能治愈的原因。治则上必须用疏肝理气法而用疏肝理气药。肝气调畅则肺气自降，喘咳自止。

1、玫瑰合欢花汤

【组成】干玫瑰花 9 克、合欢花 15 克。

【适应症】喘咳每因精神刺激而诱发，其特点为突然喘促、胸闷胸痛，平素多忧思抑郁，舌苔淡红、脉弦。

【制法】早、晚空腹温服。每日 1 剂。

【制法】1、冷水 300 毫升浸泡上药 30 分钟左右。2、煮沸 20 分钟后滤出药液。3、再加水 200 毫升，继煮 20 分钟后滤出药液。4、二次药液相合。

【用法】早、晚空腹温服。每日 1 剂。

【注意】服药期间必须有良好的心境，否则不效。

【说明】1、本证病理是心情不快而致肝郁气滞，肝气不舒则肺气不降而逆成喘咳。2、玫瑰花疏肝气、解肝郁。合欢花舒心气、解心郁。二者配用疏肝解郁之力增强。肝气调达，肺气自降，喘咳自止。唯本方药力和缓，可治生气后引起的咳喘轻症。

【其他适应症】气郁失眠。

2、柴胡厚朴粥

【组成】柴胡、厚朴各 12 克、粳米 60 克、冰糖少许。

【适应症】同上方，药力较缓，宜用于病情初得，老年及体弱者尤宜。

【制法】1、冷水 1000 毫升浸泡上药 30 分钟以上。2、煮沸 30 分钟后滤出药液。3、用药液与粳米共煮粥。4、加糖调味。

【用法】可作早、晚餐服食。

【注意】同上方。

【说明】1、本证病理为肝郁气滞，壅滞于肺至肺气逆而喘咳。2、柴胡疏肝理气。厚朴降肺之逆气而平喘。

【其他适应症】气滞咳嗽。

3、二皮桃仁粥

【组成】青皮、陈皮各 15 克、核桃仁 30 克、粳米 60 克、冰糖少许。

【适应症】同柴胡厚朴粥，药力略强。

【制法】1、冷水 1000 毫升浸泡上药 30 分钟以上。2、煮沸 30 分钟后滤出药液。3、用药液与粳米共煮粥。4、加糖调味。

【用法】可作早、晚餐服食。

【注意】同上方。

【说明】1、本证病理同柴胡厚朴粥。2、青皮调理肝气。陈皮调理胃气，调胃气利于疏肝解郁。以粥用之可养胃。

【其他适应症】气滞咳嗽。

4、三香汤

【组成】木香 9 克、沉香（另包）、檀香（另包）各 2 克。

【适应症】同玫瑰合欢花汤，药力增强。

【制法】1、冷水 200 毫升浸泡木香 30 分钟以上。2、煮沸 20 分钟后，加

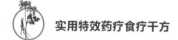

1/2 沉香、1/2 檀香，继煮 10 分钟后滤出药液。3、再加水煮沸 20 分钟后，放入另外 1/2 的沉香和檀香，继煮 10 分钟后滤出药液。4、二次药液相合。

【用法】早、晚空腹服。

【注意】同上方。

【说明】1、本证病理如柴胡厚朴粥。2、三香气香，行散作用明显。其中沉香长于降气。3 药合用可行肝气、降肺气而定喘。

5、复方柴胡汤

【组成】乌药、木香各 6 克、柴胡、枳实各 12 克。

【适应症】因精神刺激后突然喘促、胸闷胸痛，甚至呼吸短促，出气较粗，常伴心慌。平素多忧思抑郁。

【制法】1、冷水 400 毫升浸泡上药 30 分钟左右。2、煮沸 25 分钟后滤出药液。3、再加水 300 毫升，继煮 20 分钟后滤出药液。4、二次药液相合。

【用法】早、晚空腹温服。每日 1 剂。

【注意】本方能伤气（因行散太过），气虚者应慎用（连用最多 5 天）。

【说明】1、本证病理同前方。2、本方 4 药均能疏肝解郁，使肝气畅行。因肝气郁而致的肺气逆得降而喘止。3、如气虚体弱之人得了本病，可在上方中加补气药党参 6 ~ 9 克，使之在行气之中不致于伤气。

【其他适应症】因寒或气滞出现胃痛、腹痛。

（六）肺虚喘

是由于久咳或劳倦内伤，导致肺气不足，肺气接续不上，肺失所主而喘。因而治疗上必须补肺气。

1、人参麦冬五味汤

【组成】人参 9 克、麦冬 15 克、五味子 3 克、黄芪 12 克、苏子 6 克。

【适应症】喘促短气、咳声低微、吐痰清稀色白、病程较长，舌淡无苔、脉沉细无力。

【制法】1、冷水 500 毫升浸泡上药 1 小时左右。2、煮沸 40 分钟后滤出药液。3、再加水 300 毫升，继煮 40 分钟后滤出药液。4、二次药液相合。

【用法】早、晚空腹温服。每日 1 剂。

【注意】痰多或黄者不宜用。

【说明】1、本证病理是肺气虚衰、接续不足而致喘。2、人参、黄芪并用意在增加补气之力。五味子能敛气，麦冬能养肺气。一补一敛一养，共奏益气养阴定喘之功。加少量苏子，因其降气而加强定喘之力，也有解决因方中补气、敛气之力太强而产生滞气之弊。

【其他适应症】心脏病而见心律不齐。

2、参术杏仁粥

【组成】党参、白术各 12 克、杏仁 9 克、粳米 60 克、冰糖少许。

【适应症】同上方，药力缓和。

【制法】1、冷水 1000 毫升浸泡上药 1 小时以上。2、煮沸 40 分钟后滤出药液。3、用药液与粳米共煮粥。4、加糖调味。

【用法】可作早、晚餐服食。

【说明】1、肺气虚衰，气不接续，短气而喘。2、党参补气健脾。白术健脾补气。二药合用，补气之力增强。杏仁止咳平喘。

【其他适应症】气虚咳嗽。

3、四君子杏仁汤

【组成】党参、白术、茯苓各 12 克、甘草 6 克、杏仁 9 克。

【适应症】同上方，药力明显增强。

【制法】1、冷水 700 毫升浸泡上药 1 小时左右。2、煮沸 40 分钟后滤出药液。3、再加水 400 毫升，继煮 40 分钟后滤出药液。4、二次药液相合。

【用法】早、晚空腹服。

【说明】1、本证病理同参术杏仁粥。2、本方前 4 味药，合之是传统名方"四君子汤"，长于补全身之气，自然可补肺气。杏仁止咳平喘。

【其他适应症】气虚咳嗽。

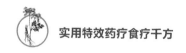

4、黄芪白术五味汤

【组成】黄芪 18 克、白术、茯苓、陈皮各 15 克、甘草、半夏各 6 克、防风 9 克、五味子 3 克。

【适应症】喘促短气、咳声低微、吐痰清稀色白、自汗畏风、极易感冒、舌淡无苔、脉沉细而弱。

【制法】1、冷水 900 毫升浸泡上药 1 小时左右。2、煮沸 40 分钟后滤出药液。3、再加水 500 毫升，继煮 40 分钟后滤出药液。4、二次药液相合。

【用法】早、晚空腹服。每日 1 剂。

【注意】痰多或痰黄时不宜用此方。

【说明】1、本证病理同上方。2、黄芪能补气升阳。白术、茯苓、甘草能健脾补气。半夏、陈皮和胃理气。五味子敛气补气。防风能散风寒而解表。上 8 药合用，补气健脾为主，兼以黄芪能升阳，防风能走表，使全方药力有升浮之性，因而对于气虚明显而易于感冒之人尤其宜用。

【其他适应症】气虚多汗。

5、参芪四君杏桃汤

【组成】党参 12 克、黄芪 15 克、白术、茯苓各 12 克、甘草 6 克，杏仁、桃仁各 9 克。

【适应症】同上方，药力更强。

【制法】1、冷水 800 毫升浸泡上药 1 小时左右。2、煮沸 40 分钟后滤出药液。3、再加水 500 毫升，继煮 40 分钟后滤出药液。4、二次药液相合。

【用法】早、晚空腹服。

【说明】1、本证病理如参术杏仁粥。2、方中的参、苓、术、草四药为传统的补气方"四君子汤"，再加补气药黄芪，使补气之力增强。杏仁、桃仁止咳平喘。

【其他适应症】气虚咳嗽。

（七）肾虚喘

中医认为"肺为气之本，肾为气之根"。喘病初起多在肺，久病或病重时往往累及到肾。肾虚之喘包括肾阳虚和肾阴虚 2 个方面。

1、附子大米粉

【组成】熟附子 50 克、肉桂 10 克、炒粳米 250 克。

【适应症】喘促日久、气息短促、呼多吸少、动则喘甚、面青肢冷、舌淡无苔、脉沉迟而细弱、两尺脉尤细弱。

【制法】上 3 药共研细粉，和匀备用。

【用法】每次服 4 ~ 6 克，日 2 次，温开水送服。连用 1 个月后可取效，6 个月后可获显效。

【注意】有痰或有热证时不宜用。

【说明】1、肾为气之根。肾虚则气不归根，反上逆于肺而发为喘。2、附子、肉桂 2 药性热，均能助肾阳、散胃寒。附子偏于散，散寒。肉桂偏于守，能将耗散之气归于肾。大米能养胃护脾，保护正气。全方有温补肾阳、纳气定喘之效。

【其他适应症】肾虚腰痛、尿频、下肢浮肿。

2、核桃仁粥

【组成】核桃仁 30 克、粳米 60 克、冰糖少许。

【适应症】同上方，药力相近。

【制法】1、核桃仁粉碎。2、用冷水 1000 毫升与核桃仁、粳米共同煮粥。3、加糖调味。

【用法】可作早、晚餐服食。

【说明】1、本证病理为肾阳虚衰、肾不纳气，气逆于肺而发为喘。2、核桃仁能补肾纳气（肾为气之根，肾主纳气），故能平喘。以米用之可调养脾胃，老年尤宜。

【其他适应症】1、健脑提神。2、肠燥便秘。

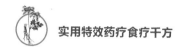

3、干姜肉桂粥

【组成】干姜、肉桂各6克、粳米60克、冰糖少许。

【适应症】同附子大米粉，本方尤能温脾阳，治症常伴喜热畏冷、四肢欠温。

【制法】1、冷水1000毫升浸泡上药30分钟左右。2、煮沸30分钟左右滤出药液。3、用药液与粳米共煮粥。

【用法】可作早、晚餐服食。

【说明】1、本证病理为脾肾阳虚、肾不纳气。2、干姜温脾阳。肉桂补肾阳、纳肾气。

【其他适应症】1、阳虚水肿。2、肾虚阳痿、遗精、尿频。

4、金匮肾气杏桃汤

【组成】山药、茯苓、熟地、山萸肉各12克、泽泻、丹皮各9克、附子12克（另包）、肉桂6克、杏仁、桃仁各9克。

【适应症】同上方，药力明显增强。

【制法】1、冷水900毫升浸泡上药（除外附子）1小时左右。2、先用500毫升水煮沸附子50分钟后，加入上药（连药带水），继煮40分钟后滤出药液。3、再加水700毫升，继煮40分钟后滤出药液。4、二次药液相合。

【用法】早、晚空腹服。

【说明】1、本证病理同上方。2、本方前8味药为治疗肾阳虚的传统方"金匮肾气汤"，临床多用其丸，叫"金匮肾气丸"（也叫八味丸、桂附地黄丸）。杏仁止咳平喘。桃仁虽为活血药，但有良好止咳之效，与杏仁配用，止咳平喘之力增强。

【其他适应症】同上方（去掉杏仁、桃仁）。

5、都气人参汤

【组成】熟地、山萸肉、泽泻各9克、人参、丹皮、甘草各6克、山药、茯苓各15克、五味子3克、陈皮12克。

【适应症】喘促日久、气息短促、呼多吸少、动则喘甚、口干咽燥、颧红唇赤，或伴有腰膝酸软。

【制法】1、冷水 900 毫升浸泡上药 1 小时左右。2、煮沸 40 分钟后滤出药液。3、再加水 500 毫升，煮沸 40 分钟后滤出药液。4、二次药液相合。

【用法】早、晚空腹温服。每日 1 剂。

【说明】1、前方（附子大米粉）偏补肾阳，本方偏补肾阴。治口干咽燥、颧红唇赤基础上出现喘咳症。2、方中除人参、甘草、陈皮外，是治疗肾阴虚而喘的常用古方"都气丸"。人参、甘草加在其中，以补气（阴虚必有气虚），补气又助于补肾阳。陈皮理气和胃，使方中补力不至太过。3、如出现面、唇、爪甲紫暗，说明已有血瘀，应加桃仁、红花、川芎各 6 克，以活血化瘀。

【其他适应症】1、慢性肾炎。2、糖尿病。

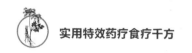

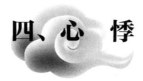

四、心 悸

心悸是指气血阴阳亏虚，或痰饮瘀血阻滞，心失所养，心脉不畅，引起心中跳动剧烈，感到心慌的症状。根据症状的性质不同，应分为以下8个类型：血虚、气虚、阴虚、心阳不振、气阴两虚、血瘀、水饮凌心、痰火扰心。

（一）血 虚

1、柏子仁粥

【组成】柏子仁15克、粳米60克、蜂蜜适量。

【适应症】心血不足而致轻度心慌乏力、面色无华、失眠多梦、食少、健忘、舌淡无苔、边尖有齿痕、脉细而弱。

【制法】1、柏子仁去尽皮壳及杂质，稍捣碎。2、同粳米一起煮粥。3、粥将熟时兑入蜂蜜适量，再煮1～2沸即可。

【用法】可作早、晚餐温食。

【注意】大便稀薄者不宜服用（因柏子仁、蜂蜜皆能润肠通便）。

【说明】1、本证病理是心血不足、心失所养。2、柏子仁气微香，性多润滑，长于养心血、安心神、止心悸。加少许蜂蜜能安神镇静，提高疗效。米粥最能养胃，所以老年体弱、心血不足而致心慌者最为适宜。

【其他适应症】1、神经衰弱。2、肠燥便秘。

2、二仁当归粥

【组成】酸枣仁、柏子仁各12克、当归9克、粳米60克、冰糖少许。

【适应症】同上方，药力增强。

【制法】1、冷水 1000 毫升浸泡上药 1 小时左右。2、煮沸 40 分钟后滤出药液。3、用药液与粳米共煮粥。4、加糖调味。

【用法】可作早、晚餐服食。

【说明】1、本证病理同前方。2、酸枣仁、柏子仁皆味甘，归心经。甘味可补，故能养心安神。当归为补血药。三者配用，尤能养心安神、止心悸。

【其他适应症】血虚头晕、失眠。

3、龙眼莲子大枣汤

【组成】龙眼肉（元肉）15 克、莲子 9 克、红枣 9 枚、粳米 60 克。

【适应症】治症同前，但本方药力明显强于柏子仁粥。

【制法】1、冷水 700 毫升浸泡上药 1 小时左右。2、煮沸 30 分钟后滤出药液。3、再加水 400 毫升，继煮 20 分钟后滤出药液。4、二次药液相合（不少于 800 毫升，少则加水），与粳米共煮粥。

【用法】可作早、晚餐温食，日内用完。

【说明】1、本证病理同前方。2、龙眼肉是果中珍品，又是滋补良药，长于益心脾、补心气、安心神。所以对血虚引起的心慌有良效。莲子也是一味药食兼用之品，长于养心补脾、安心神。大枣补益气血，有助安神。3 药合用养心安神而功力大增。3、如本方不作粥而作汤剂服用，则疗效更著。

【其他适应症】1、贫血。2、神经衰弱。

4、人参蜂蜜小米粥

【组成】生晒参（人参晒干）粉 3 克、蜂蜜 10 毫升、小米 50 克。

【适应症】与龙眼莲子大枣汤比较，本方补血力稍差，但补气之力较强，宜用于心慌兼有气短之症。

【制法】1、将生晒参研成细粉，与小米共煮粥。2、粥熟时加入蜂蜜即可。

【注意】为方便，可将生晒参 6 克与小米共煮粥。生晒参要先用冷水浸泡 1 小时以上，然后用冷水 1000 毫升煎汤 1 小时，滤出药液，与小米共煮粥（煮粥的药液不应少于 800 毫升，因此需要往药液中加水）

【说明】1、本证病理同柏子仁粥。2、生晒参即人参的晒干品，长于补全身之气。此处用之，是通过补全身之气来补心气。蜂蜜也为补气药，用来加强人参的补气之力，且蜂蜜的滋养作用有利于安神镇静。小米最能健脾胃，并能滋养肾气。3 者合用以补心气为主，兼能养心血、健脾胃，对以心气虚为主出现心慌等用之最宜。3、凡贫血、神经衰弱，以及各种心脏病，出现本症者皆可用本方治之。

【其他适应症】体虚食少、乏力、睡眠不佳、头晕等。

5、归参麦冬汤

【组成】当归 9 克、沙参、麦冬各 12 克。

【适应症】同二仁当归粥，药力强，并伴有因血虚而出现的虚热症，手足心热、心中烦热、舌质淡红而干、脉细而数。

【制法】1、冷水 400 毫升浸泡上药 1 小时左右。2、煮沸 30 分钟后滤出药液。3、再加水 250 毫升，继煮 30 分钟后滤出药液。4、二次药液相合。

【用法】早、晚空腹服用。

【说明】1、本证病理是心血不足、血虚生热、热扰心神。2、当归补血。沙参、麦冬，养心阴而清心热。

【其他适应症】血虚失眠、头晕、眼花。

（二）气 虚

1、茯苓香菇粥

【组成】茯苓 15 克、香菇 3 ~ 4 个、粳米 60 克、冰糖少许。

【适应症】心慌、气短、失眠、多梦、舌淡无苔、脉沉弱。

【制法】1、茯苓研碎。2、香菇水泡起发。3、与粳米共煮粥。4、加少许冰糖调味。

【用法】可作早、晚餐温食。

【注意】身有热不宜服。

【说明】1、本证病理是心气虚而致心动无力而悸。2、茯苓能健脾益气，因而能缓补心气，兼能宁心安神。香菇不仅营养丰富，又能养心气。古人对香菇有"益智开心"的评价。所以 2 者配用对气虚为主，兼有血虚的心悸、气短等轻症用之最宜。

【其他适应症】1、贫血。2、厌食症。

2、参芪粥

【组成】党参 12 克、黄芪 15 克、粳米 60 克、冰糖少许。

【适应症】同上方，药力增强。

【制法】1、冷水 1000 毫升浸泡上药 1 小时以上。2、煮沸 40 分钟后滤出药液。3、用药液与粳米共煮粥。4、加糖调味。

【用法】可作早、晚餐服食。

【说明】1、本证病理同上方。2、党参、黄芪皆为补气药，合用则补气之力增强。以粥服之可养胃。

【其他适应症】气虚虚劳。

3、四君二仁当归汤

【组成】党参、茯苓、白术各 12 克、甘草 6、酸枣仁、柏子仁、当归各 9 克。

【适应症】同上方，但本方尚有养血安神作用，因而更宜于心慌伴有头晕、失眠等症。

【制法】1、冷水 800 毫升浸泡上药 1 小时左右。2、煮沸 40 分钟后滤出药液。3、再加水 500 毫升，继煮 40 分钟后滤出药液。4、二次药液相合。

【用法】早、晚空腹服用。

【说明】1、本证病理为气虚为主，兼有血虚，心失所养、心神不宁而致悸。2、方中前 4 药为补气传统方"四君子汤"。当归养血补血。酸枣仁、柏子仁养血安神。

4、参芪龙眼酸枣汤

【组成】生晒参 6 克、黄芪 18 克、白术、茯苓、龙眼肉、酸枣仁各 9 克、木香 3 克。

【适应症】本方补气及养血之力均略强于上方。宜用于心气虚为主，兼有血虚而出现的心慌、气短、乏力、自汗等症，舌苔薄、舌质淡、脉沉弱。

【制法】1、冷水 900 毫升浸泡上药 1 小时左右。2、煮沸 40 分钟后滤出药液。3、再加水 500 毫升，煮沸 40 分钟后滤出药液。4、二次药液相合。

【用法】早、晚空腹温服，每日 1 剂。

【注意】身有热不宜服。

【说明】1、本证病理同上方。2、生晒参、黄芪、茯苓、白术 4 药补气，龙眼肉、酸枣仁 2 药补血。6 药相配，补气之力明显优于补血（欲补气，也要稍补血，因为血能生气，也即物质能产生机能）。木香行气，用以消除因补益气血而造成的腻滞。酸枣仁并能养心安神，利于治疗气虚而致的心悸、失眠等症。

【其他适应症】1、贫血。2、低血压。3、低血糖。

5、气虚兼有血虚虚热方

【组成】党参、茯苓、白术各 12 克、甘草 6 克、当归、柏子仁各 9 克、麦冬 12 克。

【适应症】同上方，但兼有养血养阴作用，尤宜于心慌兼有失眠、头晕明显者。

【制法】1、冷水 800 毫升浸泡上药 1 小时以上。2、煮沸 40 分钟后滤出药液。3、再加水 500 毫升，继煮 40 分钟后滤出药液。4、二次药液相合。

【用法】早、晚空腹服用。

【说明】1、本证病理为气虚兼有血虚阴虚，心失所养。2、方中前 4 药为传统补气方"四君子汤"。当归养心血。麦冬清虚热。柏子仁养心血而安神。

（三）阴 虚

1、麦冬百合茶

【组成】麦冬 15 克、百合 24 克。

【适应症】心悸不宁、胸中烦热、时轻时重、多梦易惊、五心烦热、舌质淡红、脉细数。

【制法】1、冷水 400 毫升浸泡上药 30 分钟左右。2、煮沸 20 分钟后滤出药液。3、再加水 250 毫升，继煮 20 分钟左右滤出药液。4、二次药液相合。

【用法】当茶频饮，不拘多少，日内用完。

【注意】上 2 药均不宜久煮，以免降效。

【说明】1、"阴虚生内热"。心阴不足必产生内热。热扰则心悸，所以本证治则应以养心阴为主。2、方中 2 药性凉味甘。凉能清热，甘能补益，所以甘凉能清热、养阴。心阴足则心热消，阴虚而致的心悸必止。

【其他适应症】慢性咳嗽，干咳无痰。

2、二冬生地粥

【组成】麦冬、天冬、生地各 15 克、粳米 60 克、冰糖少许。

【适应症】同上方，但养阴、清热作用略强，宜用于上方的重症。

【制法】1、冷水 1000 毫升浸泡上药 1 小时左右。2、煮沸 40 分钟后滤出药液。3、用药液与粳米共煮粥。4、加糖调味。

【用法】可作早、晚餐服食。

【注意】生地应剪碎后再煮，以便煮透。

【说明】1、本证病理为阴虚生热、热扰心神而为悸。2、方中 3 药皆甘凉，归心经。甘味能补，凉能清热。故甘凉归心经能补心阴、清心热。

3、百合生地粥

【组成】沙参、天冬、生地各 15 克、百合 30 克、粳米 60 克、冰糖少许。

【适应症】同麦冬百合茶，但本方养阴和清热之力都略优于此方，用于阴虚火旺而致的心慌、胸中烦热、虚烦少眠、多梦惊悸、五心烦热、咽干口燥之症较重者。

【制法】1、冷水 700 毫升浸泡上药 1 小时左右。2、煮沸 30 分钟后滤出药液。3、再加水 400 毫升，继煮 30 分钟后滤出药液。4、二次药液相合。5、与粳米共煮粥。6、加糖调味。

【用法】可作早、晚餐温食。

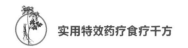

【注意】如症状较重者可不做粥食，而做汤药服。

【说明】1、本证病理同麦冬百合茶。2、生地甘寒质润，功效长于清热凉血、养阴生津。与功效长于养心阴、安心神的百合配用尤能清心热、养心阴、安心神。因此能治疗心阴虚而兼热症引起的心慌。

【其他适应症】1、神经衰弱。2、神经官能症。

4、磁石麦冬神曲汤

【组成】磁石21克（另包）、麦冬15克、神曲12克。

【适应症】同上方，药力明显增强。

【制法】1、冷水300毫升浸泡上药（除外磁石）30分钟以上。2、先用冷水400毫升煮沸磁石40分钟后，加入上药（连药带水），继煮30分钟后滤出药液。3、再加水300毫煮30分钟后滤出药液。4、二次药液相合。

【用法】早、晚空腹服用。

【说明】1、本证病理同二冬生地粥。2、麦冬养心阴、清心热。磁石质重潜降，使上升之心火潜降于下。神曲为消食药，长于消食除胀，以此充分消化磁石，以防伤胃。

5、二冬二仁沙参生地汤

【组成】麦冬、天冬、酸枣仁、柏子仁、沙参各12克、生地15克。

【适应症】同二冬生地粥，药力明显增强。

【制法】1、冷水800毫升浸泡上药1小时以上。2、煮沸40分钟后滤出药液。3、再加水500毫升，继煮30分钟后滤出药液。4、二次药液相合。

【用法】早、晚空腹服用。

【说明】1、本证病理同二冬生地粥。2、麦冬、天冬、沙参、生地皆性味甘凉，归心经，故能养心阴、清心热。酸枣仁、柏子仁味甘归心经、故能养心血、安心神。

【其他适应症】神经衰弱。

（四）心阳不振

心阳不振是心的热量不足，心的机能低下，因而引起心悸。治疗原则应该温补心阳，安神定悸。

1、人参桂枝甘草大枣汤

【组成】生晒参（人参）6克、桂枝15克、甘草9克、大枣5枚。

【适应症】心悸不宁、形寒肢冷、面色苍白、舌淡无苔、脉沉而弱。

【制法】1、冷水500毫升浸泡上药1小时左右。2、煮沸50分钟后滤出药液。3、再加水300毫升，继煮40分钟后滤出药液。4、二次药液相合。

【用法】早、晚空腹温服。

【注意】1、身热时不宜服。2、人参剪碎再煮，增强药效。煎熬时间要长。

【说明】1、方中桂枝性温，能助心阳。人参、甘草能补气。补气利于助阳。大枣能补气养血，也利于助阳。2、因寒而致各种心动过速可试用本方。3、如病情较重，或用3剂后病情不减，可在方中加生龙骨、生牡蛎各20克（但要比其他药多煎30分钟以上）。

2、桂枝肉桂粥

【组成】桂枝12克、肉桂6克、粳米60克、冰糖少许。

【适应症】同上方，药力缓和。

【制法】1、冷水1000毫升浸泡上药30分钟左右。2、煮沸30后滤出药液。3、用药液与粳米共煮粥。4、加糖调味。

【用法】可作早、晚餐服食。

【说明】1、本证病理是心的热量不足、机能低下而致心悸。2、桂枝温经通阳。肉桂温里助阳。3、以粥用之可养胃。

【其他适应症】胃寒疼痛。

3、当归肉桂柏仁粥

【组成】当归9克、肉桂6克、柏子仁12克、粳米60克、冰糖少许。

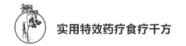

【适应症】同上方，但安神作用尤好。

【制法】1、冷水 1000 毫升浸泡上药 30 分钟左右。2、煮沸 40 分钟后滤出药液。3、用药液与粳米共煮粥。4、加糖调味。

【用法】可作早、晚餐服食。

【说明】1、本证病理同上方所述。2、肉桂温里助阳。当归养血。柏子仁养心安神。

【其他适应症】血虚头晕、失眠。

4、紫河车粉（胎盘粉）

【组成】紫河车 2 克、陈皮 15 克。

【适应症】同上方。本品对机体阴、阳、气、血虚衰者皆宜。药力强于上方。

【制法】1、紫河车磨成细粉（市场有售）。2、冷水 200 毫升浸泡陈皮 30 分钟以上。3、煮沸 30 分钟后滤出药液。

【用法】用药液送药粉，每次 2 克，每日 2 次。15 克陈皮液为 1 日量。

【说明】1、本证病理是气血阴阳不足而致心失所养而致心悸。2、紫河车为大补气、血、阴、阳之品，自然可以助心阳。用陈皮的理气作用，是防止紫河车的补益太过而腻滞。

【其他适应症】气、血、阴、阳亏损的虚劳证。

5、蜂蜜核桃敷脐膏

【组成】核桃、蜂蜜适量。

【适应症】同上方，药力缓和。

【制法】1、核桃研成细粉。2、以蜂蜜调成膏状。

【用法】敷在脐上，胶带加压固定，每天换药 1 次。

【说明】1、本证病理是阳虚，使心失去温阳而致心悸。2、核桃为补阳药，自然可助心阳。蜂蜜为补气药，补气可助补阳。敷脐可通过脐静脉吸收，使药力内注。

【其他适应症】阳虚胃腹痛。

（五）气阴两虚

气阴两虚的气虚是心的机能不足，阴虚是心的津液不足。因而气阴两虚而致的心悸，是久病的心悸。治疗原则，既要补心气、养心阴，还要清心热（虚热）。

1、党参麦冬百合汤

【组成】党参 12 克、麦冬 15 克、百合 30 克、粳米 60 克、冰糖少许。

【适应症】心悸、气短、疲劳、食少、易出汗，或头晕、失眠等症。

【制法】1、冷水 700 毫升浸泡上药 1 小时左右。2、煮沸 40 分钟后滤出药液。3、再加水 400 毫升，继煮 40 分钟后滤出药液。4、二次药液相合。5、与粳米共煮粥。6、冰糖调味。

【用法】可作早、晚餐，分 1 ~ 2 次温食。

【注意】如本方不做粥，作汤剂服则药效更强。

【说明】1、本证病理是气阴两虚，心失所养而悸。2、党参甘温能补心气。麦冬、百合甘凉，除补心阴外尚能清心热，因此 3 药合用能补心气、养心阴、清心热。以粥服食能保护脾胃。宜用于老年或体弱者。

【其他适应症】1、糖尿病。2、神经衰弱。

2、山药玉竹粥

【组成】山药 30 克、玉竹 15 克、粳米 60 克、冰糖少许。

【适应症】同上方，药力缓和。

【制法】1、冷水 1000 毫升浸泡上药 1 小时以上。2、煮沸 40 分钟后滤出药液。3、用药液与粳米共煮粥。4、加糖调味。

【用法】可作早、晚餐服食。

【说明】1、本证病理为气阴两虚而致心神不宁发为心悸。2、山药补气，略能养阴。玉竹长于养阴。

【其他适应症】糖尿病。

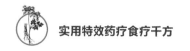

3、党参沙参生地粥

【组成】党参、沙参各 15 克、生地 12 克、粳米 60 克、冰糖少许。

【适应症】同上方，药力增强。

【制法】1、冷水 1000 毫升浸泡上药 1 小时左右。2、煮沸 40 分钟后滤出药液。3、用药液与粳米共煮粥。4、加糖调味。

【用法】可作早、晚餐服食。

【说明】1、本证病理同上方所述。2、党参补气。生地养阴清热。二者配用构成补气养阴方。以粥服之可养胃。

4、党参玉竹石斛陈皮汤

【组成】党参、玉竹、石斛、陈皮各 12 克、甘草 6 克。

【适应症】同上方，药力明显增强。

【制法】1、冷水 600 毫升浸泡上药 1 小时以上。2、煮沸 40 分钟后滤出药液。3、再加水 400 毫升，继煮 30 分钟后滤出药液。4、二次药液相合。

【用法】早、晚空腹服用。

【说明】1、本证病理为气阴两虚而致心悸。2、党参为补气药。玉竹、石斛气味甘凉，养阴清热。陈皮理气和胃，有扶正之意。甘草为补气药，助党参补气，同时能调和诸药，使之柔和。

5、二参麦冬茯苓当归红枣汤

【组成】党参、沙参、麦冬、茯苓各 12 克、当归、红枣各 6 克。

【适应症】同上方，但本方有养血安神作用。

【制法】1、冷水 700 毫升浸泡上药 1 小时左右。2、煮沸 40 分钟后滤出药液。3、再加水 400 毫升，继煮 30 分钟后滤出药液。4、二次药液相合。

【用法】早、晚空腹服用。

【说明】1、本证病理同上方。2、党参补气。茯苓健脾安神。红枣为补气药，合党参，以助党参补气之力。

（六）血 瘀

血瘀心悸即是心脉瘀阻，心血供应相对不足，心失所养，因而心慌、心痛。治疗重点是活血。

1、桃仁粥

【组成】桃仁9克、粳米60克、冰糖少许。

【适应症】心慌、胸闷不适、心痛时作、脉细涩有力、舌边尖色偏紫。

【制法】1、捣碎桃仁。2、用冷水1000毫升煮沸桃仁30分钟后，滤出药液。3、用药液与粳米共煮粥。4、加少许冰糖调味。

【用法】可作早、晚餐，日内分1～2次服食。

【注意】桃仁能润肠通便，大便稀者不宜用。

【说明】1、本证病理是心脉瘀阻，心失所养而悸。2、桃仁味苦性平，有小毒，归心经，因此宜用于心经瘀血之症。以米粥服食，不但能养胃护脾保护胃肠，更宜于消除桃仁之毒性。

【其他适应症】肠燥便秘。

2、川芎当归粥

【组成】川芎、当归各9克、粳米60克、冰糖少许。

【适应症】同上方，药力增强。

【制法】1、冷水1000毫升浸泡上药1小时左右。2、煮沸40分钟后滤出药液。3、用药液同粳米共煮粥。4、加糖调味。

【用法】可作早、晚餐服食。

【说明】1、本证病理是心脉瘀阻，心血亏虚，心失所养。2、川芎为活血药。当归补血并活血，与川芎配合，活血化瘀中并能养血，使心主血脉功能大有增强。粥可养胃护脾。

3、地芎归芍枳壳汤

【组成】熟地、川芎、当归、赤芍各9克、枳壳15克。

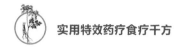

【适应症】同上，药力增强。

【制法】1、600毫升浸泡上药1小时左右。2、煮沸40分钟后滤出药液。3、再加水400毫升，继煮30分钟后滤出药液。4、二次药液相合。

【用法】早、晚空腹服用。

【说明】1、本证病理同上方所述。2、方中前4味药是具有活血作用的"四物汤"（如方中的赤芍换成白芍，则本方以补血为主）。枳壳为行气药，气行则血行。

4、四物二仁汤

【组成】熟地、川芎、当归、赤芍各9克、酸枣仁、柏子仁各12克。

【适应症】同上方，本方有安神作用。

【制法】1、冷水700毫升浸泡上药1小时左右。2、煮沸40分钟后滤出药液。3、再加水400毫升，继煮30分钟后滤出药液。4、二次药液相合。

【用法】早、晚空腹服用。

【说明】1、本证病理同上方所述。2、如前方所述，本方前4味药是以活血为主的"四物汤"。酸枣仁、柏子仁长于养血安神。

【其他适应症】血瘀失眠。

5、桃仁红花青皮汤

【组成】桃仁、红花各6克、丹参、香附、青皮各9克、川芎3克。

【适应症】同桃仁粥，但本方药力明显增强，宜用于血瘀较重而出现的心慌、胸闷、痛如针刺、唇甲青紫，或舌色紫暗或有瘀斑。

【制法】1、冷水500毫升浸泡上药1小时左右。2、煮沸30分钟后滤出药液。3、再加水300毫升，继煮30分钟后滤出药液。4、二次药液相合。

【用法】早、晚空腹温服，每日1剂。

【注意】体虚者慎用（如用，宜做药粥服食）。

【说明】1、本证病理同上方。2、方中桃仁、红花、丹参、川芎均是常用的活血药，合用则活血之力增强。香附、青皮是常用的行气药。用行气药的目的是为了活血（气行则血行，气滞则血瘀）。

【其他适应症】冠心病心绞痛。

（七）水饮凌心

水饮凌心是脾胃热量不足，不能运走体内水湿，以致水湿上泛扰心，使心跳加快而成心慌。因此治疗原则必须在增加体内热量的基础上利水祛湿。

1、茯桂术甘茶

【组成】茯苓 12 克、桂枝、白术各 9 克、甘草各 6 克。

【适应症】心慌、胸胁满闷、渴不欲饮、或伴有形寒肢冷、下肢水肿、眩晕、恶心、呕吐。

【制法】1、冷水 400 毫升浸泡上药 30 分钟左右。2、煮沸 25 分钟左右滤出药液。3、再加水 250 毫升，煮沸 25 分钟后滤出药液。4、二次药液相合。

【用法】当茶频饮，每日 1 剂。也可作汤剂服，每日 1 剂。

【注意】有热症时不宜用此方（热症：口渴、身热、尿黄、舌苔黄）。

【说明】1、本证病理是阳虚水泛，扰心而成悸。2、桂枝能助心阳，增加热量，以运湿。茯苓能渗湿。白术能燥湿。甘草能补气，利于行湿。4 药合用既能直接祛湿，又增加祛湿的机能，进一步祛湿。水湿去，因而水湿造成的心悸得解。3、如脾胃虚弱明显，可用本方与粳米 60 克煮粥，日内分 1～2 次服食。4、如兼喘症，应加杏仁 9 克、桃仁 6 克。如浮肿明显，应加桑白皮、葶苈子各 6 克、大红枣 3 枚。

【其他适应症】1、慢性支气管炎。2、支气管哮喘。3、由心病、肾病引起的水肿。

2、龙骨山药茯苓粥

【组成】生龙骨 30 克（另包）、山药、茯苓各 15 克、干姜、肉桂各 6 克、粳米 60 克、冰糖少许。

【适应症】同上方，安神作用较优。

【制法】1、冷水 700 毫升浸泡上药 1 小时左右（除外生龙骨）。2、打碎生龙骨，先用冷水 500 毫升煮沸生龙骨 30 分钟后，连药带水加入上述 700 毫升药中，继煮 30 分钟后滤出药液。3、用药液与粳米共煮粥。4、加糖调味。

【用法】可作早、晚餐服食。

【说明】1、本证病理为脾胃阳虚、心阳不振、水湿上泛(阴乘阳位)发为心悸。2、山药配茯苓健脾并渗湿。干姜、肉桂温里助阳，以助心阳。生龙骨重镇安神，其性下行利于水湿下行。

3、术苓葶苈腹皮粥

【组成】白术、茯苓、大腹皮各 12 克、葶苈子 6 克、粳米 60 克、冰糖少许。

【适应症】同上方，因本方利水明显，尚能行气，故更宜于兼有胀满、尿少者。

【制法】1、冷水 1000 毫升浸泡上药 1 小时左右。2、煮沸 40 分钟后滤出药液。3、用药液与粳米共煮粥。4、加糖调味。

【用法】可作早、晚餐服食。

【说明】1、本证病理与上方同。2、白术、茯苓均健脾除湿。大腹皮行气利水。葶苈子功专泻肺行水、引水下行。4 药合用健脾之中有明显祛湿利水之用。

【其他适应症】脾虚水肿。

4、党参二术二苓甘草汤

【组成】党参、白术、苍术、茯苓、猪苓各 12 克、甘草 6 克。

【适应症】同上方，但本方补气健脾功能强，故见症中神疲体倦明显。

【制法】1、冷水 800 毫升浸泡上药 1 小时以上。2、煮沸 40 分钟后滤出药液。3、再加水 500 毫升，继煮 40 分钟后滤出药液。4、二次药液相合。

【用法】早、晚空腹服用。

【说明】1、本证病理为脾胃气虚兼湿，水湿上泛而致悸。2、党参补气。白术、茯苓、苍术健脾并除湿。猪苓利水，以助前 3 药除湿。甘草补气，以助党参补气。甘草并有调和诸药之功。

【其他适应症】脾虚水肿。

5、参术苓归泽兰汤

【组成】党参、白术、茯苓、泽兰各 15 克、当归 9 克、甘草 6 克。

【适应症】同上方，且药力强，并有活血行瘀作用，故治症中有疼痛症。

【制法】1、冷水 800 毫升浸泡上药 1 小时左右。2、煮沸 40 分钟后滤出药液。3、再加水 500 毫升，继煮 40 分钟后滤出药液。4、二次药液相合。

【用法】早、晚空腹服用。

【说明】1、本证病理同上方，并兼有瘀滞。2、党参补气。白术、茯苓健脾除湿。泽兰活血化瘀兼以利水。甘草补气，助党参补气，并调和诸药。

【其他适应症】脾虚水肿。

（八）痰火扰心

痰火扰心的心悸，是因素有痰热或脾湿生痰，复因郁怒伤肝，肝火上冲，痰火扰心而心悸。

1、天竺黄粥

【组成】天竺黄 6 克、粳米 60 克、冰糖少许。

【适应症】心慌、咳吐黄痰、时有心烦、或身轻度发热、舌苔黄或黄腻、脉滑略数。

【制法】1、冷水 1000 毫升浸泡上药 30 分钟以上。2、煮沸 20 分钟后滤出药液。3、用药液与粳米共煮粥。4、加糖调味。

【用法】可作早、晚餐服食。

【注意】本品也可研末冲服，每次 0.6 ～ 1 克。

【说明】1、本证病理是热痰内蕴，扰乱心神。2、天竺黄性味甘凉、归心经，故能清化热痰而养神。以粥用之可护脾胃。

【其他适应症】咳吐黄痰轻症。

2、竹沥枣仁粥

【组成】竹沥 30 毫升、酸枣仁 12 克、粳米 60 克、冰糖少许。

【适应症】同上方，药力相近。

【制法】1、冷水 1000 毫升浸泡枣仁 1 小时左右。2、煮沸 30 分钟后滤出药液。3、用药液与粳米共煮粥。4、加竹沥和冰糖、搅拌。

【用法】可作早、晚餐服食。

【说明】1、本证病理同上方。2、竹沥清心除热涤痰，

【其他适应症】咳吐黄痰轻症。

3、莲子心瓜蒌粥

【组成】莲子心 3 克、全瓜蒌 12 克、粳米 60 克、冰糖少许。

【适应症】同上方，药力增强。长于祛痰。

【制法】1、冷水 1000 毫升浸泡上药 1 小时以上。2、煮沸 40 分钟后滤出药液。3、用药液与粳米共煮粥。4、加糖调味。

【用法】可作早、晚餐服食。

【说明】1、本证病理同天竺黄粥所述。2、莲子清心热。瓜蒌化痰浊。痰火一去，心神自宁。以粥用之可养胃。

【其他适应症】痰火扰心失眠。

4、栀子浙贝百合汤

【组成】栀子、浙贝（大贝）各 9 克、百合 18 克。

【适应症】同上方，其养心阴、清心热作用尤强，故见症中多有心烦、失眠等症。

【制作】1、冷水 400 毫升浸泡上药 1 小时左右。2、煮沸 30 分钟后滤出药液。3、再加水 300 毫升，继煮 30 分钟后滤出药液。4、二次药液相合。

【用法】早、晚空腹服用。

【说明】1、本证病理同天竺黄粥。2、栀子清心热、除心烦。百合养心阴、清虚热。浙贝清热化痰。

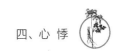

【其他适应症】热扰失眠。

5、莲子竹茹栀子汤

【组成】莲子心、栀子各 9 克、竹茹 12 克、生甘草 6 克。

【适应症】心慌、时发时止，每当惊吓时易发作、失眠多梦、胸闷烦躁、口苦、大便干、小便黄、舌苔黄腻、肺弦滑或兼数。

【制法】1、冷水 400 毫升浸泡上药 30 分钟左右。2、煮沸 25 分钟后滤出药液。3、再加水 250 毫升，煮沸 20 分钟后滤出药液。4、二次药液相合。

【用法】早、晚空腹服。每日 1 剂。

【注意】本方苦凉伤胃，脾胃虚弱者慎用（可用药液与粳米 60 克共煮粥食用）。

【说明】莲子心能清心热。竹茹能清痰热。栀子能清肝热。生甘草清热以助泻热，同时以其甘味缓解本方之苦。4 药合用能清心化痰，兼以清肝，故可治痰火交阻扰心而致的心慌。

【其他适应症】1、口舌生疮。2、急性尿道炎。

五、心 痛

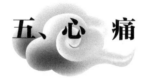

中医说的心痛（胸痹），相当西医的冠心病心绞痛。中医认为"痛者不通，通者不痛"。由于瘀血引起心脉不通，因而疼痛除心的直接瘀血外，还有许多引起心脉瘀血的原因，其症状各有不同，加以归纳，主要分为以下6型，即寒凝、痰浊、瘀血、心气不足、心阴亏损、心阳不振。

（一）寒凝型

1、薤白面粉粥

【组成】薤白30克、葱白2根（每根长3～4厘米）、白面粉100克。

【适应症】突然心胸痛、形体寒凉、甚则手足欠温，或伴冷汗自出、心悸气短、多因遇寒而发、舌苔白腻、脉沉迟而缓。

【制法】前2味切碎，与面粉一起加水调匀，入沸水中煮熟。

【用法】乘热服食，每日2～3次，每日1剂。轻症者2～3日内可缓。

【说明】1、本证的病理是寒凝血瘀、心脉不畅而痛。2、薤白俗名"小根菜"，功效长于通阳散结、行气导滞，是治疗心痛的专用药。葱白也能通阳散结，并能促进血液循环，加强发汗，增强薤白的作用。3、薤白常能在家庭花园边处找到。如用鲜品，用量需增加1倍。4、本方也可作预防用，但薤白用量每次应减至10克左右。

2、薤白桂枝粥

【组成】薤白15克、桂枝12克、粳米60克、冰糖少许。

【适应症】同前方，但本方药力强于前方。

【制法】1、冷水 1000 毫升浸泡上药 30 分钟左右。2、煮沸 30 分钟左右滤出药液。3、用药液与粳米共煮粥。4、加糖调味。

【用法】可作早、晚餐温食，每日 1 剂，至症状明显缓解。

【说明】1、本证病理同前方。2、如前所述，薤白能通阳散结、行气导滞，是治疗因寒而致心痛的要药。桂枝能通心阳、助心脉，使血流加快。二者合用能温通血脉、改善循环。3、如本方作汤剂服用则药力更强。4、本方剂量减半可作预防用。

3、桂枝薤白当归粥

【组成】桂枝 12 克、薤白 15 克、当归、甘草各 9 克、细辛 3 克、大枣 7 枚、粳米 60 克、冰糖少许。

【适应症】同前方，但本方药力强于前 2 方，宜用于症状较重者。

【制法】1、冷水 800 毫升浸泡上药 1 小时左右。2、煮沸 30 分钟左右滤出药液。3、再加水 400 毫升，继煮 30 分钟左右，滤出药液。4、二次药液相合。5、用药液与粳米煮粥。6、加糖调味。

【用法】可作早、晚餐温食。每日 1 剂。症减后宜改为薤白面粉粥或薤白桂枝粥。

【说明】1、本证病理同前方。2、本方是在薤白桂枝粥基础上，加当归、细辛、甘草、大枣而成。当归养血活血，以通脉。细辛温经助阳，以增热。甘草、大枣补气，兼调脾胃。诸药合用药力较前增强，又能调养脾胃，保护正气。3、如病情较重，可作汤剂服。

4、干姜半夏当归桃仁粥

【组成】干姜 6 克、半夏、当归、桃仁各 9 克、粳米 60 克、冰糖少许。

【适应症】同上方，药力强，除温经去寒外，尚有活血养血之功，疼痛较为明显。

【制法】1、冷水 1000 毫升浸泡上药 1 小时左右。2、煮沸 40 分钟后滤出药液。3、用药液与粳米共煮粥。4、加糖调味。

【用法】可作早、晚餐服食。

【说明】1、本证病理为心经寒郁兼有血瘀之象。2、干姜、半夏温里助阳。当归、桃仁活血通脉。当归并能养血。4 药皆性温，使温经通脉之力更强。

【其他适应症】里寒胃腹痛。

5、附子干姜肉桂芍草汤

【组成】附子 9 克（另包）、干姜 9 克、肉桂 6 克、白芍 12 克、甘草 9 克。

【适应症】同薤白桂枝粥，药力明显增强。

【制法】1、冷水 300 毫升浸泡上药（除外附子）1 小时左右。2、先用冷水 600 毫升煮沸附子 50 分钟后，加入上药（连药带水），继煮 30 分钟后滤出药液。3、再加水 500 毫升，继煮 30 分钟后滤出药液。4、二次药液相合。

【用法】早、晚空腹服用。

【说明】1、本证病理同上方所述。2、附子、干姜、肉桂性热，去寒通脉。白芍补血。甘草补气并缓和诸药。芍、草配用能缓和挛急，利于活血通脉。

【其他适应症】里寒胃腹痛。

（二）痰浊型

1、瓜蒌薤白粥

【组成】瓜蒌、薤白各 18 克、粳米 60 克、冰糖少许。

【适应症】心痛轻微，但胸闷较重，痰多气短，阴雨天易发或加重，体态多胖，舌苔白厚、脉多沉缓。

【制法】1、冷水 1000 毫升浸泡上药 30 分钟左右。2、煮沸 30 分钟后滤出药液。3、用药液与粳米共煮粥。4、加糖调味。

【用法】宜作晚餐温食，每日 1 次。

【说明】1、本证病理是痰浊凝阻，心肺循环不畅而痛。2、如前所述，薤白功效长于通阳散结、行气导滞，是治疗心痛的要药。瓜蒌能祛痰郁，散胸中郁滞。二药配用，给心脏热量，祛痰湿阻滞，使心脉通畅，因此能治疗痰浊闭阻、胸阳不通的心绞痛。3、如症急，可作汤剂服。

2、瓜蒌薤白白酒汤

【组成】瓜蒌 18 克、薤白 12 克、半夏、枳实各 9 克、白酒 200 毫升。

【适应症】同瓜蒌薤白粥，但药力较强。

【制法】1、用冷水 600 毫升浸泡上药 30 分钟左右。2、将白酒加入药中，一起煮沸 30 分钟后滤出药液。3、再加水 400 毫升，继煮 30 分钟后滤出药液。4、二次药液相合。

【用法】早、晚空腹温服，每日 1 剂。

【说明】1、本证病理同上方。2、本方是在瓜蒌薤白粥基础上，加半夏、枳实、白酒而成。半夏能燥湿化痰。枳实能行气化痰、除满消积。白酒能温经通络、活血化瘀，因而作用较强。3、方中白酒宜用 50 ~ 60 度。

3、白芥半夏桔梗粥

【组成】白芥子 6 克、半夏、桔梗 9 克、粳米 60 克、冰糖少许。

【适应症】同上方，药力缓。

【制法】1、冷水 1000 毫升浸泡上药 1 小时左右。2、煮沸 40 分钟后滤出药液。3、用药液与粳米共煮粥。4、加糖调味。

【用法】可作早、晚餐服食。

【说明】1、本证病理是寒凝痰阻、心脉不畅。2、白芥子、半夏性温，长于散寒祛痰。桔梗宽胸散结，便于祛除寒痰郁阻。

【其他适应症】寒痰咳嗽。

4、紫菀白前桃红汤

【组成】紫菀、白前、桃仁、红花各 9 克。

【适应症】同上方，但有活血通瘀之力，因而见症中疼痛明显。

【制法】1、冷水 500 毫升浸泡上药 1 小时左右。2、煮沸 30 分钟后滤出药液。3、再加水 300 毫升，继煮 30 分钟后滤出药液。4、二次药液相合。

【用法】早、晚空腹服用。

【说明】1、本证病理为寒凝痰阻，血脉瘀滞。2、紫菀、白前长于祛痰。桃仁、红花长于活血。4 药皆性温，性温则可去寒，也利于祛痰。

【其他适应症】寒郁咳嗽。

5、茯苓半夏白芥枳归汤

【组成】茯苓 15 克、半夏、当归各 9 克、白芥子 3 克、枳壳 18 克。

【适应症】同上方，药力增强。

【制法】1、冷水 700 毫升浸泡上药 1 小时左右。2、煮沸 40 分钟后滤出药液。3、再加水 400 毫升，继煮 40 分钟滤出药液。4、二次药液相合。

【用法】早、晚空腹服用。

【说明】1、本证病理为寒凝痰阻，气血不畅。2、茯苓、半夏、白芥子皆能祛痰。枳壳行气。当归补血活血。除茯苓性平外，其余 4 药皆温，利于痰动。

【其他适应症】寒郁咳嗽。

（三）瘀血型

1、当归红花粥

【组成】当归 15 克、红花、川芎各 9 克、粳米 60 克、冰糖少许。

【适应症】剧烈心痛、痛有定处，或痛引肩背，常伴有胸闷、舌质紫暗、脉沉弦有力或脉沉涩有力。

【制法】1、冷水 1000 毫升浸泡上药 30 分钟左右。2、煮沸 30 分钟后滤出药液。3、用药液与粳米共煮粥。4、加糖调味。

【用法】宜作晚餐温食，每日 1 剂。

【说明】1、本证的病理是血瘀脉阻，不通而痛。2、当归长于补血活血。红花、川芎长于温经活血、祛瘀止痛。三者配用，能温经活血补血，以活血祛瘀为主，因而对瘀血而致的胸痛有效。3、如兼有寒象，可加桂枝 9 克。如兼有痰湿，可加半夏 9 克。如胸前憋闷明显，可加枳实 15 克。加入原方后均可一起煮粥。

2、三七当归肉桂汤

【组成】三七9克、当归15克、肉桂6克（另包）。

【适应症】同当归红花粥，但本方药力明显增强。

【制法】1、冷水400毫升浸泡上药（肉桂除外）1小时左右。2、煮沸20分钟后加入肉桂一半，继煮10分钟后滤出药液。3、再加水250毫升，继煮20分钟后加肉桂剩下一半，继煮10分钟，滤出药液。4、二次滤液相合。

【用法】早、晚空腹温服。

【说明】1、本证病理同上方。2、三七长于活血定痛。经研究三七有显著的抗凝血作用，并能增加冠状血管的血流量，降低心肌耗氧量，促进冠脉梗死区的侧支循环形成，并有明显的镇痛作用。肉桂功效长于补火（给全身热量），尤能温经通脉，促进循环。当归是补血药，兼能活血。3药配用有良好的温经活血、通脉止痛之功。对瘀血而致的心痛，通过温散祛瘀而达止痛目的。

3、檀香砂仁丹参粥

【组成】檀香3克、砂仁9克、丹参15克、粳米60克、冰糖少许。

【适应症】同上方，药力相近。由于本方还有良好的行气作用，所以宜用于气滞血瘀而致的心痛。其特点是阵阵而发，时轻时重，或痛连胸背，日久不愈，每因情绪不快而发者。

【制法】1、冷水1000毫升浸泡上药30分钟左右。2、煮沸30分钟后滤出药液。3、用药液与粳米共煮粥。4、加糖调味。

【说明】1、本证病理与上方相近。2、檀香、砂仁皆芳香而善行气。丹参活血通脉。三者配用能行气活血、祛瘀止痛。3、与粥同食可护脾养胃，尤宜于老年及体弱者。4、本方如用汤剂则药力增强。

4、桃红四物柴胡粥

【组成】桃仁、红花、当归、赤芍、川芎各9克、熟地、柴胡各12克、粳米60克、冰糖少许。

【适应症】同上方，药力略强。

【制法】1、冷水 1000 毫升浸泡上药 1 小时左右。2、煮沸 40 分钟后滤出药液。3、用药液与粳米共煮粥。4、加糖调味。

【用法】可作早、晚餐服食。

【说明】1、本证病理同上方。2、方中前 6 味药是传统的活血方"桃红四物汤"（如赤芍换白芍，去掉桃仁、红花，则变成四物汤，补血为主）。柴胡长于行气，气行则血行，有利于活血通脉。

【其他适应症】血瘀身痛。

5、桃仁红花三七柴枳汤

【组成】桃仁、红花各 9 克、三七 6 克、柴胡、枳壳各 15 克。

【适应症】同上方，药力更强。

【制法】1、冷水 700 毫升浸泡上药 1 小时左右。2、煮沸 40 分钟后滤出药液。3、再加水 400 毫升，继煮 40 分钟后滤出药液。4、二次药液相合。

【用法】早、晚空腹服用。

【说明】1、本证病理同上方所述。2、桃、红、三七活血化瘀。柴胡、枳壳长于行气。诸药合用行气之力增强，气行则血行。

【其他适应症】血瘀身痛。

（四）心气不足型

1、参芪当归汤

【组成】人参 9 克、黄芪 18 克、当归 12 克。

【适应症】心胸隐痛、间断发作、动则加重，常伴心慌、乏力、懒言、面色㿠白、易出汗、舌淡无苔、脉沉细而弱。

【制法】1、冷水 600 毫升浸泡上药 1 小时左右。2、煮沸 40 分钟后滤出药液。3、再加水 400 毫升，煮沸 40 分钟后滤出药液。4、二次药液相合。

【用法】早、晚空腹温服，每日 1 剂。

【注意】服药期间禁吃萝卜及喝茶，以免减低人参的补气之力。

【说明】1、本证病理是心气不足、运血无力、血脉阻滞而瘀痛。2、常用人参有两种。一是红人参（简称"红参"，是蒸熟后的人参）；一是生晒参（是人参晒后即用）。红参稍热，一般冬季或有寒象时用之。生晒参不热，一般春秋二季多用。另有西洋参，因性偏凉，盛夏季节或热性体质宜用。人参大补元气，自然能补心气。黄芪能补气升阳，使全身机能旺盛。气虚重，血也必亏，因而用当归补血，兼以活血通脉。三者合用，意在补心气、活血脉，使心脏机能旺盛。进一步研究得知，本方能扩张冠脉血管，改善心脑循环，增加心脏功能。2、本方也可煎汤后，与粳米60克共煮粥，日内分1～2以服食。粥能养胃，但药力缓和。

【其他适应症】1、低血压。2、低血糖。

2、党参姜黄粥

【组成】党参15克、姜黄9克、粳米60克、冰糖少许。

【适应症】同上方，药力稍缓。

【制法】1、冷水1000毫升浸泡上药1小时左右。2、煮沸40分钟后滤出药液。3、用药液与粳米共煮粥。4、加糖调味。

【用法】可作早、晚餐服食。

【说明】1、本证病理为心气不足，心失所养。2、党参补气。气虚则血行无力而必有虚滞之象，故配活血药姜黄，行瘀去滞。以粥用之可养胃。

3、参芪术苓当归粥

【组成】党参、黄芪、白术、茯苓各12克、当归9克、粳米60克、冰糖少许。

【适应症】同上方，药力增强。

【制法】1、冷水1000毫升浸泡上药1小时左右。2、煮沸40分钟后滤出药液。3、用药液与粳米共煮粥。4、加糖调味。

【用法】可作早、晚餐服食。

【注意】如本方作汤剂服，则药力增强。

【说明】1、本证病理同前方所述。2、参、芪、术、苓四药补气，合用则力强。当归补血活血。气虚血必亏，气虚血也滞，故补血活血利于补气。

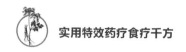

4、异功归芍汤

【组成】党参、茯苓、白术、陈皮各 15 克、甘草 6 克、当归、赤芍各 9 克。

【适应症】同上方，因本方有活血通脉作用，故见症中疼痛明显。

【制法】1、冷水 1000 毫升浸泡上药 1 小时以上。2、煮沸 40 分钟后滤出药液。3、再加水 600 毫升，继煮 40 分钟后滤出药液。4、二次药液相合。

【用法】早、晚空腹服用。

【说明】1、本证病理为心气虚兼血瘀。气虚血瘀，心失所养。2、方中前 5 药为补气为主、行气为辅的传统方"异功散"。气虚则血行无力，致使气血瘀滞，所以方中配活血的赤芍和当归（当归虽为补血药，兼有活血作用），配具有行气作用的陈皮。

5、四君玉斛王留汤

【组成】党参、茯苓、白术各 15 克、甘草 6 克、玉竹、石斛各 12 克。

【适应症】同上方，因本方并能养阴，故见症中常见口干、口渴、食欲不振、大便干结等症。

【制法】1、冷水 800 毫升浸泡上药 1 小时以上。2、煮沸 40 分钟后滤出药液。3、再加水 500 毫升，继煮 40 分钟后滤出药液。4、二次药液相合。

【用法】早、晚空腹服用。

【说明】1、本证病理是气虚为主，气阴两虚。2、方中前 4 药为补气的传统方"四君子汤"。玉竹、石斛为养阴药，二者同用补阴之力加强。

（五）心阴亏损型

心阴亏损是心血不足进一步发展的结果，症状表现为心血虚、心阴虚，以及有热之象（虚热）。有热必然耗气。因此治疗上必须补气补血、养阴清热。

1、减味补心丹

【组成】人参、桔梗、甘草各 6 克、茯苓、柏子仁、麦冬、生地各 15 克、丹参 12 克、五味子 3 克、当归 9 克。

【适应症】心胸疼痛时作，或灼痛，或闷痛、心慌、五心烦热、口干盗汗、颜面潮热、舌质淡红无苔、脉细数。

【制法】1、冷水 1100 毫升浸泡上药 1 小时左右。2、煮沸 40 分钟后滤出药液。3、再加水 600 毫升，继煮 40 分钟后滤出药液。4、二次药液相合。

【用法】早、晚空腹温服，每日 1 剂。

【注意】1、有痰及有寒象者不宜服。2、人参以生晒参为好，也可用党参 12 克代替。

【说明】1、人参、茯苓、甘草能补气。丹参、当归能活血补血。生地、麦冬能养阴。五味子敛气，有助于补气。柏子仁养血，有助于补血。桔梗载药上行，有利于把药力引入心经。柏子仁、五味子又能养心安神。2、本方是治疗心阴虚的主方"天王补心丹"（14 味药）减去 4 药而成。3、如症兼失眠，应加酸枣仁 15 克。如心慌较重，应加生龙骨 20 ~ 30 克（需先煎 30 分钟以上）。

【其他适应症】1、低血压。2、舌部慢性溃疡或舌裂、舌痛。

2、参归麦冬百合粥

【组成】党参、麦冬各 12 克、百合 15 克、粳米 60 克、冰糖少许。

【适应症】同上方，药力缓和。

【制法】1、冷水 1000 毫升浸泡上药 1 小时左右。2、煮沸 40 分钟以上滤出药液。3、用药液与粳米共煮粥。4、加糖调味。

【用法】可作早、晚餐服食。

【说明】1、本证病理为心阴不足、心失所养。2、麦冬、百合甘凉，归心经，故能养心阴、清心热。党参补气，以助心机能旺盛。

3、二冬生地枣仁汤

【组成】麦冬、天冬、生地、酸枣仁、党参各 12 克。

【适应症】同上方，药力强。

【制法】1、冷水 700 毫升浸泡上药 1 小时左右。2、煮沸 40 分钟后滤出药液。3、再加水 400 毫升，继煮 30 分钟后滤出药液。4、二次药液相合。

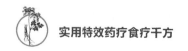

【用法】早、晚空腹服用。

【说明】1、本证病理为心阴不足、心失所养。2、二冬、生地甘凉，归心经，故能养心阴，清心热。党参补气，使心机能旺盛。酸枣仁养血安神。

【其他适应症】阴虚失眠。

4、二冬沙参归芍汤

【组成】麦冬、天冬、沙参、当归各 12 克、白芍 15 克。

【适应症】同上方，养阴养血之力均强。

【制法】1、冷水 700 毫升浸泡上药 1 小时左右。2、煮沸 40 分钟后滤出药液。3、再加水 400 毫升，继煮 30 分钟后滤出药液。4、二次药液相合。

【用法】早、晚空腹服用。

【说明】1、本证病理为阴血俱虚，心脉失养。2、二冬、沙参性味甘凉，归心经，故能养心阴、清心热。阴虚是血虚的进一步发展，阴虚必有血虚，故用当归、白芍补血。

【其他适应症】阴虚致身低热、失眠等症。

5、二冬二参知母汤

【组成】麦冬、天冬、沙参、丹参、知母各 12 克。

【适应症】同上方，补阴之力尤强。

【制法】1、冷水 700 毫升浸泡上药 1 小时以上。2、煮沸 30 分钟后滤出药液。3、再加水 400 毫升，继煮 30 分钟后滤出药液。4、二次药液相加。

【用法】早、晚空腹服用。

【说明】1、本证病理为心阴不足、心失所养。2、方中 5 药皆性味甘凉，归心经，故能养心阴、清心热。

【其他适应症】同上方。

（六）心阳不振型

心阳不振是心的热量不足，使心的机能减弱，进而血流缓慢而出现此症。

心阳不振是心气虚进一步发展而成，因而治疗上除助心阳、给心脏热能外，还要补心气，以增强心肌力量（补气也助补阳）。

1、参附桂草汤

【组成】人参、附子（另包）、桂枝 各9克、甘草6克。

【适应症】心慌而痛、胸闷气短、自汗、动则更甚、神疲畏寒、面色㿠白、四肢欠温、舌苔白、脉沉而弱。

【制法】1、冷水300毫升浸泡上药（附子除外）1小时左右。2、先用冷水600毫升浸泡附子1小时左右。3、煮沸附子1小时后，将其他药，连药带水倒入附子中，继煮沸40分钟后滤出药液。4、再加水600毫升，煮沸40分钟后滤出药液。5、二次药液相合。

【用法】早、晚空腹温服。

【注意】1、有痰或有热象者不宜用。2、人参多用生晒参，症重时可用红参。

【说明】1、方中附子、桂枝能助心阳。人参能大补元气。甘草助人参补气。4药合用能补益阳气，温振心阳。

【其他适应症】1、心动过缓。2、顽固性风寒性关节炎。

2、党参桂枝粥

【组成】党参、桂枝各12克、粳米60克、冰糖少许。

【适应症】同上方，药力较上方明显缓和。

【制法】1、冷水1000毫升浸泡上药1小时左右。2、煮沸40分钟后滤出药液。3、用药液与粳米共煮粥。4、加糖调味。

【用法】可作早、晚餐服食。

【说明】1、本证病理同上方所述。2、桂枝通经络、助心阳。阳不足，必气弱，故加党参补气，以助桂枝扶助阳气。

3、干姜肉桂桂枝红枣粥

【组成】干姜、桂枝各9克、肉桂6克、红枣9克、粳米60克。

【适应症】同上方，药力增强。

【制法】1、冷水 1000 毫升浸泡上药 30 分钟以上。2、煮沸 40 分钟后滤出药液。3、用药液与大米共煮粥。4、加糖调味。

【用法】可作早、晚餐服食。

【注意】如肉桂很碎，宜轻煎，每次不过 10 分钟。

【说明】1、本证病理如前方所述。2、干姜、肉桂为温里药。桂枝温经通脉、助心阳。红枣为补气药，因阳虚必有气虚，故加补气的红枣可助心阳。

4、莲子远志粥

【组成】桂枝 6 克、茯苓、莲子、远志各 15 克、粳米 60 克、冰糖少许。

【适应症】同上方，本方尚有健脾、安神作用，故宜用于兼有脾胃虚弱、食欲不振和心阳虚衰而失眠者。

【制法】1、冷水 1000 毫升浸泡上药 1 小时左右。2、煮沸 40 分钟后滤出药液。3、用药液与粳米共煮粥。4、加糖调味。

【用法】可作早、晚餐服食。

【说明】1、本证病机为心阳不振兼有脾胃虚弱。2、桂枝、远志通心脉、助心阳、安心神。莲子归心、脾经，虽性平，但因健脾能益气，故能助阳。茯苓健脾，配远志尤能宁心安神。

5、参芪姜肉桂草汤

【组成】党参、黄芪各 15 克、干姜、肉桂各 6 克、桂枝、甘草各 9 克。

【适应症】同参附桂草汤，药力更强。

【制法】1、冷水 700 毫升浸泡 1 小时左右。2、煮沸 40 分钟后滤出药液。3、再加水 500 毫升后，继煮 40 分钟滤出药液。4、二次药液相合。

【用法】早、晚空腹服用。

【说明】1、本证病理同参附桂草汤。2、干姜、肉桂温里。桂枝温经通阳。阳虚必有气虚，故用参、芪补气。甘草为补气药，以助参、芪补气之力。

【其他适应症】同参附桂草汤。

六、预防心痛

中医说的心痛，相当于冠心病的心绞痛。其发生的原因是由于动脉硬化导致心肌缺血而致。因此，预防的有效办法是防止高血脂、高血压，预防动脉硬化。

最方便而实用的办法，是应在日常的伙食中预防。因为必不可少的蔬菜、水果、豆类、米面等有与药物相近的作用。

用饮食调治没有吃药的苦味，又随餐进行，易于接受。除预防作用外，这些蔬、果等还有其他种种作用，关键是应结合身体状况和体质特点作针对性的选择。

1、炒茄子

【组成】茄子 500 克、大蒜 20 克、生姜 3 克、葱白 5 克、素油适量。

【适应症】1、脾胃虚弱而食少、口淡、消化不良等。2、血脉瘀滞而致慢性腰腿痛或肢体痛。3、热毒壅盛而致生疮或痔疮的辅助治疗。

【制法】可做一菜，每天吃 1 次，每周应吃 3 次以上。

【说明】1、茄子既可作菜，又可当药。其性偏凉，有活血化瘀、宽肠利气之效。大蒜、生姜、葱白，皆性味辛温，其辛温行散之性利于消肿。2、药理研究，茄子含有其他蔬菜少有的维生素 P，此有软化血管作用，可增加血管弹性，降低毛细血管通透性，防止毛细血管破裂。所以经常吃茄子能保护心脉和血管。大蒜是一种优质的心血管保健医疗食品，能降低血脂，并能增强纤维活性和溶解体内凝血的作用，可用来防治冠状动脉血栓，减少心肌梗塞的危险性。生姜能使血管扩张，血流加快，有利于改善心肌供血。

【其他适应症】食欲不振。

2、咸黄豆

【组成】黄豆 100 克、食盐、葱花、其他相关调料适量。

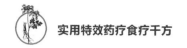

【适应症】1、热毒疮肿溃烂。2、贫血、糖尿病、机能衰弱。3、脑痴呆、健忘。

【制法】1、洗净黄豆，用微火干炒至熟，放入碗或杯。2、用热水溶解适量盐倒入黄豆中，加入葱花或其他调料，加盖密封10分钟，使豆变软。

【用法】可作副食小菜食之。上为1日量。每周吃2～3次以上。久用有效。

【注意】黄豆中含有一种有害物质，吃黄豆一定要熟食。

【说明】1、黄豆性味甘平，能养血益精。2、药性研究，黄豆有降低血液中胆固醇的作用，对血脂高、动脉硬化有防治作用。意大利医生曾作过这样实验：让一些胆固醇高的患者，一部分食用以动物性蛋白为主的食物，另一部分食用以黄豆为主的植物性蛋白食物。3周后，食用黄豆饮食者，血液中的胆固醇浓度下降20%左右，换用动物性蛋白饮食后，胆固醇浓度又升高了。

【其他适应症】1、用于健脑。2、用于抗衰老。

3、醋泡花生

【组成】花生米200粒、食醋适量。

【适应症】1、脾胃虚弱。2、营养不良。3、老年痴呆。

【制法】将花生米浸泡在食醋中，7天后便可食用。

【用法】每日早、晚各吃10粒，10天为1疗程。

【注意】1、醋有降压作用，低血压者不宜用本方。2、有溃疡病者不宜用此方，因醋能刺激溃疡面。

【说明】1、花生性味甘平，能开胃、润肺、养肝。2、药理研究，花生含有丰富的不饱和脂肪酸，使人体肝脏内胆固醇分解为胆汁酸，并能增加其排泄功能，因而能降低胆固醇含量，预防中老年人动脉硬化和冠心病的发生。3、醋中含有较多氨基酸，它可促进体内脂肪分解。醋泡花生米能软化血管，减少胆固醇的堆积。

【其他适应症】防治高血压。

4、蒸吃黑木耳

【组成】黑木耳10克、食糖少量。

【适应症】1、贫血、高血压。2、干咳少痰。3、老年痴呆。

【制法】1、洗净黑木耳，用水泡发，上锅蒸熟。2、加糖少许。

【用法】每天食用 10 克，每周 2 ~ 3 次。久用有效。

【注意】血压低者不宜用。

【说明】1、木耳气味甘平，能益气养血。它既是天然补品，又可作为营养药物。它能阻滞胆固醇、甘油三酯、脂蛋白等在动脉内膜上沉积，从而能改善血管弹性，防止动脉粥样硬化的发生。2、有报道指出，每周用黑木耳 3 次以上，每次 10 ~ 12 克，3 个月后有明显的降脂降压作用。

【其他适应症】肥胖症。

5、玉米面粥

【组成】玉米面 60 克、盐或糖少许。

【适应症】1、胆囊炎、胆结石、肝炎。2、水肿、泌尿系感染。3、脾胃虚弱。4、预防癌症。

【制法】玉米面熬成粥，加盐或糖少许。

【用法】可作早或晚餐或间食，每周宜吃 2 ~ 3 次。

【说明】1、玉米气味甘平，有健脾保肝之功。2、药理研究，玉米中含有较多的亚油酸、谷固醇、卵磷脂和维生素 E 等，能降低血清胆固醇、软化血管，对防止动脉硬化、冠心病有一定作用。3、有报道说，每日吃玉米面 30 克，每周 3 次，感到胃肠舒适，食欲大增。

6、燕麦粥

【组成】燕麦 60 克、白糖或盐或牛奶、果酱适量。

【适应症】1、脾胃虚弱。2、素体阳虚而致怕冷、手足欠温、舌苔白、脉沉迟而弱。

【制法】1、燕麦熬粥。2、按个人口味或加白糖、或加盐、牛奶、果酱。

【用法】可作早、晚餐，每周吃 3 次以上，久服有效。

【说明】1、燕麦气味甘温，能健脾助阳。2、药理研究，燕麦营养丰富，其所含的丰富膳食纤维，有降低血清胆固醇、三酰甘油、脂蛋白的功能，因此能预防心血管病。3、加牛奶、果酱是为了营养更加丰富而全面。4、按上述要求食用1个月，血脂指标必有不同程度的降低。

7、海带草决汤

【组成】干海带9克、草决明15克。

【适应症】1、甲状腺肿大。2、青光眼、水肿、肥胖症。3、痰多色黄。4、大肠癌。

【制法】1、干海带用水发一夜，捞出海带。2、加冷水300毫升，煮沸海带、草决明10分钟后即成。

【用法】滤出草决明，吃海带、饮汤，每日1剂，每周宜用3次以上。

【说明】1、海带气味咸寒，长于软坚散结、利尿、消痰。2、药理研究，海带能降低血清胆固醇及减轻动脉硬化。3、有报道说，坚持每日食用2克以上海带，1个月后高血脂指标会有明显下降。

【注意】上2药均寒凉而滑肠，大便多稀者不宜使用。

8、苹果、清茶、洋葱

【组成】苹果1个、清茶水4杯、炒洋葱1小碟。

【适应症】1、消化不良。2、气短、轻度失眠。3、口干咽燥。4、心烦口渴。

【制法】无需制做。

【用法】根据个人习惯，分数次进食，上为1次量。

【说明】这是来自美国的最新配方食物，对心脏具有明显的保护作用，可降低50%以上心脏病的发病率。其道理是这些食物富含黄酮类素，它能抑制脂质在血管壁上沉积，并清除自由基对血管壁的损伤。

9、三杯安全水

【组成】三杯安全水。

【适应症】洗涤肠胃，能防止便秘，增进食欲，预防感冒及某些皮肤病、关节炎、咽喉炎。

【用法】每次饮冷开水200～300毫升（1杯），每天3次。第一杯温开水在睡前半小时喝。第二杯温开水在深夜醒来时喝。第三杯温开水在清晨起床时喝。

【注意】1、温开水不能放得太久，一般不过 1 天，否则生物活性丧失。

【说明】医界有专家指出，三杯水应以冷开水为好，理由是冷开水的表面张力、密度、粘滞度和导电率等理化性质很接近人体内活细胞中的生理水。笔者认为，从中医的宏观理论看，还是喝温水最好，因为温则行，寒则凝。温水利于活血通脉。夜里机体代谢机能低下，血流缓慢。据说，清晨 4 ~ 6 点血液的黏稠度最大，许多冠心病人容易在此时发作。饮用温开水后，因为通脉作用，从而能降低了血液黏稠度，加快血液流动，防止或减少冠心病发作。

10、人参三七粉

【组成】生晒参、旱三七各 100 克。

【适应症】1、心胸满闷、隐痛阵发、舌苔变化不显、脉沉弦无力或沉涩无力。2、用其半量，可预防冠心病。

【制法】上 2 药共研细末。

【用法】每服 2 ~ 3 克，日 2 次，温水空腹送服。

【说明】1、一个健康的心脏，必须具备 2 个因素，一是心脏收缩有力，一是血流通畅、循环好。人参能补心气。三七能通畅血脉。2 药配用既能加强心肌收缩力，又能促进心脏血液循环。笔者在 1970 年《国外医学·中药分册》上看到一条报道：一位 73 岁的冠心病老妇人，吃人参三七粉（二者等份，每次 3 克，日 2 次）。连用 10 年后，冠心病及高血压治愈。次后笔者用其半量保健，用其全量治疗冠心病疗效皆佳。2、人参、三七的种类较多。人参应以生晒参为主（药性寒热相宜），而不用红人参（药性偏热，热则燥）和西洋参（药性偏寒，寒则凝）。3、三七以云南所产为佳，传统习惯多写"旱三七"。旱三七药性微苦而温，温苦而易通。

七、头 晕

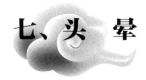

引起头晕的原因，与热、痰、瘀、虚有关。据此可分为4种类型：郁热、痰浊、血瘀和亏损。其中郁热和亏损比较复杂，应加仔细辨别。

（一）郁 热

1、炒芹菜

【组成】芹菜500克、食油、酱油各15克、盐2.5克、花椒、葱花少许。

【适应症】肝经有热，郁而不散，循经上炎而致头晕、目眩等症、舌苔薄黄、脉弦而数。常见于高血压、高血脂的病人中。

【制法】1、将芹菜除去根、须、菜叶，仅取菜梗，撕去梗上粗筋，冲洗干净，烫干后切成3厘米长段。2、在锅内放入食油，待食油烧热后放入花椒，炸至九成熟，将花椒取出来不用。3、将葱花放入锅内稍炸，随即放入芹菜，翻炒均匀后加酱油、盐，再炒拌均匀，出锅。

【用法】可作菜肴食之，每周3次以上。上为1日量。

【注意】血压低者不宜食用。

【说明】1、芹菜气味苦凉，能清肝热、降肝热。2、药理研究表明，芹菜有明显降压和降血脂作用。其所含成分对人脑中枢神经有安定和抗痉挛作用。3、因其性凉易伤胃肠，所以熟食炒吃，不但味美愿食，且克服了因性凉而伤胃肠之弊。4、如饮芹菜汁，每次50毫升，日2次，疗效也佳。

2、茶叶吹鼻

【组成】嫩茶叶适量、细塑料管1支。

【适应症】同炒芹菜，但药力稍强。宜用于肝热引起的头晕眼花，精神不快而易发，或伴有口干、口苦、大便燥结、小便黄少。

【制法】茶叶焙干或烘干，研为极细末。

【用法】用细塑料管将药吹入鼻孔内，每次少许，每日数次，可连用数日。

【注意】晚间睡前不要吹鼻，以免兴奋引起失眠。

【说明】1、此茶以绿茶为好，其气味凉苦而芳香，能益脾、清心、利尿，故能导热下行，又能使其芳香之气升散入脑。2、药理研究，茶叶以其丰富营养成分，使脑部代谢得到调解，有利于恢复生理功能。

【其他适应症】因热引起脑鸣。

3、菊花槐花茶

【组成】菊花、槐花、绿茶各3克。

【适应症】同前2方，但本方药力更强。宜用于肝热引起的头晕眼花、或眼睛红肿，或口干、口苦，或大便燥结，或小便黄少。

【制法】3者入瓷杯中，以沸水冲泡，盖严5分钟即成。

【用法】当茶频饮，每日1剂。

【注意】1、睡前不宜用。2、血压低者不用。

【说明】菊花气味甘凉，功能清肝热、散肝热。槐花、绿茶气味皆苦凉，均能清肝热、降肝热。3者配用其效增强。

【其他适应症】1、高血压。2、预防冠心病。

4、陈皮茶

【组成】陈皮10克、绿茶5克。

【适应症】肝阳上亢而引起的眩晕耳鸣、头痛且胀、心烦易怒、常伴随精神不快而加重、失眠多梦、腰膝酸软、舌质淡红、脉弦数或细数。

【制法】用400毫升冷水浸泡陈皮1小时后，煮沸10分钟左右滤出药液，稍加降温（60~80℃为宜），加绿茶。盖严5~10分钟后即成。

【用法】代茶频饮，每日1付。

【注意】睡前不宜服。

【说明】绿茶能清热、降热、导热下行。陈皮长于调理脾胃之气，又能化痰浊，二者合用宜于老年脾胃虚弱而血压偏高引起的阵阵头晕。2、肝阳是指肝经的热上升于头面，它是在肝热基础上产生的，因此肝阳证重于肝热证。

【其他适应症】老年慢性支气管炎。

5、天钩杜牛汤

【组成】天麻9克、杜仲、川牛膝各12克、钩藤9克（另包）。

【适应症】肝阳上亢而引起的眩晕。症同陈皮茶，但药力较强。

【制法】1、上药除钩藤外，用冷水500毫升浸泡1小时左右。2、煮沸20分钟后加一半钩藤（4.5克），继煮15分钟后滤出药液。3、再加300毫升，继煮20分钟，加另外一半钩藤（4.5克），继煮15分钟左右，滤出药液。4、二次药液相合。

【用法】早、晚空腹温服，每日1剂。

【注意】钩藤不能久煎，以免降效。

【说明】1、天麻、钩藤长于息肝风，为治头晕的常用配伍。杜仲能壮肾。川牛膝能活血，并能引血下行。4药皆有良好而可靠的降压作用，所以本方宜用于中老年人患高血压而有肾虚证的眩晕证。

6、菊花粥

【组成】菊花20克、密蒙花6克、粳米50克、冰糖少许。

【适应症】热性感冒而致的眩晕证。症见轻度头晕目眩、口微渴、身微热，或微汗出、口稍干等，舌苔薄黄、脉浮数。

【制法】1、用冷水1000毫升煮沸上药15分钟后滤出药液。2、用药液与粳米共煮粥。加冰糖少量调味。

【用法】宜作早或晚餐温食。

【注意】菊花以黄菊花为宜，不宜用白菊花（黄菊花偏清热，白菊花偏养血）。

【说明】菊花功善疏风清热、清肝明目。辅以质轻升浮、清热养肝的密蒙花。所以热性感冒引起的轻度头晕、目昏等症用之最宜。

【其他适应症】热性感冒。

7、复方绿豆芽汤

【组成】绿豆芽 35 克、青蒿 25 克、紫草 15 克。

【适应症】夏季暑热而致头晕。症见头晕头热、口渴心烦、尿少而黄、神疲乏力。

【制法】1、冷水 600 毫升浸泡紫草 30 分钟左右。2、煮沸 20 分钟后,加青蒿、绿豆芽,继煮 10 分钟后滤出药液。3、再加水 400 毫升,煮沸 10 钟后滤出药液。4、二次药液相合。

【用法】早、晚空腹服。

【注意】青蒿煎煮时间不宜长,以免降效。

【说明】1、暑热内蕴,头部供血相对减少,因而头晕。2、绿豆芽气味甘凉,能清热解暑、除烦利尿。青蒿芳香,气味辛苦,常用于除暑热中的湿气。紫草气味甘凉,归入心肝二经,因此长于清热凉血。3 药配用最能清暑热、祛湿浊、凉血热、导热下行、清脑醒神。

【其他适应症】中暑。

（二）痰 浊

1、泽泻牛膝白术粥

【组成】泽泻 15 克、川牛膝 10 克、白术 15 克、粳米 60 克。

【适应症】痰浊上扰而致头晕。症见头晕头重、视物旋转、胸闷恶心、舌苔白厚、脉沉缓或沉滑。

【制法】1、冷水 1000 毫升浸泡上药 1 小时左右。2、煮沸 20 分钟后滤出药液。3、再加水 500 毫升,继煮 20 分钟后滤出药液。4、二次药液相合,与粳米共煮粥。

【用法】可作早、晚餐服食,每日 1 剂。

【说明】1、痰浊内阻,清阳不升,因而头晕。2、泽泻气味甘淡,利水渗湿。白术气味甘苦,健脾祛湿。湿去则痰去。川牛膝活血,并能引血下行,有良好的降压作用。三者合用,对中老年高血压而痰多,又兼脾胃机能较弱者最宜。

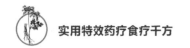

以粥服食，又能养胃。

【其他适应症】高血压。

2、半夏天麻白术汤

【组成】半夏、天麻各9克、茯苓、陈皮、白术15克。

【适应症】痰浊上扰而致的头晕。症同泽泻牛膝白术粥，但药力更强。

【制法】1、冷水600毫升浸泡上药1小时左右。2、煮沸30分钟左右滤出药液。3、再加水400毫升，继煮30分钟左右后滤出药液。4、二次药液相合。

【用法】早、晚空腹温服，每日1剂。

【说明】1、痰浊内阻，清阳不升，因而头晕。2、半夏降逆而祛痰。茯苓利水而祛痰。陈皮理气而祛痰。白术燥湿而祛痰。（因为湿聚而成痰）。4药合用，祛痰作用强。加上茯苓、白术能健脾，健脾则痰无所生，此为治痰之本。而天麻是治眩晕的常用药。诸药合用，治痰止晕作用增强，宜用于老年久病痰多，头晕而眩。3、许多美尼尔氏症见于此症。

【其他适应症】高血压。

3、苓术半夏远志汤

【组成】茯苓、白术、远志各15克、半夏9克。

【适应症】同上方，药力稍缓，安神作用较好。

【制法】1、冷水600毫升浸泡上药1小时以上。2、煮沸40分钟后滤出药液。3、再加水400毫升，继煮30分钟后滤出药液。4、二次药液相合。

【用法】早、晚空腹服用。

【说明】1、本证病理是痰浊上扰、清阳不升、脑失所养。2、方中4药皆能祛湿除痰，痰浊一去，清阳得升。远志除祛痰外，尚有安神作用。

4、冬瓜黄瓜薏米粥

【组成】冬瓜、黄瓜各100克、薏米60克、冰糖少许。

【适应症】同上方，药力缓。

【制法】1、冷水1000毫升煮沸薏米40分钟后，加二瓜继煮5分钟后滤出。

2、加糖调味。

【用法】可作早、晚餐服食。

【说明】1、本证病理如上方所述。2、二瓜皆能利尿，利尿可祛痰浊。薏米能利湿，也能健脾，健脾也利于利湿。

【其他适应症】轻度尿道炎。

5、二术二苓泽泻川芎汤

【组成】苍术、白术、茯苓、猪苓各12克、泽泻、川芎各9克。

【适应症】同泽泻牛膝白术粥，药力增强。

【制法】1、冷水700毫升浸泡上药1小时以上。2、煮沸40分钟后滤出药液。3、再加水400毫升，继煮30分钟后滤出药液。4、二次药液相合。

【用法】早、晚空腹服用。

【说明】1、本证病理同泽泻牛膝白术粥所述。2、方中苍术化湿，白术燥湿，茯苓渗湿，猪苓、泽泻利尿而除湿。诸药合用，祛湿而化痰。川芎为活血药，其性偏于升浮，其活血之力，利于祛除痰浊之粘滞，有利于清阳上升。

【其他适应症】水肿。

（三）血 瘀

1、通窍止晕汤

【组成】当归、枳壳、柴胡、陈皮各9克、桃仁、红花、白芷、川芎各6克、生地、川牛膝各12克。

【适应症】瘀血阻窍而致的眩晕症。症见头晕头痛、健忘失眠、心悸耳鸣、面色紫暗、舌边尖紫暗、脉沉弦有力。

【制法】1、冷水900毫升浸泡上药1小时以上。2、煮沸30分钟后滤出药液。3、再加水500毫升，继煮30分钟后滤出药液。4、二次药液相合。

【用法】早、晚空腹温服，每日1剂。

【注意】体虚者不宜服，因活血能伤气，或方中加党参10～15克，以补气。

【说明】1、因头部瘀血，循环不畅，头部供血相对减少，因而头晕而痛。2、方中桃仁、红花、川芎、牛膝、当归均能活血化瘀。白芷辛温芳香，长于上行头面，加强活血药的活血之力。"气行则血行"，所以用枳壳、柴胡、陈皮3药行气，以活血，加生地清热凉血、养阴，以防大队活血药之辛燥之性伤害体质。

【其他适应症】外伤性头晕。

2、川芎粥

【组成】川芎9克、夜交藤15克、粳米60克、冰糖少许。

【适应症】同上方，药力缓和。

【制法】1、冷水1000毫升浸泡上药30分钟左右。2、煮沸30分钟后滤出药液。3、用药液与粳米共煮粥。4、加糖调味。

【用法】可作早、晚餐服食。

【说明】1、本证病理同上方。2、川芎为活血药，是治疗血瘀头痛的最常用药。夜交藤活血通络，以加强川芎上行活血之功。以粥用之可养胃。

3、川柴粥

【组成】川芎9克、柴胡12克、粳米60克、冰糖少许。

【适应症】同上方，药力相当。

【制法】1、冷水1000毫升浸泡上药1小时左右。2、煮沸40分钟后滤出药液。3、用药液与粳米共煮粥。4、加糖调味。

【用法】可作早、晚餐服食。

【说明】1、本证病理是血瘀兼有气滞，脑失所养。2、川芎活血化瘀，为治血瘀头痛的最常用药。柴胡长于理气。气行则血行，因而可增强川芎的活血止痛之力。

4、川芎当归玫瑰花汤

【组成】川芎、当归、玫瑰花各9克。

【适应症】同上方，药力增强。

【制法】1、冷水 400 毫升浸泡上药 1 小时左右。2、煮沸 30 分钟后滤出药液。3、再加水 200 毫升，继煮 30 分钟后滤出药液。4、二次药液相合。

【用法】早、晚空腹服用。

【说明】1、本证病理同上方所述。2、方中三药均能活血。玫瑰花长于行气，可加强血行。当归长于补血，便于养脑。

【其他适应症】气血瘀滞胁肋痛。

5、川芎白芷夜交藤方

【组成】川芎、白芷各 9 克、夜交藤 30 克。

【适应症】同上方，本方有安神作用，更宜于血瘀头晕的失眠者。

【制法】1、冷水 600 毫升浸泡上药 30 分钟左右。2、煮沸 30 分钟后滤出药液。3、再加水 400 毫升，继煮 30 分钟后滤出药液。4、二次药液相合。

【用法】早、晚空腹服用。

【说明】1、本证病理同上方所述。2、川芎、夜交藤均能活血通络。白芷辛温上行，以其温散作用可增强川芎的活血行瘀之力。夜交藤长于通络安神，因而对瘀血型头晕而失眠者用之最宜。

【其他适应症】血瘀失眠。

（四）亏 损

1、参术茯苓当归菊花汤

【组成】党参、当归各 9 克、茯苓、白术各 15 克、菊花 12 克。

【适应症】气虚为主，兼有血虚而出现的眩晕证，症见头晕目眩、遇劳易发、神疲乏力、面色㿠白、心慌失眠、舌质淡、脉细弱或略数。

【制法】1、冷水 700 毫升浸泡上药 1 小时左右。2、煮沸 30 分钟后滤出药液。3、再加水 400 毫升，煮沸 25 分钟后滤出药液。4、二次药液相合。

【用法】早、晚空腹温服。

【说明】1、本证病理是气血亏虚，无力将血上奉养脑而晕。2、党参为常用的补气药。白术、茯苓健脾，以补气。当归补血和血。菊花清头明目，用以祛除由于血虚而产生的头部郁热。本方补气补血，而以补气为主，宜用于素体气血亏虚或病后体力未复而出现的头目眩晕等症。

【其他适应症】1、素体气血虚弱。2、病后体虚。

2、阿胶枸杞粥

【组成】阿胶（另包）、枸杞子、陈皮各 15 克、粳米 60 克、冰糖少许。

【适应症】血虚而致的眩晕证，症见头晕目眩、心慌失眠、面色㿠白、爪甲不荣、舌质淡、脉细弱。

【制法】1、枸杞子、陈皮与粳米共煮粥。2、粥将熟时加入阿胶，不断搅拌，使其溶化，继煮 2 ~ 3 分钟即成。3、可加少许冰糖调味。

【用法】可作早、晚餐温食。

【注意】本方质地黏腻，有碍消化，脾胃功能减弱者少用。

【说明】1、本证病理是血虚，不足养脑而晕。2、阿胶是驴皮经煎煮、浓缩制成的固体胶，功专补血止血。枸杞子补益肝肾、滋养精血。合之可使补血力量增强。陈皮理气和胃，以防枸杞、阿胶 2 药因黏滞而伤胃。宜用于贫血而出现的头晕者。

【其他适应症】慢性出血。

3、黄花银花汤

【组成】黄花菜 15 克、银花 10 克。

【适应症】血虚头晕症见头晕眼花、面色无华、心慌失眠、手足心热、舌淡红、脉细而数。

【制法】1、黄花菜泡开。2、用冷开水 400 毫升煮沸上 2 药 20 分钟后滤出药液。

【用法】早、晚空腹温服，每日 1 剂。

【注意】黄花菜宜用陈，不宜用新（避免毒性）。

【说明】黄花菜是一种食用的干菜，其营养价值甚高。其气味甘凉，具有益气养血功效。因虚而致的脑部疾患极为多用，被誉为"健脑菜"。银花是一味清热解毒中药，其性升散，向上向外。2 药合用能补血、清利头目，对血虚头晕头热、常有手心发热者最为适用。

【其他适应症】神经衰弱。

4、大枣阿胶粥

【组成】大枣9个、党参、阿胶（另包）各15克、粳米60克。

【适应症】气血双虚而致的眩晕证。症见头晕目眩、遇劳易发、神疲乏力、面色㿠白、心慌失眠、舌质淡、脉细而弱。

【制法】1、大枣去核，粳米共煮粥。2、粥熟时加入阿胶（阿胶事先捣碎），再煮5分钟，搅匀即可。

【用法】每日早、晚餐，温热服食。

【注意】1、脾胃虚弱者不宜用，因大枣、阿胶质地黏腻，有碍于消化。2、血压高者不宜用，因阿胶有升压作用。

【说明】1、本证病理同参术茯苓当归菊花汤。2、大枣、党参是补气药，大枣兼有补血作用。阿胶是驴皮经煎煮，浓缩制成的固体胶，功专补血止血。三者合用气血双补。2、药理证明，3药合用能促进血中红细胞和血红蛋白的生长。以粥用之可养胃。

【其他适应症】1、贫血。2、低血压。

5、茯苓酒

【组成】茯苓60克、白酒500毫升。

【适应症】脾虚湿盛、气血不畅而致的头晕。症见头晕隐隐、神疲食少、四肢沉重或大便多稀、舌苔白、脉沉缓。

【制法】茯苓入白酒中浸泡7天。

【用法】每次饮酒10～20毫升，日2次。

【注意】不会饮酒者不宜用。

【说明】1、本证病理是脾虚挟湿，阻滞气血上奉，头部血亏无以养脑而晕。2、茯苓是寄生于松树根上的一种菌核，其气味甘淡平，功效长于健脾利水，又能宁心安神。水湿去则循环畅，因而气血能上行养脑，眩晕自然缓解。2、本方宜用于老年脾胃功能不足而出现的头目眩晕而症状较轻者。

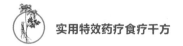

【其他适应症】脾虚腹泻。

6、二胶汤

【组成】鹿角胶（另包）、龟板胶（另包）各9克、熟地、山萸肉、枸杞子、菟丝子各12克、川芎6克、菊花15克。

【适应症】肝肾阴虚而致的头晕。症见久病头目眩晕、视力减退、二目干涩、口干咽干、口渴、不欲多饮水、神疲乏力、腰膝酸软、久治不愈、舌质红或舌质剥脱、脉细而数。

【制法】1、冷水700毫升浸泡上药（除外鹿角胶、龟板胶）1小时左右。2、煮沸40分钟后滤出药液。3、再加水400毫升，继煮30分钟后滤出药液。4、二次药液相合。此为1剂。5、鹿角胶、龟板胶各分成1/2，备用。

【用法】1、取出上述药液的1/2。2、乘热（凉时需加热）放入1/2鹿角胶和龟板胶（不断搅拌，使其溶解，并均匀）。3、早、晚空腹服。每日1剂。

【注意】1、每次服汤剂时都放入1/2鹿角胶和龟板胶。2、每次放鹿角胶和龟板胶时，汤剂必须滚热，以便充分溶化。3、药性黏滞，不利于消化，应间断服用为好（服3剂，休3天）。

【说明】1、中医认为，肝藏血，肾藏精。肝肾阴虚就是精血不足。精血不足不能上奉于脑，因而出现头晕眼花等症。2、方中除川芎、菊花外，都有很强的补肾益精作用。其中鹿角胶和龟板胶作用尤强。川芎能活血，其性能升能降，便于把生成的精血输送到头面。菊花为清肝明目之品，既能清头部因血少而产生的虚热，又能清因方中补益精血之力强而产生的郁热。3、本方用5～7日多能出现效果，且疗效稳定，连用2～3个疗程后效果明显（7剂为1疗程）。4、服本方见效后，宜制成蜜丸或水丸、面糊丸长服。

【其他适应症】1、白内障。2、视神经萎缩。

7、黑芝麻核桃粥

【组成】黑芝麻20克、枸杞子15克、核桃10个、粳米60克。

【适应症】肾虚而致的头晕。症见头晕眼花、口燥咽干、面色无华、心慌心烦、睡眠不实，或手足心热、腰膝酸软、肾虚阳痿、舌质淡、边尖有齿痕、脉细而弱。

【制法】捣碎核桃，三者共煮粥。也可放少量冰糖调味。

【用法】早、晚空腹温服，也可作为间食或夜宵，每日 1 剂。

【注意】本方滋腻，不易消化。又能润肠通便。脾胃素虚和大便偏稀者少用。

【说明】1、肾虚包括肾阴虚和肾阳虚。肾阴虚为精血不足，肾阳虚为热量不足。2、黑芝麻、枸杞子气味甘平，功能补肾益精，增加物质。核桃气味甘温，功能补肾助阳，增加机能。三者合用给全身热量，使精血旺盛，因此最宜用于老年肾虚而致的头晕。

【其他适应症】1、虚喘。2、肾虚阳痿。3、肠燥便秘。4、辅助治疗继发性脑萎缩。

8、附桂菊花汤

【组成】附子（另包）、山萸肉、当归、白芍、杜仲各 9 克、肉桂 3 克（另包）、山药、菊花各 15 克、枸杞子、菟丝子各 12 克。

【适应症】肾阳虚而致的头晕。症见头晕、乏力、四肢不温、面白、畏冷、夜尿频、下肢容易浮肿、舌苔白、脉沉迟而弱。

【制法】1、除附子、肉桂外，用冷水 800 毫升浸泡上药 1 小时以上。2、先用冷水 600 毫升煮沸附子 1 小时左右，加入其他诸药（连药带水），再煮 30 分钟左右，加 1/2 肉桂，继煮 10 分钟左右，滤出药液。3、加水 700 毫升左右，煮沸 30 分钟后加入 1/2 肉桂，继煮 10 分钟左右滤出药液。4、二次药液相合。

【用法】早、晚空腹温服，每日 1 剂。

【注意】1、附子有毒，必先煎 1 小时左右，去其毒性（麻辣味）。2、肉桂煎煮时间不宜过长，避免降效。3、本方药性较热，宜冬天服用。

【说明】1、中医认为，要想补阳，必须阴中求阳。所以本方在用补阳药基础上还要用一些补益肾精的药（补阴）。2、方中附子、肉桂、山萸肉、菟丝子、杜仲均气味甘温，能温补肾阳，以增强肾的机能。当归、白芍是补血药（体现补阴），用之是利于补阳。山药是补气药，用此补气，以助补阳。菊花是清头明目药，对于上述补药，因补而产生的上升郁热，有清除作用。

【其他适应症】1、肾虚腰痛。2、肾虚阳痿、遗精。3、晚期糖尿病辅助治疗。

八、中风

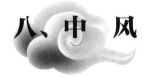

脑血栓形成、脑出血等脑血管意外，中医称为"中风"。中风有外风和内风之别。外风是指自然界的风，其伤害表浅、病症较轻，称为"中经络"，其主要症状是口眼歪斜、半身不遂、语言不利，没有神志昏迷表现。内风是由于心肝热盛而产生的风症，其伤害较深（伤在脏腑），病症较重，称为"中脏腑"，其主要症状是突然昏倒、不省人事、半身不遂、口眼歪斜、舌强语牵。此外，内风引起的中风病急性期过后，仅存半身瘫痪，或语言不利症状，此为"中风后遗症"。

作为食疗与药疗，治疗中风病的中经络或中风后遗症，可获得较好疗效。治疗中脏腑的退烧、醒神和涤痰方面也有不错疗效。预防本病尤为重要。

中经络

1、生姜醋

【组成】生姜、威灵仙各100克、醋750毫升。

【适应症】用于风邪初中经络证。症见受风后手足运动不灵、肢体麻木，舌苔薄白、脉浮。

【制法】1、三者合在一起，浸泡30分钟。2、煮沸15分钟后滤出药液。

【用法】用毛巾蘸药，揉按患病手、足及肢体，每次不少于30分钟，1日2次。

【注意】有溃疡病或胃酸多者不宜用。

【说明】生姜气味辛温，能温通、发散而活血。威灵仙气味辛温，能温通经络而活血。食醋气味酸苦温，能活血而开胃。三者合用能调节血液的酸碱平衡，维持人体内环境的相对稳定。

【其他适应症】嗽口，可治鱼骨哽喉。

2、白芥子醋

【组成】白芥子 500 克、食醋 500 毫升。

【适应症】用于风中经络证。症见受风后，口不能言和舌根紧缩、舌苔薄、脉浮或略数。

【制法】二者共煎煮，煮至药液 300 毫升左右，收存备用。

【用法】每次取药液及药渣，涂敷颔颊下，每次不少于 30 分钟。1 日 2 次。

【注意】白芥子有发泡作用，如外敷部位充血，水泡明显，本方当禁用。

【说明】1、中医认为，风邪侵入人体后，使气血痹阻不畅，进一步使痰湿凝聚而不散，发为本病。2、白芥子辛温气锐，其走窜之性善祛经络之痰，借食醋活血之力能改善病位的血液循环。

3、生姜白附子糊

【组成】生姜、白附子各适量。

【适应症】用于受风后口歪、舌苔薄、脉浮或略数。

【制法】将白附子研为细末，以生姜汁调成糊状。

【用法】将上述药糊敷在病侧口角旁（松弛的一侧为病侧），每日 1 次。

【注意】1、不要用冷水洗脸。2、为不影响外观，可在睡前外敷，晨起去掉。

【说明】中医认为，受风后口歪，是风邪侵袭后，局部循环受阻，痰湿凝聚不散。2、白附子辛温，其性上行，善祛颜面的风痰（留滞在经络中的痰）。风痰一去循环改善，本病自愈。生姜能活血，又能祛痰，因而能加强白附子的药力。

4、大豆独活酒

【组成】大豆 200 克、独活 50 克、白附子 20 克、米酒 1000 毫升。

【适应症】用于受风后口歪。治症同生姜白附子糊，但本方药力较强。

【制法】1、先将大豆炒熟，与后 2 味共捣碎。2、加入酒中煮沸 10 分钟后滤出药液，即成药酒。

【用法】每次早、晚各饮酒 10 毫升。

【注意】1、没有米酒可用一般 50 度左右白酒代之。2、如方中独活、白附子研末困难，也可不必为末，但与酒共煮时间需增加 20 分钟后滤出。3、不饮酒者可每次 5 毫升。

【说明】1、大豆富含胆碱类物质，在脑细胞中具有传递信息的功能，有利于营养面神经。独活专祛一身之风。白附子善祛颜面经络中痰湿。借酒的活血之力，诸药功效增强。

5、小续命汤

【组成】麻黄 6 克、防己、人参（生晒参）、肉桂、黄芩、白芍、川芎、杏仁、防风、附子（另包）各 9 克、生姜、甘草各 6 克。

【适应症】风中经络证。症见筋脉拘急、半身不遂、口眼歪斜、语言蹇涩、舌苔薄白、脉浮弦或浮缓。

【制法】1、冷水 1000 毫升浸泡上药（除外附子）1 小时以上。2、冷水 500 毫升煮沸附子 40 分钟后，放入上述药中（连药带水），继煮 30 分钟后滤出药液。3、再加水 500 毫升，继煮 30 分钟后滤出药液。4、二次药液相合。

【用法】早、晚空服服。

【注意】如肉桂很碎，需要轻煎，不超过 10 分钟。

【说明】1、本方是著名古方"小续命汤"。专治风中经络证。风从外来，宜从外散。风邪挟寒，宜用辛温。正气不足，又当助阳、益气、和血。2、方中麻黄、防风、防己、杏仁、生姜辛温发散、祛风通络。人参、附子、肉桂益气助阳。白芍、川芎养血和血，使正气复则邪气出。风邪外壅，里气不宣，极易郁而生热，故用黄芩之苦寒以祛标热，作为反佐。甘草调和诸药。诸药合用，有辛温发散、扶正祛风之功。

【其他适应症】风湿痹证（关节炎）。

6、黄芪天麻酒

【组成】黄芪 60 克、天麻、防风、甘草、白芍各 30 克、淫羊藿、续断、怀牛膝各 20 克、肉桂 10 克、白酒 2000 毫升（50 ~ 70 度为好）。

【适应症】中风后遗症。症见中风后半身瘫痪、口歪、语言不利、舌苔脉象变化不显。

【制法】上药共捣碎，放进大的瓷瓶中，倒入白酒2000毫升，加盖密封，每天搅拌1次，7天后滤出，即成药酒。

【用法】每次温饮10毫升，日2次。

【注意】1、不会饮酒者，用量应每次饮5毫升，每日1次开始。2、本方虽然对血压有双向调节作用，但治疗期间应需不断观察血压变化，保持血压稳定。

【说明】1、中医认为，中风后遗症的主要病理是气虚血瘀。2、黄芪、肉桂、淫羊藿、续断、怀牛膝，均气味甘温，为补益强壮之品。白芍配甘草能缓解痉挛，解除僵硬。天麻、防风相配能去内、外之风。而怀牛膝又能活血化瘀。借酒的辛热发散，促进循环之力，可提高疗效。

7、黄芪桃仁牛膝汤

【组成】黄芪60克、桃仁、红花各6克、川牛膝9克。

【适应症】中风后遗症。见症与黄芪天麻酒相同，但本方活血之力强，而补益强壮之力不如前方。

【制法】1、冷水800毫升浸泡上药1小时左右。2、煮沸30分钟后滤出药液。3、再加水500毫升后，继煮30分钟后滤出药液。4、二次药液相合。

【用法】早、晚空腹温服。

【说明】1、如前所述，中医认为中风后遗症的主要病机是气虚血瘀。2、本方重用气味甘温，长于补气升阳的黄芪，意在强身壮体。其他3药均能活血、促循环，3药并用，使活血之力增强，增加供血，以营养筋脉、肌肤。

【其他适应症】气虚身痛。

8、养阴息风汤

【组成】龟板20克（另包）、白芍、天冬、生麦芽、钩藤、菊花各15克、怀牛膝9克、川楝子6克、玄参12克。

【适应症】用于阴虚动风证。症见平素血压偏高，常常头晕、肢麻、震颤、心烦、失眠、突然半身运动不灵、口眼歪斜、言语不清、舌质偏红、脉细而数。

【制法】1、上药除龟板外用冷水1100毫升浸泡1小时以上。2、先用

600 毫升冷水煮沸龟板 40 分钟左右。3、将其他药（连药带水）兑入龟板中，继煮沸 30 分钟后滤出药液。4、再加水 600 毫升，继煮沸 30 钟后滤出药液。5、二次药液相合。

【注意】病情稳定后应配合针灸和锻炼。

【说明】1、本方治症多是血压平素偏高，常伴有肢麻、眩晕、突然半身瘫痪、言语不清。经检查多诊断为脑血栓形成。中医认为，本病成因是精血不足（阴虚），内生虚热，虚热上冲而致脑脉痹阻，发为本病（中风）。治疗应以养阴清热、活血息风为主。2、方中除川楝子、怀牛膝、钩藤外，均能养阴清热。钩藤兼能息风。川楝子和牛膝同用尤能引血下行（降压明显）。3、本方多用于脑血栓形成而出现的半身瘫痪等急症，服药 3～5 日多能取效。如兼有痰热，应加天竺黄、姜半夏各 9 克、竹沥 15 克，以除痰热。如失眠重，应加生龙骨、珍珠母各 20 克（均须打碎，先煎 30 分钟以上），以重镇安神。如心烦重，应加黄连、栀子各 6 克，以清热除烦。如头痛重，应加石决明 20 克（须先煎 30 分钟以上）、夏枯草 9 克，以清热止痛。如神昏（意识不清）应改用牛黄安宫丸，每服 1 丸，用以醒神（一般服 1 丸后必能清醒）。

9、大蒜酒

【组成】大蒜 100 克、白酒 250 毫升。

【适应庭】预防中风（脑血管病）。

【制法】将大蒜去皮，泡入白酒中，2 周后服用。

【用法】每次饮用 10～30 毫升，日 2 次。

【注意】不会饮酒者不宜用此方。

【说明】大蒜气味辛温气锐，能清除存积在血管中的脂肪，有助于降低胆固醇和甘油三酯的含量，自然能预防脑血管疾病。借酒活血之力，以促进循环。

九、失　眠

　　失眠是由于多种原因造成火、痰、食郁或久病伤及心、脾、肝、肾，致气血阴精不足，或进一步产生虚热。加以概括，主要分为以下7型：火热、痰火、食郁、心脾不足、心肝血虚、肝肾阴虚、心胆气虚。前3型属实证，后4型属虚证。具体应用应根据病证性质和体质特点加以选择。

（一）火热型

1、莲子心盐汤

　　【组成】莲子心3克、食盐2克。

　　【适应症】心火亢盛而致轻度烦躁失眠、口舌生疮、小便黄赤、舌苔发黄、脉弦数。

　　【制法】用冷水200毫升，煮沸莲子心5分钟后，加入食盐、溶解。

　　【用法】日内分1～2次服完。

　　【注意】胃炎者慎用，因莲子心苦寒伤胃。

　　【说明】1、本证病理是心火上扰，扰乱心神、神不守舍。2、莲子心气味苦寒，入心经，故能清心热、降心火。火降入水，水升入火。因而能交通心肾，水火既济，所以病自愈。

　　【其他适应症】血热吐血。

2、龙骨黄连汤

　　【组成】生龙骨20克（另包）、黄连、当归、栀子、竹叶各6克、生地12克、连翘9克、茯神15克。

　　【适应症】同莲子心盐汤，但药力明显增强，宜用于症状较重者，或用莲

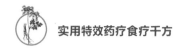

子心盐汤不愈者。

【制法】1、冷水 600 毫升浸泡上药（除外生龙骨）1 小时左右。2、先用 600 毫升冷水煮沸生龙骨 40 分钟后，加入其他诸药（连药带水），继煮 30 分钟后滤出药液。3、再加水 400 毫升，继煮 30 分钟后滤出药液。4、二次药液相合。

【用法】早、晚空腹服。每日 1 剂。

【注意】本方药性寒凉较重，凡寒性体质或脾胃虚弱者慎用。

【说明】黄连、栀子、连翘皆苦寒，入心经，故能清心火。当归、生地能养血，并滋心阴。竹叶清心热，并能通利小便，使心火下行。茯神宁心安神。生龙骨能清心热、降心热而安神。诸药合用，使心血、心阴得养，使心火得清得降。

【其他适应症】1、血热吐血。2、因热失眠多梦。

3、清肝泻肝汤

【组成】龙胆草、合欢花、栀子各 9 克、黄芩、竹叶、柴胡、甘草各 6 克、白芍、炒枣仁各 12 克。

【适应症】肝郁化火而致失眠。症见失眠多梦、性情急躁、常伴口苦、口干、头晕头胀、目赤耳鸣、不思饮食、便秘溲黄、舌苔黄干、脉弦数有力。

【制法】1、冷水 800 毫升浸泡上药 1 小时左右。2、煮沸 30 分钟左右滤出药液。3、再加水 500 毫升，煮沸 30 分钟左右滤出药液。4、二次药液相合。

【用法】早、晚空腹服。

【注意】本方药性苦寒较重，容易伤胃，胃炎者慎用。

【说明】1、中医认为，肝经有热，热扰心神，因而心神不宁而现失眠。2、龙胆草、黄芩、栀子均苦寒，入肝胆经，故能清肝胆热、泻肝胆火。竹叶能清心中郁热，并使郁热下行。柴胡、白芍、甘草相配，能疏肝郁、养肝血，使肝的生理功能旺盛。炒枣仁、合欢花能养心安神。诸药相配，能清肝泻肝、养心安神。3、服药 3 日后病情不减，应加生龙骨 30 克（需先煎 30 分钟以上）。

4、栀子百合生地丹参汤

【组成】栀子 9 克、百合、生地、丹参各 12 克。

【适应症】同上方，养阴清热作用强。

【制法】1、冷水 500 毫升浸泡上药 1 小时左右。2、煮沸 40 分钟后滤出药液。3、再加水 300 毫升，继煮 40 分钟后滤出药液。4、二次药液相合。

【用法】早、晚空腹服用。

【说明】1、本证病理为血热心火俱盛，扰动心神。2、栀子清心热。百合养心阴、清心热。生地凉血养阴生津。丹参凉血清热安神。诸药合之，凉血清热、养阴安神。

【其他适应症】低热。

（二）痰火型

1、化痰安神汤

【组成】黄连、生甘草各 6 克、姜半夏、竹茹、枳实、远志、栀子各 9 克、陈皮 15 克、茯神 12 克。

【适应症】痰火扰心而致烦躁失眠、胸闷恶心、性情急躁、易惊易怒、头重目眩、喜饮喜冷、面红目赤、小便黄、大便干、舌苔黄腻、脉弦滑数。

【制法】1、冷水 1000 毫升浸泡上药 1 小时左右。2、煮沸 40 分钟后滤出药液。3、再加水 500 毫升，继煮 30 分钟后滤出药液。4、二次药液相合。

【说明】1、姜半夏、竹茹、陈皮、枳实合用能理气化痰。黄连、栀子、生甘草清心热。茯神、远志功专安神。诸药合用清热化痰、宁心安神。宜用于老年痰多痰黄、胃肠不佳而致的失眠症。2、服药 3 日后如病情不减，可加珍珠母或生石决明 20 ~ 30 克（应先煎 30 分钟，兑入其他诸药），以增加清热、降热之力。

2、萝卜芹菜粥

【组成】萝卜、芹菜各 100 克、粳米 60 克、冰糖少量。

【适应症】同上方，药力明显缓和。

【制法】1、冷水 1000 毫升煮熟粳米粥。2、加萝卜、芹菜再煮 10 分钟（萝卜、芹菜切碎）。3、加糖调味。

【用法】可作早、晚餐服食。

【说明】1、本证病理是痰火扰心、心神不宁。2、萝卜、芹菜性凉而清热。萝卜并能利湿下气而消痰。

3、三竹栀子汤

【组成】竹黄、竹茹、天竺黄、栀子各9克。

【适应症】同上方，药力明显增强。

【制法】1、冷水500毫升浸泡上药30分钟以上。2、煮沸30分钟后滤出药液。3、再加水300毫升，继煮30分钟后滤药液。4、二次药液相合。

【用法】早、晚空腹服用。

【说明】1、本证病理同前方所述。2、三竹长于清热化痰。栀子长于清心热、导热下行。

【其他适应症】痰热心烦。

4、连栀远志半夏陈皮汤

【组成】黄连3克、栀子9克、远志15克、半夏、陈皮、生甘草各9克。

【适应症】同上方，药力更强。

【制法】1、冷水600毫升浸泡上药1小时左右。2、煮沸40分钟后滤出药液。3、再加水400毫升，继煮30分钟后滤出药液。4、二次药液相加。

【用法】早、晚空腹服用。

【说明】1、本证病理同上方。2、黄连、栀子性味苦寒而入心经，故能清心热、导热下行。远志、半夏、陈皮均能祛痰。半夏燥湿祛痰。陈皮理气燥湿而化痰。远志安神而祛痰。

（三）食郁型

1、枳曲神楂汤

【组成】枳实、神曲、焦山楂、茯神各15克、连翘6克、甘草3克、鸡内金粉 2 克（另包）。

【适应症】伤于饮食而致的睡眠不安、脘胀不适，进食则加重、常有大便失常、舌苔白腻或兼有微黄、脉弦有力。

【制法】1、冷水 700 毫升浸泡 1 小时左右（鸡内金除外）。2、煮沸 30 分钟滤出药液。3、再加水 400 毫升，继煮 30 分钟后滤出药液。4、二次药液相合。

【用法】早、晚空腹服。每服 1 次，送服 1 克鸡内金粉，每日 1 剂。

【注意】晚饭尽量少食，同时少进油腻等不易消化食物。

【说明】1、由于伤于饮食导致脾胃气机升降失常。胃中不和睡眠不安。2、方中神曲、焦山楂、鸡内金消食化积。枳实行气导滞。少用连翘清除因食积而生之热。茯神健脾护胃，使消积之中不致伤正，且有安神之用。甘草和中，因能补气而有扶正之意。

【其他适应症】消化不良。

2、三仙粥

【组成】神曲、山楂、麦芽、茯神各 15 克、粳米 60 克、冰糖少许。

【适应症】同上方，药力稍缓。

【制法】1、冷水 1000 毫升浸泡上药 30 分钟左右。2、煮沸 30 分钟后滤出药液。3、用药与粳米共煮粥。4、加糖调味。

【用法】可作早、晚餐服食。

【说明】1、本证病理同上方所述。2、3 药都是常用的消食药，合称为"三仙"。麦芽偏消谷食食积。山楂偏消肉、油食积。神曲长于消食除胀。茯神健脾扶正且有安神作用。

3、三仙莱鸡汤

【组成】焦神曲、焦山楂、焦麦芽（以上称"三仙）、茯神各 15 克、莱菔子、鸡内金各 9 克。

【适应症】同上方，药力更强。

【制法】1、800 毫升浸泡上药 1 小时以上。2、煮沸 40 分钟后滤出药液。3、再加水 400 毫升，继煮 30 分钟后滤出药液。4、二次药液相合。

【用法】早、晚空腹服用。

【注意】鸡内金如用粉剂，疗效更优，每次可用汤剂送服 2 ~ 3 克。

【说明】1、本证病理同上方所述。2、方中三仙长于消食化积。莱菔子消食除胀。鸡内金消食更强。茯神益脾而安神。

4、消食化积除热方

【组成】三仙各 15 克、鸡内金 9 克、连翘 6 ~ 9 克。焦白术 30 克。

【适应症】同上方，消食之力相近，而本方尚有清热(食积化热)及健脾作用。宜用于平素脾胃虚弱之人的食积症。

【制法】1、冷水 900 毫升浸泡上药 1 小时。2、煮沸 40 分钟后滤出药液。3、再加水 500 毫升，继煮 30 分钟后滤出药液。4、二次药液相合。

【用法】早、晚空腹服用。

【注意】同上方。

【说明】1、本证病理是食积生热兼有脾虚。2、焦三仙及鸡内金消食化积。连翘消内积热。焦白术强健脾胃。

【其他适应症】食积胃痛、腹泻或便秘。

（四）心脾不足型

1、牛奶鸡蛋汤

【组成】牛奶 200 毫升、鸡蛋黄 1 个。

【适应症】素体虚弱而致失眠。症见平时体虚、失眠多梦、易惊易醒、睡眠不实、醒后难以再睡，或兼有神疲食少等症。

【制法】煮沸牛奶，加入鸡蛋黄，搅匀即成。

【用法】睡前温服，每日 1 剂。

【说明】1、牛奶甘平，能养血安神。2、药理研究，牛奶含一种叫色氨酸的生化物质，可使人产生困倦，催人入睡。而鸡蛋能养血益阴，有利于安神。二者配用能补血益气安神，用于体虚、心失所养而出现的失眠。

【其他适应症】神经衰弱。

2、茯神鸡蛋汤

【组成】茯神 15 ~ 20 克、鸡蛋黄 1 个。

【适应症】心肝血虚、脾气虚弱而致失眠。症见入睡难而早醒、似睡非睡、伴神疲食少、面色无华、舌质淡、脉细而弱。

【制法】先用冷水 400 毫升煮沸茯神 30 分钟后滤出药液，加入鸡蛋黄，搅匀即成。

【用法】1、睡前先用热水烫脚 10 分钟。2、乘热服药（片刻后入睡）。

【说明】1、气血虚弱则心失所养，因而心神不宁而失眠。2、茯神甘平入心、脾经。长于健脾、宁心安神，专用于失眠心慌、健忘等症。3、鸡蛋所含的卵磷脂能健脑。如前所述，鸡蛋能滋阴养血、镇静安神。所以二药合用既能养心肝之血，又能补心脾之气。可见本方宜用于心肝脾虚而引起的失眠等症。

【其他适应症】神经衰弱。

3、小米莲子鸡蛋粥

【组成】小米 60 克、莲子 15 克、鸡蛋 1 个。

【适应症】心气不足、脾胃虚弱而致失眠。症见轻度失眠、心慌、食少、神疲乏力、舌质淡、脉细弱。

【制法】小米与莲子煮粥，粥将熟时打入鸡蛋，稍煮即成。

【用法】1、睡前先用热水泡脚 10 分钟。2、温食小米粥。

【说明】小米甘凉，入脾胃经，故能健脾胃、清虚热。莲子养心益脾。鸡蛋能养血益阴。所以三者配用最宜于心血不足、脾胃虚弱的失眠。睡前热水泡脚能引热下行，有助于镇静安神。

【其他适应症】1、消化不良。2、慢性腹泻。

4、补益心脾汤

【组成】党参、白术、茯神、合欢花各 12 克、木香、当归各 9 克、酸枣仁 15 克、甘草 3 克。

【适应症】心脾两虚而致的失眠。症见失眠多梦、睡眠不实、心慌健忘、神疲食少、面色无华，或外伤或产后失血较多的失眠，舌质淡、脉细弱。

【制法】1、冷水 800 毫升浸泡上药 1 小时左右。2、煮沸 30 分钟后滤出药液。3、再加水 500 毫升，继煮 30 分钟后滤出药液。4、二次药液相合。

【用法】早、晚空腹温服。

【说明】1、心脾两虚，即气血不足，心失所养而致失眠。2、党参、白术、茯神能补气。当归能补血。酸枣仁养血安神。合欢花解郁安神。茯神宁心安神。木香能行散胃肠之气，避免因补药而产生的气滞诸症。

【其他适应症】神经衰弱。

5、复方莲子粥

【组成】莲子 20 克、芡实 10 克、五味子 3 克、粳米 60 克、冰糖少许。

【适应症】心脾肾亏而致失眠。症见失眠多梦、神疲食少、慢性腹泻、腰膝酸软、夜尿增多、舌质淡、脉沉细弱。

【制法】1、冷水 1000 毫升浸泡上药 1 小时左右。2、煮沸 40 分钟后滤出药液。3、用药液与粳米共煮粥。4、加糖调味。

【用法】可作早、晚餐。

【说明】莲子养心益脾。芡实益精固肾。五味子滋肾宁心。从而构成养心脾、益肾精之良方。

【其他适应症】1、慢性肠炎。2、肾虚遗精。

（五）心肝血虚型

1、酸枣仁粥

【组成】炒酸枣仁、百合各 30 克、粳米 60 克、冰糖少许。

【适应症】心肝血虚而致失眠。症见失眠心慌、入睡难而早醒、似睡非睡、头晕眼花、虚烦不安、口燥咽干、手足心有时稍热或有时出汗、舌质淡或稍红、脉细弱或稍数。

【制法】1、冷水 1000 毫升浸泡上药 1 小时左右。2、煮沸 40 分钟后滤出药液。3、用药液与粳米共煮粥。4、加糖调味。

【用法】可作早、晚餐或间食。

【注意】1、本方长期使用，可使大便干（酸枣仁能收敛）。2、枣仁宜粉碎。

【说明】1、酸枣能养心肝之血而安神。百合能清心经虚热而安神。故二药配用对心肝血虚兼有虚热者用之最宜。素来血虚体弱者多用。

【其他适应症】神经衰弱。

2、阿胶红枣粥

【组成】去核红枣 30 枚、阿胶 15 克、粳米 60 克、冰糖少许。

【适应症】同酸枣仁粥，但作用较强，且有一定补气作用，所以用于失眠、心慌、头晕眼花而贫血症状明显者更为合适。

【制法】1、用红枣与粳米共煮粥。2、加冰糖、阿胶，慢慢搅拌成膏状。

【用法】每次 1～2 勺，日 2 次。常服甚效。

【注意】阿胶、大枣均属黏腻、不易消化之品，胃肠弱者慎用。

【说明】如前所述，阿胶是驴皮经煎熬、浓缩制成的固体胶，质地黏腻，最能补血。大枣为补气养血药。二者合用，长于补益精血，兼能补气，对于贫血而致的失眠、心慌、头晕等症，最为适宜。

【其他适应症】贫血。

3、龙眼枸杞粥

【组成】龙眼肉、枸杞子、女贞子各 15 克、红枣 3 枚、粳米 60 克。

【适应症】精血不足而致的失眠。症见失眠心慌、头晕眼花、腰膝酸软、面色㿠白、口唇指甲色淡、手足心有时发热、口燥咽干、舌淡无苔、脉细弱或稍数。

【制法】1、冷水 1000 毫升浸泡上药 1 小时左右。2、煮沸 30 分钟后滤出药液。3、再加水 600 毫升，继煮 30 分钟。4、二次药液相合。5、用药液与粳米共煮粥。

【用法】可作早、晚餐温食，每日 1 剂。

【注意】龙眼肉、红枣黏腻，不易消化，胃肠虚弱者慎用（少服或间断服）。

【说明】1、心肝血虚进一步加重累及到肾，以致精血不足（因为肾藏精），所以精血不足重于心肝血虚。2、枸杞子、女贞子、龙眼肉皆为甘补之品。枸杞子、女贞子长于补精，龙眼肉长于补血。三者配用补益精血之力增强。红枣为补气药，兼可养血。四者相配为益气滋补良方。

【其他适应症】1、老年糖尿病。2、防衰抗老。

4、白酒鸡蛋胶

【组成】白酒 20 毫升、阿胶 10 克、鸡蛋 1 个。

【适应症】阴虚血少(精血不足)而致的失眠。治症同龙眼枸杞粥。二方比较，补血力相近，但本方补肾之力不足，如腰膝酸软、口燥咽干、手足心时有发热等症状明显，应用龙眼枸杞粥。

【制法】1、将阿胶放入容器内，倒入白酒，盖封紧，放锅内蒸至阿胶全部溶化后取出。2、乘热打入鸡蛋 1 个，搅匀。3、再蒸至鸡蛋熟即可。

【用法】顿服，日服 1～2 次。连用 5～7 日为 1 疗程。服至 1 疗程可取效。

【注意】不会饮酒者不宜。

【说明】1、本方所治之阴虚血少证，是心肝血虚基础上进一步发展而来。2、方中阿胶补血益阴。鸡蛋益阴补血。二者合用养心血、益心阴、安心神。借酒的活血之力使补益的阴血更好地输布全身。

【其他适应症】神经衰弱。

5、山萸枸杞五味汤

【组成】山萸肉、枸杞子、天冬、白菊花各 15 克、五味子 3 克、甘草 3 克。

【适应症】肾精不足而致失眠。症见失眠、眩晕耳鸣、口干舌燥、腰膝酸软、舌质淡、脉细弱。

【制法】1、冷水 600 毫升浸泡上药 1 小时左右。2、煮沸 40 分钟后滤出药液。3、再加水 400 毫升，继煮 40 分钟后滤出药液。4、二次药液相合。

【用法】早、晚空腹温服，每日 1 剂。

【注意】本方黏腻涩滞，久服可致脾胃气滞，出现胃腹胀闷、不思饮食等症，所以长期使用时，应在方中加陈皮 15 克，或木香 6 克，以行气导滞。

【说明】山萸肉气味甘酸温，入肾经，故能补肾涩精。枸杞子气味甘平，入肾经，功专补肾。天冬气味甘寒，养阴润燥。白菊花清热、养血，清热助于消除因补而上升之热，养血益于本方补肾精。五味子气味甘酸，归肾、心经，故能补肾精、宁心安神。甘草调和诸药。6 药合用对于精血不足、脑失所养而致的失眠，有补肾涩精、健脑安神作用。

【其他适应症】肾虚遗精、遗尿。

（六）肝肾阴虚型

1、二冬枣仁汤

【组成】天冬 9 克、麦冬 12 克、酸枣仁 15 克、粳米 60 克、冰糖少许。

【适应症】阴虚有热而致的失眠。症见失眠多梦、心慌不安、口干舌燥、头晕眼花、阵阵烦热、手足心热、舌质淡红、脉细数。

【制法】1、冷水 1000 毫升浸泡上药 1 小时左右。2、煮沸 40 分钟后滤出药液。3、再加水 600 毫升，继煮 40 分钟后滤出药液。4、二次药液相合。5、用药液与粳米共煮粥。

【用法】可作早、晚餐温食。

【说明】麦冬、天冬皆气味甘凉，为清补之品。麦冬清心热而安神。天冬清肺肾热而助清心安神。二冬合用既能养心阴，又能清心热。酸枣仁补心肝之血而专用于安神。三者合用能补心血、养心阴、清心热而安神。

【其他适应症】神经衰弱。

2、珍珠鸡蛋方

【组成】珍珠母 30 克（另包）、生地、白芍各 15 克、百合 24 克、黄连 6 克、鸡蛋黄 1 个。

【适应症】阴虚内热而致的失眠。症见失眠多梦、心慌心烦、头晕耳鸣、健忘、手足心热、腰酸腿软、舌质淡红、脉细数。

【制法】1、上药除珍珠母和鸡蛋黄外，用冷水 600 毫升浸泡 1 小时左右。2、先用冷水 400 毫升煮沸珍珠母 40 分钟。3、加入其他药（连水带药），继煮 40 分钟后滤出药液。4、再加水 400 毫升，继煮沸 40 分钟后滤出药液。5、二次药液混合，兑入鸡蛋黄，搅拌均匀即可。

【用法】早、晚空腹温服。每日 1 剂。

【注意】方中珍珠母有时难以购到，可用生龙骨 20 ~ 30 克代替。制法与珍珠母相同。

【说明】方中生地、百合、白芍、鸡子黄，既养阴又清热。珍珠母气寒、质重，故能清热降热。黄连苦寒，归心经，功专清心火。诸药合用，能养心阴、清心热、降心火，因而宜用于心阴不足、上部有热之失眠症。

3、滋阴降火汤

【组成】山萸肉、熟地、丹皮、泽泻、栀子各 9 克、山药、夜交藤、茯神各 15 克、川牛膝 6 克、鸡蛋黄 1 个。

【适应症】阴虚火旺而致的失眠。治症同前 2 方，但本方无论是滋阴还是清热，药力都明显增强。如在失眠症中出现明显的腰膝酸软、手足心热、口燥咽干等症时，更宜用本方。

【制法】1、冷水 900 毫升浸泡上药（鸡蛋黄除外）1 小时左右。2、煮沸 40 分钟后滤出药液。3、再加水 500 毫升，继煮 40 分钟后滤出药液。4、二次药液相合。5、将鸡蛋黄兑入汤剂中，搅匀即可。

【用法】早、晚空腹温服。

【注意】本方药性黏腻，不利于消化，不宜常服。

【说明】1、阴虚火旺是在精血不足的基础上产生的热证，因而本方的失眠症近于二冬枣仁汤和珍珠鸡蛋方，但作用更强，宜用于病程更长、病情更严重的失眠症。2、本方是中医名方"六味地黄汤"的加味方。专治阴虚诸症。栀子能清心热、降心火。川牛膝能引血下行。夜交藤养血安神。鸡蛋黄助于养血益阴。加上补益精血的六味地黄汤共 10 味，大能益阴养血、清热安神。

【其他适应症】晚期糖尿病。

4、百合大米粥

【组成】百合 30 克、麦冬 15 克、粳米 60 克、冰糖少许。

【适应症】心肺阴虚而致的失眠。症见失眠，辗转反侧难以入眠、阵阵心烦、口干舌燥，或干咳少痰，或手足心热，或夜里微出汗，舌质淡红、脉细数。

【制法】百合、麦冬与粳米共煮粥，粥将熟时加入少量冰糖即可。

【用法】每晚睡前服，每日1剂。5～7日为1疗程，用1疗程可取效。

【说明】主药百合能养心肺之阴，清心肺之虚热。辅以麦冬养心阴、清心热，以强百合之药力。阴虚则心失所养、有热则心神不宁。所以心肺阴虚有热而出现的失眠等症，本方最宜。

【其他适应症】神经官能症。

5、沙参麦冬生地夜交汤

【组成】沙参、麦冬、生地各15克、夜交藤30克。

【适应症】心阴虚热而现失眠，药力增强。口干舌燥、手足心热更为明显。

【制法】1、冷水800毫升浸泡上药1小时左右。2、煮沸40分钟后滤出药液。3、再加水500毫升，继煮40分钟后滤出。4、二次药液相合。

【用法】早、晚空腹服用。

【说明】1、本证病理是心阴虚热、心神不宁。2、沙参、麦冬、生地性味甘凉，均能养心阴、清心热。夜交藤通络安神。

（七）心胆气虚型

1、珍珠龙骨枣仁汤

【组成】生龙骨（另包）、珍珠母各15克（另包）、党参、茯神、酸枣仁各15克、石菖蒲、远志、竹茹、枳实各9克。

【适应症】心胆气虚而致失眠。症见失眠多梦、睡眠不实、易惊易醒、心烦心慌，常伴有气短、自汗、倦怠乏力、舌质淡、脉细无力。

【制法】1、上药除生龙骨、珍珠母外，用冷水800毫升浸泡1小时左右。2、用500毫升水先煮生龙骨、珍珠母40分钟。3、将上药（连药带水）倒入生龙骨、珍珠母中，继煮30分钟后滤出药液。4、再加水500毫升，继煮40分钟

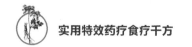

后滤出药液。5、二次药液相合。

【用法】早、晚空腹温服。

【注意】事先要将生龙骨、珍珠母粉碎成小块。

【说明】1、本方治症为心胆气虚，并兼有痰热而致的失眠，所以应补心胆之气，并兼以清其所挟之痰热。2、方中党参能补气。竹茹配枳实能理气清痰。茯神宁心安神。酸枣仁养心安神。远志祛痰安神。石菖蒲开窍安神。诸药合用，补心胆之气，清心胆痰热，从多方面安神。

【其他适应症】1、神经衰弱。2、神经官能症。

2、茯神龙骨粥

【组成】党参12克、茯神、远志各15克、生龙骨20克（另包）、粳米60克、冰糖少许。

【适应症】同上方，药力缓，主要症状是失眠多梦、易惊易醒。

【制法】1、冷水300毫升浸泡上药1小时左右（除外生龙骨）。2、冷水1000毫升先煮生龙骨40分钟后，放入其他诸药（连药带水），继煮沸40分钟后滤出药液。3、用药液与粳米共煮粥。4、加糖调味。

【用法】可作早、晚餐服食。

【说明】1、本证病理是心胆气虚，心失所养。2、党参补气。远志、茯神安神、健脾益气。生龙骨质重，重镇安神。以粥用之可养护脾胃，并有加强茯神健脾益气之意。

3、党参茯苓远志龙齿粥

【组成】党参、茯苓、远志各12克、龙齿30克、粳米60克、冰糖少许。

【适应症】同上方，药力增强。

【制法】1、打碎龙齿。若打的粉碎可以不必先煮。2、冷水1000毫升浸泡上药1小时左右。2、煮沸50分钟后滤出药液。3、用药液与粳米共煮粥。4、加糖调味。

【用法】可作早、晚餐服食。

【说明】1、本证病理同上方。2、党参补气。茯苓健脾益气。远志祛痰安神。

龙齿质重，重镇安神。

4、参苓远志龙牡汤

【组成】党参、茯苓、远志各 15 克、生龙骨（另包）、生牡蛎（另包）各 15 克。

【适应症】同上方，药力明显增强。

【制法】1、如粉碎生龙骨、生牡蛎，可不必先煎。2、冷水 800 毫升浸泡上药 1 小时以上。3、煮沸 50 分钟后滤出药液。4、再加水 500 毫升，继煮 40 分钟后滤出药液。5、二次药液相合。

【用法】早、晚空腹服用。

【说明】1、本证病理同上方。2、党参补气。茯苓健脾益气。远志安神祛痰。生龙骨、生牡蛎重镇安神。

5、参神柏仁紫贝珍珠母汤

【组成】党参、茯神、柏子仁各 15 克、紫贝齿（另包）、珍珠母（另包）各 15 克。

【适应症】同上方，药力相近，但安眠作用更强。

【制法】1、打碎紫贝齿、珍珠母。2、冷水 800 毫升浸泡上药 1 小时左右。3、煮沸 50 分钟后滤出药液。4、再加水 500 毫升，继煮 40 分钟后滤出药液。5、二次药液相合。

【用法】早、晚空腹服用。

【说明】1、本证病理如前方所述。2、党参补气。茯神安神益气。柏子仁养心安神。紫贝齿、珍珠母质重，镇心安神。

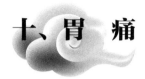

十、胃　痛

　　胃痛的类型可详分为以下8型：肝气胃痛、肝胃郁热、瘀血胃痛、寒凝胃痛、食积胃痛、湿痰胃痛、虚寒胃痛、阴虚胃痛。前6型为实证，后2型为虚证。其中气痛、寒痛、虚寒痛较为多见，也有相互杂见的，应仔细辨认。

（一）肝气胃痛型

1、玫瑰花粥

　　【组成】干玫瑰花10克、粳米60克。

　　【适应症】多由精神不快导致肝胃气滞而现胸闷胃痛。其痛走窜不定，胀满少食，每因嗳气或矢气后痛减、舌苔薄白、脉弦。

　　【制法】1、冷水1000毫升浸泡玫瑰花30分钟左右。2、煮沸5分钟后滤出药液。3、用药液与粳米共煮粥。

　　【用法】可作早、晚餐温食，每日1剂。轻者2～3日可愈。

　　【注意】1、粥味稍苦，可加少量冰糖调味。2、服药期间不能生气，避免诱因。

　　【说明】1、本证病理是肝郁犯胃而痛。2、玫瑰花质轻升散，入肝经，故有疏肝解郁、行气止痛之力，宜用于因气滞而致的轻度胃痛。3、药理：能促进胆汁分泌。

2、佛手萝卜粥

　　【组成】佛手15克、白萝卜30克、粳米60克。

　　【适应症】同玫瑰花粥，但药力明显增强。

　　【制法】1、冷水1000毫升浸泡上药30分钟左右。2、煮沸20分钟后滤出药液。3、再加水 600 毫升，继煮 20 分钟后滤出药液。4、二次药液相合。

5、用药液与米煮粥。

【用法】早、晚空腹温服。

【注意】如用佛手鲜品，用量应增加一倍（30 克）。

【说明】1、本证病理同上方。2、佛手行肝胃之气。萝卜降胃气，行降胃气利于行肝气。故二者配合有较好的行散肝胃气滞之功。

【其他适应症】消化不良。

3、柴胡白芍粥

【组成】柴胡 15 克、白芍 30 克、粳米 60 克、冰糖少许。

【适应症】同佛手萝卜粥，但萝卜粥健胃作用较好，本方疏肝作用较优，尤宜于平时爱生气者。

【制法】1、冷水 1000 毫升浸泡上药 1 小时左右。2、煮沸 30 分钟后滤出药液。3、再加水 600 毫升，继煮 20 分钟后滤出药液。4、用药液与粳米煮粥。

5、加糖调味。

【用法】早、晚空腹温服。

【注意】如不煮粥，只用 2 药煎汤服，则疗效增强。

【说明】1、本证病理是肝郁气滞而致胃痛。2、柴胡能疏肝解郁。白芍能养肝缓急。二者配用疏肝柔肝而解肝郁气滞之痛。

【其他适应症】气滞腹痛或腹泻。

4、柴胡白芍佛手汤

【组成】柴胡、枳壳、佛手、焦神曲各 12 克、白芍、香附各 15 克、厚朴 9 克。

【适应症】同玫瑰花粥，但本方药力明显增强，宜用于胃痛胀满、胃痛连胁、喜叹长气、胸闷嗳气、大便不爽，每因生气易发的较重胃痛。

【制法】1、冷水 800 毫升浸泡上药 1 小时左右。2、煮沸 30 分钟后滤出药液。3、再加水 500 毫升，继煮 30 分钟后滤出药液。4、二次药液相合。

【用法】早、晚空腹温服，每日 1 剂。

【注意】必须解除精神不快，否则难愈。

【说明】1、本证病理同上方。2、柴胡、香附长于理肝气。白芍长于柔肝阴。三者相配最能疏肝理气。肝气郁必然导致脾胃气滞（有木克土之意），因而胃痛，所以用枳壳、厚朴疏通脾胃之气。神曲健胃消食，以减轻脾胃负担。佛手则能益脾胃，又调和诸药。足见，诸药相配最能行散脾胃之气滞而止痛。

【其他适应症】神经性厌食症。

5、柴胡香附玫瑰花汤

【组成】柴胡、香附各15克、玫瑰花6克、延胡索9克、甘草3克。

【适应症】治症同上方，但本方力量明显增强，因有活血作用，故对肝胃气痛较重者尤为适用。

【制法】1、冷水500毫升浸泡上药30分钟左右。2、煮沸30分钟后滤出药液。3、再加水300毫升，继煮30分钟后滤出药液。4、二次药液相合。

【用法】早、晚空腹温服，每日1剂。

【注意】服药期间心平气和，不能生气。

【说明】1、本证病理是肝气郁结兼有血瘀的犯胃之痛。2、柴胡、香附是最常用的疏肝解郁药。玫瑰花除疏肝理气外尚有活血作用。延胡索活血行气，多治内科血瘀诸痛。甘草调和诸药。5药相配功效疏肝理气、活血通络，故对肝胃气痛之重症用之较宜。

（二）肝胃郁热型

1、高粱甘蔗粥

【组成】高粱米50克、甘蔗80克。

【适应症】胃痛灼热、口干口渴、大便燥、小便黄、舌苔黄、脉弦数。

【制法】1、甘蔗去皮切碎捣烂、绞汁。2、与高粱米共煮粥。

【用法】可作早、晚餐或间食。

【说明】1、肝郁化热犯胃而致胃痛。2、甘蔗气味甘寒，入脾、胃经，能清、养脾胃。高粱米气味甘平，入脾、胃经，能健脾和胃。二者合用清胃热而不伤胃，用于因热而致胃痛之轻症。

【其他适应症】肺中燥热久咳不止。

2、黄连清胃汤

【组成】黄连、延胡索（元胡）、生甘草、清半夏各9克、吴茱萸3克、川楝子6克、白芍、陈皮各15克。

【适应症】同高粱甘蔗粥，但药力增强，宜用于胃痛势急、胃中灼热、口干口苦、大便燥结、小便黄少、遇热增剧、舌苔黄腻、脉弦数，病情较重者。

【制法】1、冷水700毫升浸泡上药1小时左右。2、煮沸30分钟后滤出药液。3、再加水400毫升，继煮30分钟后滤出药液。4、二次药液相合。

【用法】早、晚空腹服。每日1剂。

【注意】本方苦味重，可加少量冰糖调味。

【说明】1、胃有积热，热郁而导致气血瘀滞不畅，因而胃痛。2、方中黄连、吴茱萸配用为传统方"左金丸"，是治疗肝郁化热、犯胃的有效方。川楝子行气止痛。延胡索活血止痛。半夏、陈皮理气和胃，保护胃肠。白芍、甘草配伍能缓急止痛，以助止痛。全方功用能清热散热、行气活血，因而止痛。3、如兼有吐酸、烧心等症，应加乌贼骨或瓦楞子20克（打碎先煎30分钟以上）。4、根据炮制方法不同，半夏有3种，功效各有所偏：清半夏偏于清，法半夏偏于燥，姜半夏偏于降。

【其他适应症】1、急性胆囊炎。2、胆道蛔虫症。

3、三黄枳术汤

【组成】黄芩、黄连、黄柏各6克、白术15克、枳实、延胡索（元胡）各12克、生甘草6克。

【适应症】近于黄连清胃汤，但本方清热之力较强，而行气活血之力相当，因而更宜用于口干口苦、大便燥、小便黄等肝胃郁热较重之症。

【制法】1、冷水700毫升浸泡上药1小时左右。2、煮沸30分钟后滤出药液。3、再加水400毫升，继煮30分钟后滤出药液。4、二次药液相合。

【用法】早、晚空腹服。每日1剂。

【说明】1、本证病理是肝胃郁热而致胃痛。2、黄芩、黄连、黄柏，中药谓之"三黄"，是最强的、最常用的苦寒性清热药，三者相配药力尤强。苦寒伤胃，所以配上白术、枳实（枳术丸）行气健脾护胃，保护正气。延胡索活血止痛，以助治胃痛。生甘草泻火，以助三黄清热，也有缓其方药过苦及调和诸药之用。

【其他适应症】实热便秘。

4、柴胡连翘粥

【组成】柴胡 15 克、连翘 12 克、粳米 60 克、冰糖少许。

【适应症】肝胃郁热而致胃痛、胃有灼热感、大便时干，每因精神不快而加重。

【制法】1、冷水 1000 毫升浸泡上药 30 分钟左右。2、煮沸 30 分钟后滤出药液。3、用药液与粳米共煮粥。4、加糖调味。

【用法】可作早、晚餐服食。

【说明】1、本证病理是肝胃郁热、郁而不通而痛。2、柴胡长于疏肝，因疏肝而能和胃。连翘长于清内热而解除胃热。

5、党参柴胡连翘三仙汤

【组成】党参、柴胡、连翘各 12 克、神曲、山楂、麦芽（以上称"三仙"）各 15 克。

【适应症】气滞气虚兼胃热而致胃痛，症多见胃痛时缓时重，常伴神疲乏力。

【制法】1、冷水 900 毫升浸泡上药 1 小时左右。2、煮沸 40 分钟后滤出药液。3、再加水 500 毫升，继煮 40 分钟后滤出药液。4、二次药液相合。

【用法】早、晚空腹服用。

【说明】1、本证病理是肝郁胃热兼有气虚之象。2、柴胡理肝气。党参补气虚。连翘清胃热。三仙消食导滞。

（三）瘀血型

1、韭菜五灵脂

【组成】鲜韭菜 30 克、五灵脂 6 克。

【适应症】胃痛如针刺、痛处固定不移、常常突然发作、突然消失，其症状具有挛急性，每次发作持续数分钟，多因受寒或生气而发、舌质紫暗、边尖尤明显、脉沉弦或沉涩有力。

【制法】韭菜绞汁，五灵脂研末。

【用法】以韭菜汁送服五灵脂末 2 ~ 3 克，胃痛时服用。日内不可超过 3 次。

【说明】1、瘀血胃痛是各种胃痛长期不愈、久病入络、脉络瘀阻而成血瘀。不通则痛，因而胃痛。2、韭菜气味辛甘温，入脾、胃经，具有温中行气、暖肾助阳、调和脏腑的功能。药理：韭菜含有丰富的粗纤维，能促进胃肠蠕动，调解至生理功能。五灵脂是常用的活血药，长于通利血脉而止痛。二者配用，祛瘀缓急之力增强，所以善治挛急性疼痛。3、本方治症，在于止痛治标，应辨证求因继续治本。

2、丹参檀香蜜

【组成】丹参 15 克、檀香 9 克、甘草 6 克、蜂蜜 30 毫升。

【适应症】同韭菜五灵脂，但本方药力较强，尤宜于胃痛如刀割、痛有定处、食后及夜间加重，或出现黑便者。

【制法】1、冷水 300 毫升浸泡上药 30 分钟左右（除外蜂蜜）。2、煮沸20 分钟后滤出药液。3、再加水 200 毫升，继煮 20 分钟后滤出药液。4、二次药液相合。5、加入蜂蜜搅匀。

【用法】轻者，日内分 2 次服。重者，痛时一次服完。痛减后一日仍分二次服，直至痛止。

【说明】1、本证病理是血瘀胃痛。2、丹参活血止痛。檀香行气活血（用行气药是为了活血）。甘草益气，并调和脾胃。蜂蜜补气兼益阴、养肺胃。4药配伍使活血止痛之中又能健脾胃，以扶正。3、胃及十二指肠溃疡，因寒、因累、因气而引起的胃痛，宜用本方。

【其他适应症】冠心病心绞痛。

3、三棱元胡醋

【组成】三棱 9 克、延胡索 12 克、食醋 30 毫升。

【适应症】同丹参檀香蜜，虽药力稍强，但本方养胃之力稍弱。

【制法】1、冷水 400 毫升浸泡上药 1 小时左右。2、加食醋同煮 30 分钟左右滤出药液。3、再加水 300 毫升，继煮 30 分钟后滤出药液。4、二次药液相合。

【用法】早、晚空腹服。1 日 1 剂。

【注意】因醋能腐蚀溃疡面，胃及十二指肠溃疡的胃痛用本方时应去醋。

【说明】1、本证病理同上方。2、三棱、延胡索 2 药是具有行气作用的活血药，因而止痛之力强。加食醋是为了加强活血止痛之力。

4、王不留粥

【组成】王不留行、陈皮各 15 克、粳米 60 克、冰糖少许。

【适应证】胃脘血瘀而致胃痛，见症同上方，药力缓。

【制法】1、冷水 1000 毫升浸泡上药 30 分钟以上。2、煮沸 30 分钟后滤出药液。3、用药液与粳米共煮粥。4、加糖调味。

【用法】可作早、晚餐服食。

【说明】1、本证病理是胃脘血瘀，不通而痛。2、王不留行是活血药，其性走而不守，瘀滞去而痛消。陈皮长于行气和胃，利于祛除胃中瘀滞，又有将活血药王不留引入于胃的引经之意。以粥用之可养胃。

5、参归延胡莪术汤

【组成】党参 15 克、当归、延胡索（元胡）、莪术各 9 克、甘草 3 克。

【适应症】同上方，伴有气血虚弱，而现神疲乏力之症。

【制法】1、冷水 600 毫升浸泡上药 1 小时以上。2、煮沸 40 分钟后滤出药液。3、再加水 400 毫升，继煮 40 分钟后滤出药液。4、二次药液相合。

【用法】早、晚空腹服用。

【说明】1、本证病理是胃脘瘀血，伴有气血不足。2、元胡、莪术为常用的活血止痛药。党参补气。当归补血并活血。甘草补气、以助党参补气，并有调和诸药之意。

（四）寒凝型

1、红糖茶

【组成】红茶 2 克、红糖 10 克。

【适应症】胃寒疼痛，症见突然胃疼、喜按喜暖、遇寒加重、舌苔白、脉沉迟或沉弦。

【制法】沸水冲泡，盖封 5 分钟后即可。

【用法】当茶频饮，每日 1 剂。

【说明】1、本证病理是寒郁血凝在胃，瘀而致痛。2、红茶气味苦温，能助消化、助散寒、助发汗。药理：能使唾液和胃液增多，增进食欲，促进胃肠蠕动，加快消化、吸收过程。红糖气味辛甘温，有活血、养血之功。药理：糖中的大量碳水化合物是能量的来源。3、本方药力较缓，适用于因寒致胃痛的轻症。

【其他适应症】消化不良。

2、良姜糯米粥

【组成】高良姜 10 克、糯米 60 克、红糖 10 克。

【适应症】胃寒疼痛，症同红糖茶，但本方药力稍强。

【制法】1、冷水 1000 毫升浸泡高良姜 30 钟左右。2、煮沸 30 分钟后滤出药液。3、用药液与粳米共煮粥。4、红糖调味。

【用法】可作早或晚餐温食。

【注意】如高良姜难以买到，可用干姜或生姜代替。

【说明】1、本证病理同上方。2、高良姜气味辛热，入脾、胃经，功专温胃散寒而止痛。红糖气味苦温，能助去寒、助消化。与糯米合用，虽功效减缓，但便于吸收，又利于肠胃。宜用于慢性胃炎而受凉后胃痛发作者。

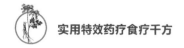
3、良附汤

【组成】高良姜 9 克、香附 12 克。

【适应症】胃寒疼痛，症同良姜糯米粥，但作用增强。

【制法】1、冷水 200 毫升浸泡上药 30 分钟左右。2、煮沸 20 分钟左右滤出药液。3、再加水 150 毫升，继煮 20 分钟后滤出药液。4、二次药液相合。

【用法】早、晚空腹温服。每日 1 剂。

【注意】1、当然也可用本方汤药与大米煮粥食用，只是作用稍缓。2、高良姜可用干姜或生姜作用。

【说明】1、本证病理同上方。2、该二药配用，是治胃痛的名方"良附丸"。如前所述，良姜功专温胃散寒而止痛。香附长于疏肝解郁，也多用于肝郁犯胃的胃脘痛。二者配用能温胃寒、行散胃气之郁，因而对寒郁气滞的胃痛有良好的作用。

4、大青盐袋外敷

【组成】大青盐（粗盐）1000 克、艾叶 20 ～ 30 克，或更多。

【适应症】胃寒疼痛，功力与上方相近。其特点是作用快。

【制法】大青盐放在铁锅里炒至滚烫，放在事先做好的布袋里。

【用法】将滚烫的布袋放在胃部外敷，每次 20 ～ 30 分钟，每日次数不限，痛时即可外用。

【注意】1、盐袋可反复用，多次用。2、大青盐在商场、菜站都能买到。

【说明】1、本证病理同上方。2、粗盐的中药名为"大青盐"，气味咸寒入肾，加热后寒性大减。3、艾叶温经，外敷后，其温散之力靠盐的穿透作用内注，使寒郁散尽而痛止。

【其他适应症】因寒痛经。

5、茴香肉桂膏

【组成】小茴香、肉桂、鲜生姜各 10 克。

【适应症】胃寒疼痛，功力强于上方。

【制法】1、小茴香、肉桂共同为细末。2、生姜煎汤，取浓缩液。3、用浓缩液与上二药细末调和成膏。

【用法】将膏摊在4层纱布上（用一般厚布一层也可以），纱布面积为正方形，边长4厘米为宜。外敷在脐部，胶布加压固定。每敷1次不超过12小时。

【注意】敷贴药膏处会稍痒。如痒明显需去掉药膏，否则起疱（膏药风）。

【说明】1、本证病理同上方。2、小茴香与肉桂、生姜均为辛温行散之品，去肠胃之寒。3药的行散作用在脐膏中有利于通过脐静脉吸收，使温暖行散之力充分内注（皮肤穿透），驱散肠胃寒邪，故能止痛。

【其他适应症】1、因寒痛泻。2、因寒两腿抽筋。3、因寒痛经。

6、茴香胡椒面糊丸

【组成】小茴香60克、胡椒30克、白面30克。

【适应症】胃寒疼痛。症情与茴香肉桂膏相近。

【制法】1、将小茴香、胡椒2药共研为细粉。2、用白面30克加冷水熬成稀状。3、将药粉慢慢加入稀糊中（或把面稀糊慢慢加入药中），边加边捣、捻，使之成为硬团。4、用手捻成小丸（如绿豆大）。5、烘干即成。

【用法】每服4~5克，日2次，空腹。多数1~2次即见效。

【注意】本方辛辣较重，溃疡病者不宜。

【说明】1、本证病理同上方。2、小茴香、胡椒药性较热，长于散胃寒而止痛。与面同用，使辛辣之性有所缓，便于机体接受。白面还能护脾强胃。

7、生姜吴萸粥

【组成】生姜15克、吴茱萸6克、粳米60克、冰糖少许。

【适应症】胃寒疼痛。症同茴香胡椒面糊丸，其功效强度也相近，但本方宜于胃寒疼痛兼有呕吐清水或头痛症状者。

【制法】1、冷水1000毫升浸泡上药30分钟左右。2、煮沸30分钟左右滤出药液。3、用药液与粳米煮粥。4、加糖调味。

【用法】可作早或晚餐温食。

【说明】1、本证病理同上方。2、生姜能温胃止痛。吴茱萸除暖胃散寒外，尚能温肝止痛。中医认为，肝经通于头顶，所以受凉后引起胃寒痛、呕吐清水，以及巅顶部位头痛者，用本方最宜。2、本方治症多见于胃及十二指肠病人受凉后出现的上述各症。

【其他适应症】胃寒呕吐。

8、二姜吴萸香附汤

【组成】高良姜、干姜各9克、吴茱萸3克、香附12克。

【适应症】胃寒疼痛，症同生姜吴萸粥，但其功效甚强，宜用于胃寒突然性剧痛。

【制法】1、冷水400毫升浸泡上药1小时左右。2、煮沸30分钟后滤出药液。3、再加水300毫升，继煮30分钟后滤出药液。4、二次药液相合。

【用法】早、晚空腹温服，每日1剂。

【说明】1、本证病理同上方。2、高良姜、干姜、吴茱萸3药均属辛热之品，皆能温脾胃、散寒邪。香附功专行气解郁。4药配用，散寒行气、去寒止痛之力大增，宜用于寒郁胃痛之重症。

【其他适应症】因寒突然呕吐涎沫、巅顶头痛。

9、土豆生姜橘子汁

【组成】土豆80克、生姜10克、鲜橘汁30毫升。

【适应症】胃寒疼痛，但本方药力明显比以上诸方缓和，宜用于轻微的胃寒痛。

【制法】1、土豆、生姜榨汁，放入杯中。2、加入橘汁、调匀。3、将杯烫温即成。

【用法】每日分3次温服，本方为1日量。

【说明】1、本证病理同上方。2、橘汁气味甘酸凉，入胃经，能润养和胃。生姜能温胃散寒。土豆气味甘平，能和胃调中、益气健脾。经研究，土豆对消化不良的治疗有特效，是胃的优质保健品。所以合用能理气和胃、散寒止痛。只因本方温而不热、药力缓和，宜用于受凉后胃里轻微疼痛。

【其他适应症】消化不良。

10、薤白砂仁汤

【组成】薤白 12 克、砂仁 9 克、木香 6 克。

【适应症】寒郁气滞而致的胃痛，症见胃痛暴发、怕冷喜暖、遇寒加重、胃腹胀满、胸闷嗳气、舌苔白、脉沉迟。

【制法】1、冷水 300 毫升浸泡上药 30 分钟左右。2、煮沸 10 分钟左右滤出药液。3、再加水 200 毫升，继煮 10 分钟后滤出药液。4、二次药液相合。

【用法】早、晚空腹温服。

【说明】1、寒郁气滞而致胃痛。2、薤白、砂仁、本香皆属温热性的行气药，三者都能行散脾胃气滞，去脾胃之寒。所以因寒或因生气而致的胃痛，用之最宜。

【其他适应症】因寒腹泻。

（五）食积型

1、鸡内莱菔汤

【组成】鸡内金粉 2 ~ 3 克、莱菔子 15 克、冰糖适量。

【适应症】胃部胀满、按之痛剧、嗳腐吞酸，或呕吐不消化食物、吐后痛减、不思饮食、大便或干或稀或不爽、舌苔白腻或苔中见黄（化热之象）、脉弦滑或弦数。

【制法】1、冷水 300 毫升浸泡莱菔子 1 小时左右。2、煮沸 30 分钟后滤出药液。3、加糖调味。

【用法】每次饭后用半量药液送服鸡内金粉 2 ~ 3 克。日 2 次。

【说明】1、食积在胃，胃气不通而痛。2、如前所述，鸡内金是家鸡的砂囊内壁，经炒后做药用，各药店均有售。中医认为，它是强有力的消食药。口服鸡内金粉后，胃液的分泌量、酸度和消化力均增高，胃运动加强，排空加快。莱菔子消食除胀，合用则消食之力增强。

【其他适应症】胆结石，尿路结石。

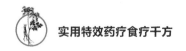

2、焦三仙汤

【组成】焦山楂、焦麦芽、焦神曲（此 3 药谓之焦三仙）莱菔子各 15 克。

【适应症】同上方，功效略强，消食中尤其长于除胀。宜用于食积内停而胃胀饱明显者。

【制法】1、冷水 600 毫升浸泡上药 30 分钟左右。2、煮沸 30 分钟后滤出药液。3、再加水 400 毫升，继煮 30 分钟后滤出药液。4、二次药液相合。

【说明】1、本证病理同上方。2、焦三仙及莱菔子为最常用的消食药。其中焦山楂主要消肉食食积，焦麦芽消面食食积，神曲、莱菔子长于消食除胀。四者合用消食全面而作用强。

【其他适应症】消化不良。

3、胡萝卜粳米粥

【组成】胡萝卜 200 克、粳米 60 克。

【适应症】食积胃痛，症同鸡内金粉而力稍弱，宜用于平素脾胃虚弱、因食滞而产生的轻微胃痛。

【制法】胡萝卜切碎，与粳米共煮粥。

【用法】可作早、晚餐温食，痛止后应继用 1 ~ 2 日，巩固疗效。

【说明】1、本证病理同上方。2、胡萝卜气味甘温入胃、肝经，故能益胃养肝。其调肠胃、助消化之功，对胃肠黏膜有保护作用。药理：胡萝卜所含的挥发油芳香气味能促进消化。以粥食用更增加了养胃作用。

4、山楂神曲茯苓汤

【组成】炒山楂、茯苓各 15 克、神曲 12 克、莱菔子 9 克。

【适应症】同前方，但药力增强，宜用于食积较重的胃痛。

【制法】1、冷水 500 毫升浸泡上药 30 分钟左右。2、煮沸 30 分钟左右滤出药液。3、再加水 300 毫升，继煮 20 分钟后滤出药液。4、二次药液相合。

【用法】早、晚餐后 1 小时左右服用，每日 1 剂。

【注意】有溃疡者不宜服用，因山楂酸性。

【说明】1、本证病理同上方。2、炒山楂、神曲、莱菔子为常用的消食药，其中山楂消食力最强，尤善于消化油、肉食积。神曲、莱菔子能消化各种食积，尤能除胀。茯苓能健脾胃，又能祛除脾胃之湿浊。本方在消食中还有保护脾胃作用。3、如口渴或出现黄腻苔，说明食积已化热，应在方中加黄连 6 克。如怕苦，可不用黄连，而用连翘 10～15 克。如大便干燥，说明胃肠已有积热，应在方中加大黄 10 克（但煎煮时间应在 10 分钟之内，以防疗效降低）。

5、枳术神莱鸡内金汤

【组成】枳实、白术、神曲各 15 克、莱菔子 12 克、鸡内金粉 3 克（另包）。

【适应症】脾虚挟食而致胃痛。药力明显增强。症状呈闷痛感。

【制法】1、冷水 600 毫升浸泡上药（除外鸡内金）1 小时左右。。2、煮沸 40 分钟后滤出药液。3、再加水 400 毫升，继煮 30 分钟后滤出药液。4、二次药液相合。

【用法】早、晚餐后服用。每服 1 次，送服鸡内金粉 1.5 克。

【说明】1、本证病理是脾虚挟食，食阻气滞而痛。2、白术健脾益气。枳实、莱菔子行气，祛除胃肠之气滞。神曲消食除胀。鸡内金消化食积。诸药配用，药力颇强。

（六）湿痰型

1、半夏陈皮豆蔻汤

【组成】半夏 9 克、陈皮 15 克、白豆蔻 6 克（另包）。

【适应症】胃痛缓缓，痛闷相兼以闷为主，时有反酸，常伴腹胀、舌苔薄白、脉缓。

【制法】1、冷水 300 毫升浸泡上药 30 分钟左右（除外白豆蔻）。2、煮沸 20 分钟后，放入白豆蔻半量（3 克），继煮 10 分钟后滤出药液。3、再加水 200 毫升，继煮 20 分钟后，加入另外 3 克白豆蔻，继煮 10 分钟后滤出药液。4、二次药液相加。

【用法】早、晚餐后温服，每日 1 剂。

【注意】方中的白豆蔻不宜久煎，以免降效。

【说明】1、本型胃痛是湿阻胃脘，气机不畅而致，故胀中兼痛。治则应该是温中去寒化湿。2、上 3 药皆性温，故能去寒化湿。而半夏能燥湿，白豆蔻能化湿，陈皮重在理胃气兼以祛湿。3 药合用，温胃行气、燥湿化湿。

【其他适应症】胃里反酸。

2、苍朴半夏白术汤

【组成】苍术、厚朴、半夏、砂仁（另包）各 9 克、白术、茯苓、陈皮各 15 克。

【适应症】胃脘闷胀而痛、嘈杂不适、痛可时轻时重、舌苔粘腻而白、脉沉缓。

【制法】1、冷水 800 毫升浸泡上药 1 小时左右（除外砂仁）2、煮沸 20 分钟后，加入砂仁半量（3 克），继煮 10 分钟后滤出药液。3、再加水 500 毫升，继煮 20 分钟后，加入砂仁另外半量（3 克），继煮 10 分钟后滤出药液。4、二次药液相合。

【用法】早、晚餐后服用，每日 1 剂。

【注意】有热象时不宜用本方（热象：口渴或发热或舌苔黄）。

【说明】1、脾胃虚弱，湿痰内盛，气行不畅，郁而痛闷，因而必须在健脾强胃的基础上燥湿祛痰、理气健脾。2、苍术、白术、茯苓均能健脾祛湿。厚朴、陈皮、砂仁均能行气祛湿。半夏、茯苓、陈皮相配又能化痰祛湿。

【其他适应症】1、气管炎，吐白粘痰。2、恶心，呕吐粘沫。

3、陈皮半夏萝卜生姜汤

【组成】陈皮 15 克、法半夏 9 克、生姜 6 克、白萝卜 100 克。

【适应症】同前方，本方对于平素白痰、灰痰较多者更为适用。

【制法】1、冷水 600 毫升浸泡上药 30 分钟左右。2、煮沸 30 分钟左右后滤出药液。3、再加水 400 毫升，煮沸 20 分钟后滤出药液。4、二次药液相合。

【用法】早、晚餐后温服，每日 1 剂。

【注意】半夏分清半夏、姜半夏、法半夏三种。清半夏偏于清（热减），姜半夏偏于降（降逆），法半夏偏于燥（燥湿）。

【说明】1、本证病理同上方。2、陈皮和胃祛湿。法半夏燥湿。生姜祛痰湿。白萝卜消痰祛湿。四者合用祛湿作用强，除白萝卜性凉外，其他皆性温，合之而性温，加之陈皮配生姜的降逆和胃之性，全方具有和胃降逆、化痰祛湿之功。

【其他适应症】慢性支气管炎。

4、半夏茯苓白豆蔻粥

【组成】半夏9克、茯苓15克、白豆蔻6克（另包）、粳米60克、冰糖少许。

【适应症】湿痰凝聚性胃痛，胃痛缓缓，伴有胀闷、口淡无味等。

【制法】1、冷水1000毫升浸泡上药30分钟以上（除外白豆蔻）。2、煮沸30分钟后加入白豆蔻，继煮10分钟后滤出药液。3、用药液与粳米共煮粥。4、加糖调味。

【用法】可作早、晚餐服食。

【说明】1、本证病理是湿阻胃脘，气机不畅而痛。2、半夏燥湿。茯苓渗湿。白豆蔻化湿。以粥服之可养胃，老年尤宜。

5、二蔻二术半夏苓术汤

【组成】白豆蔻6克（另包）、草豆蔻9克、白术、苍术各12克、半夏9克、茯苓15克。

【适应症】同上方，药力增强。

【制法】1、冷水900毫升浸泡上药1小时以上（除外白豆蔻）。2、煮沸30分钟后加白豆蔻半量（3克），继煮10分钟后滤出药液。3、再加水500毫升，继煮30分钟后加入余下白豆蔻（3克），继煮10分钟后滤出药液。4、二次药液相合。

【用法】早、晚餐后服用。

【说明】1、本证病理是脾胃湿痰内盛，气行不畅而痛。2、方中二蔻与苍术化湿。白术、半夏燥湿。茯苓渗湿。

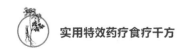

（七）脾胃虚寒型

1、生姜大米炭

【组成】生姜 10 克、大米炭 40 克。

【适应症】胃痛隐隐、喜热喜按、常常在饮寒触冷后发作、舌苔薄白、脉缓无力。

【制法】1、大米放在铁锅中炒成炭，研细末。2、生姜用冷水 300 毫升煮沸 10 分钟后滤出药液。3、大米炭放在生姜药液中搅匀。

【用法】每天早、晚餐后服用，每次大米炭用 20 克，1/2 生姜药液送服。

【注意】血压高者不宜用，因生姜能升高血压。

【说明】1、平素脾胃虚弱，饮寒或触冷致中焦虚寒，胃失所养而痛。2、生姜去寒暖胃。大米炭养胃健胃而消食。二者配用既治胃中实寒，也治胃中虚寒。

【其他适应症】1、消化不良。2、低血压。

2、桂枝白芍甘草汤

【组成】桂枝 9 克、白芍 15 克、甘草、生姜各 6 克、大枣 3 枚。

【适应症】虚寒性胃痛，症同生姜大米炭，但药力较强。

【制法】1、冷水 300 毫升浸泡上药 30 分钟左右。2、煮沸 25 分钟后滤出药液。3、再加水 200 毫升，继煮 25 分钟后滤出药液。4、二次药液相合。

【用法】早、晚餐后温服。

【说明】1、本证病理是胃虚中寒，寒郁气滞，不通而痛。2、桂枝能温经通脉。白芍配甘草能缓急止痛。生姜配大枣能调养脾胃。所以本方能温养脾胃、散寒止痛，宜用于平素脾胃虚弱、饮寒触冷后引起的胃腹缓痛等症。

【其他适应症】虚寒性腹痛。

3、二姜糯米粥

【组成】干姜、高良姜各 9 克、糯米 60 克、红糖少许。

【适应症】虚寒性胃痛，症同桂枝白芍甘草汤，但作用较之稍强。

【制法】1、冷水 1000 毫升煮沸干姜、高良姜 30 分钟后滤出药液。2、用药液与糯米共煮粥。3、粥将熟时，加红糖少许。

【用法】可作早、晚餐或间食。

【说明】1、干姜、高良姜 2 药明显热于桂枝白芍甘草汤，所以散寒作用较强，而调养脾胃作用稍弱。2、胃、十二指肠溃疡因寒而出现的胃痛，用之最宜。

4、干姜肉桂粥

【组成】干姜、肉桂各 6 克、粳米 60 克、冰糖少许。

【适应症】虚寒性胃痛，症同二姜糯米粥，但药力略强。

【制法】1、冷水 1000 毫升浸泡上药 30 分钟左右。2、煮沸 15 分钟后滤出药液。3、再加水 300 毫升，继煮 15 分钟后滤出药液。4、二次药液相合。5、用药液与米共煮粥。6、加糖调味。

【用法】可作早或晚餐温食。

【注意】1、肉桂煎煮时间不宜过长。2、可加少量冰糖调味。

【说明】1、本证病理同上方。2、干姜、肉桂为热性温里药，皆归脾经，故温里去寒作用明显。肉桂尚有补火助阳之性，适用于胃虚寒之证。合之温胃散寒作用强。以粥食用之增强了护脾养胃之力。

5、参姜肉桂枳实莪术汤

【组成】党参 15 克、干姜 9 克、肉桂 6 克（另包）、枳实、莪术各 12 克。

【适应症】虚寒性胃痛，药力增强。

【制法】1、冷水 700 毫升浸泡上药 1 小时以上（除外肉桂）。2、煮沸 30 分钟后，加肉桂半量（3 克），继煮 10 分钟后滤出药液。3、再加水 400 毫升，煮 30 分钟后，加余下肉桂半量（3 克），继煮 10 分钟后滤出药液。4、二次药液相合。

【用法】早、晚餐后服用。

【说明】1、本证病理是素来脾胃虚寒，饮凉或触冷后，胃气不畅而痛。2、党参补气健脾。干姜、肉桂温里散寒。枳实行气散郁。莪术活血止痛。

【其他适应症】因寒腹痛。

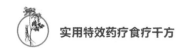

（八）胃阴不足型

1、石斛山药莪术汤

【组成】石斛 15 克、山药 30 克、莪术 6 克。

【适应症】胃阴不足而致的胃痛，症见胃痛隐隐、口干舌燥、似饥而不欲食、消瘦乏力、甚至呃逆、呕吐、大便干结、舌质淡红无苔、脉细或稍细数。

【制法】1、冷水 500 毫升浸泡上药 30 分钟左右。2、煮沸 30 分钟左右滤出药液。3、再加水 300 毫升，继煮 25 分钟后滤出药液。4、二次药液相合。

【用法】早、晚餐后温服，每日 1 剂。

【说明】1、本型胃痛是素体阴亏，或热病伤及胃阴，胃失濡养而痛。2、石斛、山药补胃阴，其中山药并补脾胃之气，因为阴虚必有气虚，所以用之。莪术是常用的活血药，并能行散胃气，用之也利于加强脾胃的机能活动。

【其他适应症】初期糖尿病。

2、沙参元胡川楝子汤

【组成】沙参、玉竹各 15 克、元胡 9 克、川楝子 6 克。

【适应症】阴虚而致的胃痛，症同石斛山药莪术汤，本方养阴之力增强。

【制法】1、冷水 400 毫升浸泡上药 1 小时左右。2、煮沸 30 钟左右滤出药液。3、再加水 200 毫升，继煮 30 分钟左右滤出药液。4、二次药液相合。

【用法】早、晚空腹温服。

【说明】1、本证是胃阴虚。2、用沙参，玉竹养阴之品，以强滋养胃阴之力。疼痛的出现皆是气血不畅而致，所以用元胡活血止痛，用川楝子行气止痛。3、平素有口燥咽干的慢性胃炎宜用本方。

3、沙参麦冬太子汤

【组成】沙参、麦冬、太子参各 15 克。

【适应症】同前方，但本方的补气之力增强，

【制法】1、冷水 450 毫升浸泡上药 1 小时左右。2、煮沸 30 分钟左右滤出

药液。3、再加水 300 毫升，继煮 30 分钟后滤出药液。4、二次药液相合。

【用法】早、晚空腹温服，每日 1 剂。

【说明】1、本证病理同上方。2、本方治疗特点是针对胃阴不足和胃气较弱，因而用养胃阴的沙参、麦冬合用，以强养阴之力。用太子参（也叫童参）的补气之力来补胃气虚弱，同时用太子参的生津作用增强上 2 药的补阴之力（这也是用太子参而不用党参、人参的道理）。3 药合用，养胃阴而补胃气，宜用于胃阴虚明显而脾胃虚弱之人。

【其他适应症】中晚期糖尿病辅助治疗。

4、石斛粥

【组成】石斛 20 克、粳米 60 克、冰糖少许。

【适应症】同上方，但本方只补胃阴，药力缓和。

【制法】1、冷水 1000 毫升浸泡上药 30 分钟以上。2、煮沸 30 分钟后滤出药液。3、用药液与粳米共煮粥。4、加糖调味。

【用法】可作早、晚餐服食。

【说明】1、本证病理是胃阴不足，气血不畅，胃失所养。2、石斛气味甘凉，是常用的养阴药。以粥用之可养胃。

5、沙参麦冬生地粥

【组成】沙参、麦冬各 15 克、生地 30 克、粳米 60 克、冰糖少许。

【适应症】同上方，药力强。阴虚较重，多伴有明显口燥咽干、口渴而饮水不多等症。

【制法】1、冷水 1000 毫升浸泡上药 1 小时左右。2、煮沸 40 分钟后滤出药液。3、用药液与粳米共煮粥。4、加糖调味。

【用法】可作早、晚餐服食。

【注意】生地应该剪碎后再煎，以便煎透。

【说明】1、本证病理是胃阴不足，深入血分，致使阴虚产生虚热明显。2、沙参、麦冬是常用的滋阴清热药。生地滋阴清热而凉血。

十一、腹　痛

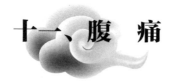

腹痛多见于以下 7 型：风寒腹痛、湿热腹痛、肝郁腹痛、食积腹痛、血瘀腹痛、虫积腹痛、虚寒腹痛。前 6 型为实证，后 1 型为虚证。

（一）风寒腹痛

1、生姜肉桂粥

【组成】生姜 9 克、肉桂 3 克、粳米 60 克、冰糖少许。

【适应症】突然腹痛、胀满、肠鸣、喜热，伴有恶寒、微发热、头痛、无汗、口不渴、或大便稀、舌苔薄白、脉浮或浮紧。

【制法】1、冷水 1000 毫升煮沸生姜、肉桂 10 分钟后，滤出药液。2、用药液与粳米共煮粥。3、加糖调味。

【用法】可作早、晚餐温食，或间食。

【注意】热性感冒引起的腹痛不宜用。

【说明】1、风寒腹痛是指多因腹部受凉或食生冷，使寒邪客于腹部而痛。2、生姜外能散风寒，内能暖胃肠。肉桂性热，专暖肠胃。二者配用功效增强。

【其他适应症】1、寒性感冒。2、寒性胃痛。

2、萝卜小茴香

【组成】萝卜 500 克、小茴香 100 克。

【适应症】寒性腹痛，症见腹痛突发、剧烈拘急、得温痛减、遇寒加重、手足欠温、小便清长、舌苔薄白、脉浮或浮紧。

【制法】1、将萝卜切丝煮熟。2、小茴香为末。3、二味拌匀，用布包。

【用法】放脐部熨敷，每次 30 ~ 40 分钟，日内 2 ~ 4 次。日内可愈。

【注意】布包应用胶带加压固定，以使布袋充分与脐部接触。

【说明】1、本证病理是外来寒邪客于腹部，寒郁气滞，不通而痛。2、萝卜虽凉，但与热性的小茴香同用，合之其性偏温，温者胜寒。萝卜且有利气下行之性，使之温暖之气易于内注，从而驱风散寒止痛。宜用于轻症的寒性腹痛。

【其他适应症】1、胃寒痛。2、寒性腹泻。

3、盐炒茴香艾叶袋

【组成】粗盐 500 克、小茴香 100 克、艾叶 50 克。

【适应症】寒性腹痛，症同萝卜小茴香，药力稍强。

【制法】1、小茴香、艾叶用冷水浸泡 10 分钟后滤干。2、与食盐共炒至滚烫时即成。3、乘热放入布袋内（事先做好布袋）。

【用法】将布袋放在脐部熨敷，每次 30 ~ 40 分钟，日内 2 ~ 4 次。日内可愈。

【说明】1、本证病理同上方。2、小茴香、艾叶皆能温经通脉、散寒止痛。食盐能养阴，深入血分。食盐与二药同炒后，能使热力向体内注入，达到温经散寒止痛作用。

【其他适应症】1、寒性腹泻。2、因寒痛经、月经不调。

4、木香肉桂干姜粥

【组成】木香 9 克、肉桂（另包）、干姜各 6 克、粳米 60 克、冰糖少许。

【适应症】寒性腹痛，治症同前方，药力明显增强，尤宜用于疼痛急迫，常伴有腹泻者。

【制法】1、冷水 1000 毫升浸泡上 2 药 1 小时左右（除外肉桂）。2、煮沸20 分钟后，加入肉桂半量（3 克），继煮 10 钟后滤出药液。3、再加水 600 毫升，继煮 20 分钟后，加肉桂另外 3 克，继煮 10 分钟后滤出药液。4、二次药液相合。5、与粳米共煮粥。6、加糖调味。

【用法】可作早、晚餐温食。日内痊愈。

【说明】1、本证病理同上方。2、木香性温，行散胃肠之气。肉桂、干姜是热性温里药。3 药合用温经止痛之力大增。以粥服之可养胃护脾，尤宜于脾胃虚弱而患寒性腹痛之人。

【注意】干姜也可用生姜代之（干姜向里，生姜偏于发散）。

【其他适应症】1、因寒胃痛。2、因寒痛经。

5、高良姜佛手粥

【组成】高良姜9克、佛手15克、粳米60克。

【适应症】寒性腹痛，症同前方，药力稍逊。

【制法】1、冷水300毫升浸泡上药30分钟左右。2、煮沸20分钟左右滤出药液。3、再加水200毫升，继煮20分钟后滤出药液。4、二次药液相合。5、用药液与粳米共煮粥。

【用法】可作早、晚餐温食，日1剂，多数日内可愈。

【注意】口感发辣，可加适量冰糖调味。

【说明】1、本证病理同上方。2、高良姜为热性温里药，专去肠胃之寒。佛手为行散肝胃之气药。二者配用温胃散寒、行气止痛。以粥服食可护脾养胃，更宜于老年和平素脾胃虚弱者。

【其他适应症】1、因寒胃痛。2、因寒痛经。

6、藿朴苏叶大腹汤

【组成】藿香、苏叶、白芷、厚朴、乌药各9克、大腹皮15克、生姜6克、大枣3枚。

【适应症】寒性腹痛，症同前方，但药力明显增强，宜用于风寒腹痛之重症。

【制法】1、冷水700毫升浸泡上药30分钟左右。2、煮沸20分钟后滤出药液。3、再加水400毫升，继煮20分钟后滤出药液。3、二次药液相合。

【用法】早、晚空腹温服。每日1剂。

【说明】1、本证病理同上方。2、藿香、苏叶、白芷均为温性发散药，能发散风寒。大腹皮、厚朴、乌药能行散脾胃之气。生姜配大枣则能温养脾胃。全方功效能理气和中、散寒止痛。3、如有恶心、呕吐，应加姜半夏9克，以降逆止呕。如肠鸣、腹泻明显，应加防风9克、砂仁6克，以祛风止泻。

【其他适应症】寒性胃痛、腹泻。

7、红糖茶

【组成】红茶 3 克、红糖 15 克。

【适应症】寒性腹痛，症同前几方，只是作用温和。但制作容易。

【制法】70 ~ 80℃开水冲泡茶叶、红糖，盖闷 10 分钟即可。

【用法】趁热饮用，日内 2 ~ 4 次用完。

【说明】1、本证病理同上方。2、红茶气味苦温，能助消化、助散寒。药理：能促进胃肠蠕动，加快消化、吸收过程。红糖气味辛甘温，能温经暖血。二者合用温经通脉、暖血散寒。

8、附子干姜大枣汤

【组成】附子 12 克（另包）、干姜 9 克、大枣 5 枚、粳米 60 克。

【适应症】寒性腹痛，症同前几方，但功效增强。

【制法】1、冷水 1000 毫升浸泡上药 1 小时左右（除外附子）。2、先用冷水 300 毫升煮沸附子 40 分钟后，连水带药加入前面的 1000 毫升水中，继煮 30 分钟后滤出药液。3、用药液与米共煮粥。4、加糖调味。

【用法】可作早、晚餐温食。

【注意】1、附子有一定毒性，必须久煎才可（去其麻味）。2、可用少许冰糖调味。

【说明】1、本证病理同上方。2、附子、干姜均属大热性温里药，具有较强的散寒止痛作用，尤其长于温散脾胃之寒气，以治肠胃之寒痛重证。加大枣和粳米是为了调养脾胃，保护正气。

【其他适应症】因寒腹泻。

（二）湿热腹痛

1、薏米粥

【组成】薏米、粳米各 60 克、大枣 5 枚。

【适应症】腹中隐隐作痛、呈阵发性、伴有腹胀不适、按之稍痛、或伴大便不爽、舌苔白中见黄、脉缓或弦缓。

【制法】用粳米与薏米、大枣共煮粥即可。

【用法】可作早、晚餐服食。

【说明】1、腹痛隐隐、舌苔白中见黄是湿热腹痛的主要指征，其他症状不必悉俱。2、薏米气味甘淡寒、健脾、利湿、清热是它的主要功效，清利肠胃湿热是其专长，由于能健脾，所以不伤正气。因其味道欠佳，故加大枣缓之，因大枣是补气药，因而又能助薏米护脾益胃。

【其他适应症】湿热性轻度腹泻。

2、黄芩冰糖粥

【组成】黄芩9克、冰糖适量、糯米60克。

【适应症】轻度腹痛隐隐、腹胀不适、大便不爽、舌苔白中兼黄、脉缓或兼弦。

【制法】1、冷水1000毫升浸泡黄芩30分钟左右。2、煮沸30分钟左右滤出药液。3、用药液与糯米共煮粥。4、粥熟时加冰糖。

【说明】1、本证病理是胃腹湿热内结，气滞作痛。2、黄芩气味苦寒，是较强的清肺胃之热和燥肺胃之湿的要药，但因味苦难食，故用糖类调味。以粥用之虽使药力减缓，但可保护脾胃，使正气不伤。本方药力强于薏米粥，宜用于老年和脾胃虚弱者。

【其他适应症】湿热性腹泻。

3、萝卜白菜红豆粥

【组成】萝卜、白菜各100克、红豆各30克、糯米60克。

【适应症】同黄芩冰糖粥，药力稍缓，但健脾开胃作用增强。

【制法】1、冷水1000毫升浸泡红豆1小时左右。2、煮沸30分钟后加入萝卜、白菜，继煮10分钟后滤出药液。3、用药液与粳米共煮粥，直到粥熟。

【用法】可作早、晚餐温食，每日1剂。

【说明】1、本证病理同上方。2、萝卜、白菜气味甘、淡、寒，能清利肠胃湿热。红豆气味甘平微温，能健脾养胃。三者配用偏凉能清热、甘淡能利湿，兼以健脾养胃，以粥服食尤能加强护脾养胃之力。

【其他适应症】湿热性腹泻。

4、香连大米粥

【组成】木香12克、黄连6克、粳米60克、冰糖少许。

【适应症】肠胃湿热较重、气结明显而致腹痛，痛则多泻，泻后痛消，伴腹胀不适，大便不爽、舌苔黄腻、脉弦或略数。

【制法】1、冷水1000毫升浸泡上药1小时左右。2、煮沸30分钟后滤出药液。3、用药液与粳米共煮粥。4、加糖调味。

【用法】可作早、晚餐服食，每日1剂。

【注意】如吃粥味苦，可煎汤药一饮而尽。

【说明】1、本证病理同黄芩冰糖粥。2、黄连气味苦寒浓重，可强力的清热燥湿肠胃之疾。木香行气，可行散湿热蕴结的肠胃之气。二者合用是古方"香连丸"，长于清除肠道之湿热，行散肠道之气滞。

【其他适应症】湿热性腹泻。

5、黄连厚朴扁豆汤

【组成】黄连、厚朴、木香、槟榔各9克、白扁豆30克、冰糖适量。

【适应症】肠胃湿热、气结更重的突然腹痛，时轻时重、阵阵增剧、拒按、喜得冷、伴口渴、身热、汗出、小便黄少、或大便干燥、或肠鸣腹泻，舌苔黄腻、脉弦略数。

【制法】1、冷水600毫升浸泡上药1小时左右。2、煮沸30分钟后滤出药液。3、再加水400毫升，继煮30分钟后滤出药液。4、二次药液相合。5、加糖调味。

【用法】早、晚空腹服。每日1剂。

【注意】如吃粥味苦，可煎汤药一饮而尽。

【说明】1、湿热腹痛是由于夏季伤暑热，或饮食积滞，郁而生热而成。治则必须清热祛湿，并要理气。2、方中黄连气味苦寒，专治肠胃湿热。白扁豆、厚朴长于芳香化湿，其中白扁豆并能去暑湿、健脾胃。木香、槟榔长于行气开郁。诸药合用，能清热利湿、理气止痛。

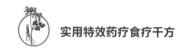

【其他适应症】痢疾初起。

（三）肝郁腹痛

1、佛手香橼粥

【组成】佛手、香橼各 15 克、粳米 60 克。

【适应症】腹痛且胀、走窜不定、或痛处滞而成块、其状时大时小。痛止后有时胀满肠鸣、或大便不爽、舌苔薄白、脉弦。

【制法】1、冷水 1000 毫升浸泡上药 30 分钟左右。2、煮沸 30 分钟后滤出药液。3、用药液与粳米共煮粥。

【注意】可加适量冰糖调味。

【说明】1、肝郁腹痛多是精神不快导致肝气郁滞，进而导致肠胃气滞而腹痛，所以治则必须以疏肝为主。2、佛手、香橼长于舒理肝胃之气，重在疏肝解郁。肝气不郁、肠胃气滞得以疏通，所以腹痛自止。

【其他适应症】1、胃气痛。2、消化不良。

2、萝卜生姜粥

【组成】白萝卜 100 ~ 200 克、生姜 6 克、粳米 60 克。

【适应症】腹部隐隐轻微胀痛、按之不适、食欲减退、舌苔薄白、脉稍弦。

【制法】1、冷水 1000 毫升煮米成粥。2、粥将熟时加萝卜、生姜，继煮 10 分钟左右即可。

【用法】可作早、晚餐食之，也可作间食，日内即愈。

【注意】也可加少量冰糖或蜂蜜调味。

【说明】1、肝属木，脾胃属土。肝强可克胃，导致胃弱使胃肠气机不畅而胃腹痛。2、白萝卜能化痰、消食、顺胃气，使胃的功能增强。胃功能增强可以抑制肝对胃的损伤。因萝卜气味辛凉，故用生姜之辛温消除萝卜性能之凉。温则行，寒则凝。本方变温方能消除所治的肝气之郁。以粥食之可养胃护脾。

【其他适应症】1、因寒胃痛。2、消化不良。

3、玫瑰荔枝粥

【组成】玫瑰花 6 克、荔枝核 12 克（宜打碎），粳米 60 克、冰糖少许。

【适应症】肝气郁兼有轻度血瘀而致的腹痛，故症状痛与胀并见。

【制法】1、冷水 1000 毫升煮沸上药 20 分钟，滤出药液。2、用药液与米共煮粥。3、加糖调味。

【用法】可作早、晚餐服食。

【说明】玫瑰花、荔枝核是归入肝经的行气药，玫瑰花兼能活血通络。气滞时间一长必导致不同程度的血瘀，故本方对于经常出现肝气郁结的腹痛更加适用。

【其他适应症】1、肝郁胃痛。2、肝郁消化不良。3、神经性腹泻。

4、青皮陈皮粥

【组成】青皮、陈皮各 15 克、粳米 60 克、冰糖适量。

【适应症】肝郁气结而致腹痛胀满、走窜不定、或痛处滞气而成块、其状时大对小。痛止后时胀满肠鸣、或大便不爽、舌苔薄、脉多弦。

【制法】1、冷水 1000 毫升浸泡上药 1 小时左右。2、煮沸 30 分钟后滤出药液。3、用药液与米共煮粥。4、加冰糖适量调味。

【说明】1、青皮长于疏肝解郁、行气止痛。陈皮长于理气和胃。理气和胃利于疏理肝气。肝气不郁，肠胃气滞得以疏通，所以腹痛自止。

【其他适应症】肝气郁滞引起的胃痛。

5、柴胡白芍汤

【组成】柴胡、枳壳、川楝子各 9 克、白芍 24 克、陈皮 12 克、甘草 15 克。

【适应症】较重的肝气郁结而致腹痛。症同玫瑰荔枝粥，但本方药力明显增强，宜用于肝郁气滞而致的腹痛较重者。

【制法】1、冷水 800 毫升浸泡上药 1 小时左右。2、煮沸 30 分钟后滤出药液。3、再加水 500 毫升，继煮 30 分钟后滤出药液。4、二次药液相合。

【用法】早、晚空腹温服，每日 1 剂。

【说明】柴胡配白芍是疏肝解郁的最佳配伍。枳壳、陈皮、川楝子能行散

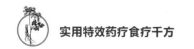

肝胆肠胃之气，其中白芍配甘草又能缓急止痛。诸药相配有较强的疏肝解郁、行散肠胃之气之力而止痛，因而宜用于肝郁气滞的重症腹痛。

【其他适应症】慢性胆囊炎。

（四）食积腹痛

1. 麦芽萝卜粥

【组成】炒麦芽30克、白萝卜60克、粳米60克。

【适应症】食积胃肠、气机不畅而致胃腹胀满、疼痛拒按、嗳腐吞酸、不思饮食、大便偏多或干结或便稀或不爽、舌苔白腻或带微黄、脉弦或略数。

【制法】白萝卜切碎，3者放在一起共煮粥即可。

【用法】可作早、晚餐服食，每日1剂。

【注意】如属寒性体质，方中可加生姜6克一起煮粥。

【说明】炒麦芽为消食药，长于消化米面食物。萝卜消食下气。二者配用消食之力增强。以粥服食可护脾养胃。宜用于老年和体弱者，伤于米面为主的轻度食积症。

【其他适应症】消化不良。

2. 山楂萝卜粥

【组成】焦山楂20克、白萝卜30克、粳米60克。

【适应症】治证病理及见症同上方。药力相近。

【制法】白萝卜切碎，3者放在一起共煮粥即可。

【用法】早、晚餐后1小时左右服食，每日1剂。

【注意】有溃疡病及平素胃酸多者不用。

【说明】焦山楂为主要消食药之一，长于消化肉食及脂肪食物。萝卜消食下气。二者配用消食之力增强。以粥服食可护脾养胃。宜用于老年和体弱者，伤于脂肪及肉食为主的食积者。

【其他适应症】消化不良。

3、三仙莱菔粥

【组成】神曲、焦山楂、炒麦芽各 15 克、莱菔子 12 克、粳米 60 克。

【适应症】治证病理及见症同上方，但药力增强。

【制法】1、冷水 500 毫升浸泡上药 30 分钟左右。2、煮沸 20 分钟左右滤出药液。3、再加水 300 毫升，继煮 20 分钟左右滤出药液。4、二次药液相合。5、用药液与米共煮粥。

【用法】可作早、晚餐服食，每日 1 剂。

【注意】有溃疡病及平素胃酸多者不宜食用（因有山楂）。

【说明】前面已述，神曲、山楂、麦芽为最常用的消食药，合之称为“三仙”。其中山楂偏消肉食、油食。麦芽偏消面食、米食。神曲、莱菔子偏于除胀。4 者配用，功能消食除积、去胀除满，为治食积停滞的有效处方。

【其他适应症】消化不良。

4、枳术连翘汤

【组成】枳实、炒白术各 15 克、连翘 6 克。

【适应症】本证病理是食积胃肠，并化热，兼有脾胃虚弱。因而见症中，除与麦芽萝卜粥相同外尚有轻重不等的疲劳、大便不爽和舌苔黄腻等症。

【制法】1、冷水 500 毫升浸泡上药 30 分钟左右。2、煮沸 30 分钟左右滤出药液。3、再加水 300 毫升，继煮 20 分钟左右滤出药液。4、二次药液相合。

【用法】早、晚空腹服。每日 1 剂。

【说明】枳实行散脾胃之气，药性下行，以利消食除积。白术健脾燥湿，强建脾胃之功。连翘清热散结，以除食积而生的郁热。诸药合之，健脾行气，清热去积。宜用于脾虚食积，食积生热之证。

【其他适应症】小儿疳积。

5、三仙二皮鸡内方

【组成】焦三仙、青皮、陈皮各 15 克、鸡内金粉 1.5～3 克（另包）。

【适应症】本证病理是单纯食积而致较重的腹痛、胀满、不思饮食，或大

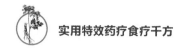

便失常。

【制法】1、冷水700毫升浸泡上药30分钟以上（鸡内金除外）。2、煮沸30分钟后滤出药液。3、再加水400毫升，继煮30分钟后滤出药液。4、二次药液相合。5、鸡内金磨成细粉即可。

【服法】每次餐后30分钟左右用半量药液送服鸡内金粉1.5～3克，日2次。

【说明】中医认为"动物弱于齿者必强于胃"。鸡内金是家鸡的砂囊内壁，生用或炒用。人们公认，家鸡平素喜吃生米，足见其砂囊内壁的磨硬消化之力极强，取其食之，同样具有强力的消食作用。鸡内金虽可煎服，但煎服之力明显弱于口服其粉。焦三仙（神曲、麦芽、山楂）消化米、面、肉食食积。青皮、陈皮为行气药，常用行散脾胃气滞，利于导食积下行。

【其他适应症】消化不良。

6、复方枳实神曲汤

【组成】枳实、木香各9克、神曲、槟榔各15克、莱菔子、三棱、黄连各6克。

【适应症】本证是食积较重、气结明显，并有食积化热之象而致腹痛。

【制法】1、冷水700毫升浸泡上药1小时左右。2、煮沸30分钟左右滤出药液。3、再加水400毫升，继煮30分钟后滤出药液。4、二次药液相合。

【用法】早、晚空腹服。每日1剂。

【说明】1、食积腹痛多因饮食不节，损伤肠胃，食积停滞，气机受阻而痛。2、枳实、木香、槟榔3药长于行散胃肠之气滞。神曲、莱菔子能消食而行散胃肠之滞气。黄连能清除食积内停而产生的郁热。三棱能活血，用治由于食积而产生的血滞。诸药合用能消导食积、清除食热。3、脾胃虚弱者应加党参、白术各12克，以补益健脾、扶助正气。

（五）血瘀腹痛

1、王不留粥

【组成】炒王不留行15克、粳米60克。

【适应症】轻度血瘀而致腹痛、痛处固定、压之不适、舌苔多如常、脉多沉弦。

【制法】1、冷水 1000 毫升浸泡上药 30 分钟左右。2、煮沸 30 分钟后滤出药液。3、用药液与粳米共煮粥。

【用法】可作早、晚餐服食，每日 1 剂。

【说明】王不留行是常用的活血药，其性走而不守，故能通经祛瘀。瘀去则通，通则不痛，粳米能温养脾胃，因而以粥服食，则祛瘀而不伤正气，唯独用粥使药力稍缓。

【其他适应症】血瘀胃痛。

2、元胡肉桂粥

【组成】元胡（延胡索）12 克、肉桂 6 克（另包）、粳米 60 克、冰糖少许。

【适应症】血瘀挟寒之腹痛。宜用于遇寒腹痛诱发或加重之症。

【制法】1、冷水 1000 毫升浸泡元胡 30 分钟以上（除外肉桂）。2、煮沸 30 分钟后，加肉桂，继煮 10 分钟后滤出药液。3、用药液与米共煮粥。4、加糖调味。

【用法】可作早、晚餐服食，每日 1 剂。

【说明】元胡为常用的活血药，多用于瘀血性心腹疼痛。温则行、寒则凝。所以配上温经通阳的肉桂，可促进瘀血的消散，以助止痛。以粥服食虽使药力稍减，但能养胃护脾，以保正气。

【其他适应症】血瘀胃痛。

3、三棱莪术木香汤

【组成】三棱、莪术、木香各 10 克。

【适应症】血瘀较重而致腹痛，见症同前。药力强于前面诸方。

【制法】1、冷水 300 毫升浸泡上药 1 小时左右。2、煮沸 30 分钟左右滤出药液。3、再加水 200 毫升，继煮 20 分钟后滤出药液。4、二次药液相合。

【用法】早、晚空腹服。每日 1 剂。

【说明】三棱、莪术是经常配合一起使用的活血药，其活血之力较强，故称为破血药。二药的特点是破血之中有行气作用。血瘀必有气滞，因而用木香的行气作用，以推动瘀血的运行。3 药相配，行气活血、化瘀止痛。

【注意】本方也可用其煎液与米做粥食用，能护脾养胃，但作用减缓。

【其他适应症】血瘀胃痛。

4、五灵蒲黄没药汤

【组成】五灵脂（另包）、生蒲黄（另包）、没药、乌药各 10 克、小茴香 6 克。

【适应症】较前方更重的血瘀腹痛。症见腹痛如刺、痛而沉闷如压、痛处固定、夜间增剧，或腹部术后作痛。

【制法】1、将五灵脂、生蒲黄分别装入布袋中，与其他药在一起煎煮（如不装袋会粘锅底）。2、冷水 500 毫升浸泡上药 1 小时以上。3、煮沸 30 分钟后滤出药液。4、再加水 300 毫升，继煮 30 分钟后滤出药液。5、二次药液相合。

【用法】早、晚空腹服。每日 1 剂。

【注意】蒲黄一定要用生蒲黄，因为炒蒲黄多用来止血。

【说明】1、明显的血瘀腹痛多见于忧思恼怒，肝失条达，气血瘀滞，或手术、外伤，致气血不通而腹痛。2、方中前 3 味药均为活血药，配合使用，其效增强。小茴香、乌药能温里行气。气行则血行。故诸药合用，温里行气、化瘀止痛。

【其他适应症】1、血瘀胃痛。2、血瘀痛经。

（六）虫积腹痛

1、使君子

【组成】单用使君子。

【适应症】腹部间断疼痛、疼痛多见于空腹或晨起。痛处压之无痛感，儿时有排出蛔虫的病史。小儿蛔虫症，偶有蛔虫爬出肛门感。

【制法】使君子可炒香嚼服，也可煎服。

【用法】成人煎服，每日 10 ~ 15 克。小儿每岁，每日 1 ~ 1.5 粒，总量不超过 20 粒。空腹服用，每日 1 次，连用 3 天。

【注意】1、大量服用可致呃逆、眩晕、呕吐、腹泻等反应。2、若与热茶同服也能引起呃逆、腹泻，故用时当忌饮茶。3、炒后很香，要严格控制剂量。

【说明】使君子善于驱除蛔虫和蛲虫，驱虫同时并能消积，所以常用。

2、复方使君子汤

【组成】使君子 15 克、苦楝皮、芜荑各 10 克。

【适应症】同前方，但药力增强。

【制法】1、冷水 400 毫升浸泡 1 小时左右。2、煮沸 30 分钟后滤出药液。3、再加水 250 毫升，继煮 20 分钟后滤出药液。4、二次药液相合。

【注意】注意事项同前方。

【说明】3 药除杀灭蛔虫作用外，苦楝皮还能杀灭蛲虫、钩虫，而芜荑又长于杀灭钩虫和绦虫。所以 3 药合用主杀蛔虫，兼有杀灭蛲虫、钩虫、绦虫作用。

【其他适应症】轻度胆道蛔虫症。

3、热醋

【组成】食醋 30 毫升。

【适应症】症见脐周腹痛，呈攻痛、忽发忽止、按之疼痛不显、晨起及空腹时多发，重时可在脐周发现条状隆起、舌苔多白腻、脉多弦。

【制法】将醋加热滚烫。

【用法】乘腹痛时一次服下，日内宜用 1 ~ 2 次。

【注意】有溃疡病或胃酸多者不宜用此方。

【说明】中医认为，酸味能使蛔虫安静，所以蛔虫活动而致腹痛，食酸能使蛔虫安静而止痛，但不能驱虫于外。

4、乌梅止痛汤

【组成】乌梅 30 克、黄连、川椒、木香各 6 克、川楝子 10 克、白芍、甘草各 15 克。

【适应症】同热醋，但药力明显增强，宜用于虫积腹痛重症。

【制法】1、冷水 800 毫升浸泡上药 1 小时左右。2、煮沸 30 分钟后滤出药液。3、再加水 500 毫升，继煮 30 分钟后滤出药液。4、二次药液相合。

【用法】早、晚空腹服。每日 1 剂。

【注意】有溃疡病或平素胃酸多者不宜服（有乌梅）。

【说明】1、中医认为，虫积腹痛形成原因是因为胃热肠寒，宿停在肠间的蛔虫扰动不安，因而腹痛。治蛔的药必须有酸、辛（辣）、苦 3 种。因为"蛔得酸则静，得辛则伏，得苦则下"。2、方中重用味酸的乌梅，使蛔得静，用味辛的川椒使蛔潜伏，用味苦的黄连使蛔得下。用木香、川楝子行气止痛。用白芍配甘草缓急。3、如体质较弱可加人参 6 克、当归 9 克，补气养血、扶助正气。4、胆道蛔虫症、肠道蛔虫症的腹痛宜用本方。

5、驱蛔敷脐膏

【组成】乌梅、黄连、川椒各 50 克、鲜生姜 30 克。

【适应症】蛔虫性腹痛，病史较长，经常脐周阵发性痛，压之疼痛不显，尤其多见于儿童。

【制法】1、上 3 药共为细末。2、鲜生姜打成汁。3、用生姜汁和药粉共调成糊状（药膏）。

【用法】用 4 层纱布（1 层粗布也可），纱布大小 4×4 厘米^2 为好（正方形）。将药膏放在纱布上，敷在脐部，胶布加压固定。用 1 日撤药休 1 日，再用。一般日内即愈。

【注意】敷脐后局部可轻痒，如痒甚要撤掉，以免出疱（膏药风）。

【说明】如前所述，蛔虫得酸则静，得辛则伏，得苦则下。故用酸味的乌梅，用辛味的川椒，用苦味的黄连。3 者相配使虫安，并可驱除体外。儿童用此方后，常有蛔虫从肛门爬出。

【其他适应症】驱虫。

6、驱绦虫方

【组成】槟榔 150 克、炒南瓜子 200 克。

【适应症】绦虫引起的腹痛，症见腹痛腹胀，常有腹泻，偶见稀便中有绦虫节片、舌苔脉象变化不显。

【制法】1、冷水 1000 毫升煮沸槟榔 1 小时左右，滤出药液（150 毫升左右）。

2、南瓜子炒成微黄色，很香。

【服法】1、清晨空腹快速吃净南瓜子。2、10分钟左右喝槟榔煎（150毫升）。

【注意】1、饮槟榔汤2～4小时后腹痛，随即连续腹泻10多次，由干便至水样便。2、事先备用一盆温水。3、时时观察肛部有否绦虫露出，一旦发现露出，立即将臀部坐在盆中（要保持水温和体温的一致）。4、见虫出千万不要拽（以防虫退回）。5、耐心等待长虫（通常超过1米）出净。6、将整绦虫小心地放在瓶内（罐头瓶为好）。7、送到医院检验室，镜下看绦虫头部是否已全，否则打虫宣布失败。

【说明】槟榔麻醉绦虫头部，南瓜子麻醉绦虫尾部。

7、治疗囊虫及脑囊虫方

【组成】干漆、雷丸、槟榔各50克、白僵蚕100克、白芥子30克、生水蛭15克、生牡蛎200克、姜半夏80克、陈皮120克。

【适应症】肉眼看，囊虫像在皮下，实际在肌肉层，可长在全身各处，以胸胁部为多。其特征有四：一是在皮下，二是豌豆大，三是软骨硬，四是可移动。

【制法】上药共研细末，以蜂蜜炼蜜为丸，每丸重7克。

【用法】早、晚空腹各服1丸，温水送服。

【注意】一般用药3个月以后，局部跳动、麻木，之后节结变大、变软。全部消失需5～11个月。

【说明】1、囊虫，民间称为"米糁子"，它是绦虫的幼虫，是绦虫的卵而生成。囊虫病多是吃了带"米糁子"的猪肉而得，因而有囊虫的人多有绦虫。2、囊虫是一结节，有一定硬度，故用生牡蛎软坚散结作用软其坚硬。中医认为结节是痰凝血结之果，故用白僵蚕、白芥子化痰，用干漆、生水蛭活血。结节的本质为虫，故用干漆、雷丸、槟榔杀虫。用半夏、陈皮降逆和胃，以护正气。3、如囊虫长在脑部，即"脑囊虫"引起癫痫大抽风，上方应加黄连100克、银花200克、全蝎50克。观察治疗7例，服药5个月后癫痫再未发作，彻底治愈。

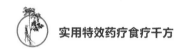

（七）虚寒腹痛

1、粳米肉桂粥

【组成】肉桂 6 克、粳米 60 克、冰糖少许。

【适应症】腹部缓缓而痛，以手按之舒适、甚至痛减、常因受凉发作或加重。舌苔多薄白、脉稍迟或迟缓。

【制法】冷水 1000 毫升与肉桂、粳米共煮成粥。

【用法】可作早、晚餐或间食服食，每日 1 剂。多在日内显效或痊愈。

【说明】肉桂为温里药，尤善温脾、肾，助阳气，故能去肠胃之寒而止腹痛。与粳米同用可养胃护脾，保护正气。本方适用于年老体弱的虚寒性腹痛。

【其他适应症】虚寒性胃痛。

2、干姜大枣粥

【组成】干姜 6 克、大枣 6 枚、粳米 60 克。

【适应症】同粳米肉桂粥，药力相近，但本方有一定益气血之力。

【制法】冷水 1000 毫升，干姜、大枣与粳米共煮粥。

【用法】可作早、晚餐服食或作间食。

【说明】干姜是常用的温里药，善于温散脾胃的寒郁，其性走而不守，温散作用强。大枣是补气药，兼有养血作用。二者配用，散脾胃之寒，兼能益气养血。以粥服食，又能养脾胃。因而本方更宜于脾胃虚弱而有寒郁而致腹痛之人。

【其他适应症】因寒胃痛。

3、术苓茴香粥

【组成】白术、茯苓各 15 克、小茴香 6 克、粳米 60 克、冰糖少许。

【适应症】同前方，但本方药力增强，尤能增强补益脾胃的作用。

【制法】1、冷水 1000 毫升浸泡上药 1 小时左右。2、煮沸 30 分钟后滤出药液。3、用药液与米共煮粥。4、加冰糖调味。

【用法】可作早、晚餐服食或间食。

【说明】小茴香能温散脾胃之气。白术、茯苓为健脾祛湿的主药。粳米又能养护脾胃。所以本方尤宜于脾胃虚弱而寒郁的腹痛。

【其他适应症】虚寒胃痛。

4、姜肉术甘汤

【组成】干姜、肉桂各 6 克、白术 15 克、甘草 3 克。

【适应症】治症同前，但药力增强。

【制法】1、冷水 300 毫升浸泡上药 1 小时左右。2、煮沸 30 分钟后滤出药液。3、再加水 200 毫升，继煮 20 分钟后滤出药液。4、二次药液相合。

【用法】早、晚空腹服。

【说明】1、本方治证之虚，为脾虚，所治之寒，为胃肠之寒。2、方中白术能健脾。干姜、肉桂能温散脾胃、胃肠之寒。甘草能益气，且能调和诸药。4 药合用有较强的温散肠胃和强健脾胃之功。故宜用于脾胃肠虚寒而致的疼痛重症。

5、木香白术温运膏

【组成】木香 30 克、白术 50 克、鲜生姜 100 克。

【适应症】虚寒性腹痛，见症同前，与前药力相近。

【制法】1、木香、白术二药研为细末、混匀。2、生姜打成汁。3、用生姜汁与药粉共调成膏。

【用法】用 4 层纱布（也可用 1 层粗布），大小以 4×4 厘米^2 为好。把药膏摊在纱布上，贴敷在脐部，外用胶布加压固定。晚上敷药，晨起去药。

【注意】敷药处有微痒，如痒甚应去掉药膏，以防起疱（膏药风）。

【说明】木香为常用的行气药，长于温散肠胃之气滞。白术为健脾常用药。二者并用，以健脾而行散脾胃之气滞。以生姜调膏敷脐用，生姜的温散作用，可使药力内注，发挥木香、白术的行气健脾作用。药力通过脐静脉吸收，抵达肠道作用较快。尤其宜于儿童，减轻儿童吃药之苦。

【其他适应症】虚寒胃痛。

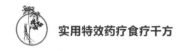

6、花椒食盐熨脐

【组成】花椒 50 克、粗盐 500 克。

【适应症】虚寒性腹痛，见症同前。本方特点见效快。

【制法】二者混合，炒到滚热。

【用法】事先做一布袋，乘热装进布袋，热熨脐部，日内次数不限。

【注意】防止烫伤。

【说明】花椒为温里药，其性走窜，散去肠胃之寒。食盐益肾，热盐熨脐，带领花椒温里走窜之性内注，驱散寒郁而止腹痛。此方为快速治疗之法。唯本方缺乏补性。

【其他适应症】1、寒郁胃痛。2、因寒痛经。

7、白芍甘草姜枣汤

【组成】白芍 25 克、甘草 15 克、生姜 6 克、大枣 6 枚。

【适应症】虚寒性挛急性腹痛，症见腹痛突然发作，呈挛急性，难以忍受，以手按之痛稍减，常因受凉而发，得温则减，舌苔多白、脉迟弱或迟缓。

【制法】1、冷水 500 毫升浸泡上药 1 小时左右。2、煮沸 30 分钟后滤出药液。3、再加水 300 毫升，继煮 20 分钟后滤出药液。4、二次药液相合。

【用法】早、晚空腹服。

【说明】1、挛急性腹痛是因肠痉挛而突然出现腹痛，多由体虚加受凉而发。2、白芍配甘草能缓和肠痉挛，因而止痛。生姜、大枣相配不仅能温散气血，又能温养胃肠，使肠胃机能旺盛，气血通畅，因而能缓挛急、止腹痛。3、本方药力稍缓，宜用于虚寒性腹痛的轻症。

【其他适应症】挛急性胃痛。

8、桂枝白芍姜枣汤

【组成】桂枝 12 克、白芍 25 克、甘草 15 克、生姜、人参各 6 克、白术 15 克、大枣 5 枚。

【适应症】稍重的虚寒性腹痛，症同白芍甘草姜枣汤，但药力增强，宜用于前方不愈或虚寒性腹痛较重者。

【制法】1、冷水 900 毫升浸泡上药 1 小时左右。2、煮沸 30 分钟后滤出药液。3、再加水 500 毫升，继煮 30 分钟后滤出药液。4、二次药液相合。

【用法】早、晚空腹服。每日 1 剂。

【注意】平素胃酸多者不宜服。

【说明】白芍配甘草能缓急止痛。人参配白术能补气健脾。桂枝能温经通脉。大枣有助于白芍、甘草缓急，有助于人参、白术益气。诸药合用，调和脾胃，以增强机能；温经通脉，以祛除寒邪。宜用于老年脾胃虚寒，但常常找不到诱因而出现的隐隐腹痛。

【其他适应症】1、挛急性胃痛。2、虚寒性腹泻。

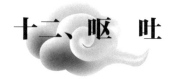

十二、呕 吐

呕吐多见于寒性、热性、食滞、湿痰、气滞、阴虚、气虚等7型。前5型为实证，后2型为虚证。此外还有上述原因以外引起的呕吐，本节列为其他呕吐。

（一）寒性呕吐

1、食盐生葱方

【组成】带须生葱头1根、食盐少许。

【适应症】因寒呕吐，症见突然呕吐、多见清水或黏液、胸胃满闷、喜暖厌食或兼有恶寒发热等外寒症、舌苔多白、脉多沉迟或浮紧。

【制法】葱头捣烂，放食盐少许，蒸熟成饼即可。

【用法】敷在脐中，外部布盖，胶带加压固定。良久呕吐可停。

【注意】如脐部痒甚可去掉，否则起疮（膏药风）。

【说明】1、正常生理应该是胃气下行（胃气主降）。而寒郁则胃气郁而闷，胃气逆而呕。2、葱的性能辛温，内能温通去寒，外能发散风寒。胃的寒郁得散，胃气可降，故能止呕。

【其他适应症】1、胃寒疼痛。2、肠寒疼痛。

2、吴萸生姜方

【组成】炒吴萸50克、生姜1块。

【适应症】因寒呕吐，见症同前，但本方药力明显增强。

【用法】共捣成饼，蒸热敷于脐部。1～2小时后呕吐可止。

【注意】脐部可微痒，如痒甚，敷药可去掉，以防起疮（膏药风）。

【说明】1、如上所述，胃内寒郁，胃气不降反升，胃气逆必呕。2、吴萸温肝暖胃，胃得温则寒去，胃气得降，故呕吐止。

【其他适应症】1、胃寒疼痛。2、肠寒疼痛。

3、半夏陈皮粥

【组成】姜半夏9克、陈皮15克、粳米60克、冰糖少许。

【适应症】因寒呕吐，药力温和。

【制法】1、冷水1000毫升浸泡上药1小时左右。2、煮沸30分钟左右滤出药液。3、用药液与粳米共煮粥。4、加糖调味。

【用法】可作早、晚餐温食，每日1剂。

【说明】1、寒郁在胃，致使胃气上逆而呕。2、姜半夏性温，长于降逆止呕。陈皮性温，长于理气和胃。二药配用能温降胃气，和胃止呕。3、以米粥服食，虽使药力平和，但能养胃。

【其他适应症】咳嗽白痰或灰痰增多，晨起尤重。

4、韭菜生姜奶

【组成】韭菜200克、生姜25克、牛奶200毫升。

【适应症】因寒呕吐，见症同前，本方既可治内寒、也可治外寒引起的呕吐。

【制法】韭菜、生姜切碎，布包挤出汁液，与牛奶共煮开即成。

【用法】乘热一次服下，此为一次量。

【说明】1、外寒、内寒郁胃均可导致胃气上逆而成呕吐。2、韭菜、生姜均属温热之品，故能去寒。其中韭菜温里去寒，生姜外散祛风寒。所以本方既治内寒、也治外寒引起的呕吐。

【其他适应症】胃寒疼痛。

5、藿香苏叶汤

【组成】藿香9克、苏叶12克。

【适应症】因寒挟湿呕吐，症见头痛、胸闷、呕恶吐泻、少食，疲倦、舌苔多白腻、脉缓。

【制法】1、冷水 200 毫升浸泡上药 30 分钟左右。2、煮沸 15 分钟左右滤出药液。3、再加水 150 毫升，继煮 15 分钟左右滤出药液。4、二次药液相合。

【用法】早、晚空腹温服，每日 1 剂。

【说明】1、本方多用于夏秋时节（长夏）因寒挟湿引起的呕吐。2、藿香为芳香化湿药，外能散风寒，内能化湿浊。苏叶性能辛温，长于外散风寒。二者配用外散风寒，内化湿浊，宜用于夏秋时节外受寒凉，内挟湿浊的呕逆之症。

【其他适应症】鱼蟹中毒。

6、藕汁生姜汁

【组成】鲜藕 200 克、生姜 30 克。

【适应症】因寒呕吐，症见突然呕吐、多为清水、喜暖、胃部不适或伴有恶寒发热等外寒症、舌苔多白、脉多沉迟或浮紧。

【制法】将 2 药洗净、捣烂，用纱布挤汁即成。

【用法】饮汁，日内分 1 ~ 2 次用完。

【说明】藕汁营养丰富、易消化，可起到养胃健胃作用。生姜是温胃止呕的良药，又能散外寒。二者配用，温胃散寒止呕，并能养胃，对外寒、内寒引起的呕吐轻症均适用。

7、藿香半夏陈皮汤

【组成】藿香、紫苏、陈皮各 15 克、姜半夏 9 克。

【适应症】外寒犯胃引起的呕吐，症见突然呕吐，常伴有恶寒发热、身痛头痛、胸胃满闷、不思饮食，舌苔薄白、脉浮或浮紧。

【制法】1、冷水 500 毫升浸泡上药 1 小时左右。2、煮沸 25 分钟后滤出药液。3、再加水 300 毫升，继煮 25 分钟后滤出药液。4、二次药液相合。

【用法】早、晚空腹温服，每日 1 剂。

【说明】藿香、紫苏能发散风寒。陈皮、姜半夏能温中降逆止呕。4 药合用，主治外感风寒而致的呕吐。

8、甘草干姜茶

【组成】干姜 6 克、红茶 2 克、甘草 3 克。

【适应症】胃寒呕吐，症同藕汁生姜汁。本方专治里寒引起的呕吐，药力较强。

【制法】1、干姜切碎。2、用沸水冲泡上 3 味，加盖密封 5 分钟即可。

【用法】饭后饮用，每日 1 ~ 2 次，本方为 1 日量。日内见效。

【说明】干姜性热，最能温胃去寒而止呕。红茶性温，能温经通脉、促循环、祛瘀滞、健脾强胃。甘草能补气健脾，助于养胃。

（二）热性呕吐

1、炒萝卜汤

【组成】萝卜 50 ~ 60 克。

【适应症】热结于胃，胃失和降致呕。症见面食或过多豆类食入后，胸闷恶心欲吐，偏喜冷饮、大便多干、舌苔变化不显或中心见黄、脉无变化或略数。

【制法】1、萝卜微炒。2、加冷水 300 毫升，煮沸萝卜 5 分钟左右即可。

【用法】分 1 ~ 2 次餐后半小时左右 1 次饮进、也可吃萝卜。此为 1 日量。

【注意】萝卜中不加任何佐料。

【说明】萝卜性寒，长于消食、下气、祛痰。因其下气作用可使胃气降下；因其消食作用可消胃内过多的面食或豆食。食积被消，引其下行，故胃气逆的恶心、呕吐得除。

【其他适应症】消化不良。

2、莲藕生姜汤

【组成】生莲藕 30 克、生姜 3 片。

【适应症】本证病理同上方。症见烦热呕逆、口微渴、微汗出、便多干。

【制法】冷水 300 毫升煮沸上药 30 分钟即可。

【用法】早、晚空腹服。

【说明】莲藕性味甘凉，归入胃经，故有温和的清胃之功。降逆止呕是生姜的常用功效，虽其性温，但用量甚少。2 药配用，药性仍偏凉。凉能清热。故 2 药的综合作用是，清胃热、降胃逆而达到治疗热呕的目的。

【其他适应症】肺热咳嗽辅助治疗。

3、甘蔗加蜂蜜

【组成】甘蔗汁 50 毫升、蜂蜜 10 毫升。

【适应症】本证病理同上方。热性呕吐，症见烦热少食、恶心欲吐、恶热喜凉、多大便秘结、舌脉变化不大。

【制法】甘蔗绞汁，成 50 毫升。与蜂蜜混合、搅匀即可。

【用法】日内分 1 ~ 2 次饮用。餐后半小时左右服用。

【注意】血糖高者不宜用。

【说明】甘蔗性味甘凉，入肺、胃经。甘能养，凉能清，清胃之热是其所长。蜂蜜是补气药，并有滋补润肠之效。二者配用，能温柔地清胃热、除肠热，宜用于脾虚胃弱之热性呕逆轻证。

【其他适应症】肠燥便秘。

4、芦根粥

【组成】芦根 30 克、粳米 60 克、冰糖少许。

【适应症】本证病理同上方。症见烦热口渴、恶心或吐、大便偏干、舌苔薄黄而干、脉稍数。

【制法】1、冷水 1000 毫升浸泡上药 30 分钟左右。2、煮沸 20 分钟后滤出药液。3、用药液与粳米共煮粥。4、加冰糖调味。

【用法】可作早、晚餐服食，每日 1 剂。

【说明】芦根性味甘凉，是具有生津作用的清胃止呕药，对于胃内有热，特别是热病后而出现的呕逆之症，有良好的清胃降逆止呕作用。2、以粥服食可养胃护脾，益于补虚，宜用于平素脾胃虚弱而出现的胃热呕吐轻症。

【其他适应症】1、肺热咳嗽。2、内热心烦。

5、芦根竹茹汤

【组成】芦根、石斛各15克、竹茹、陈皮各10克。

【适应症】本证病理及见症同前方，但药力明显增强。

【制法】1、冷水500毫升浸泡上药30分钟左右。2、煮沸30分钟后滤出药液。3、再加水300毫升，继煮30分钟后滤出药液。4、二次药液相合。

【用法】早、晚空腹服。每日1剂。

【说明】竹茹的性味与芦根相同，均属甘凉入肺、胃二经，长于在清肺止咳之中除烦止呕。石斛清胃热、养胃阴。陈皮理气和胃。四者配用疗效增强。

【其他适应症】肺热咳嗽。

6、黄连石膏粥

【组成】黄连6克、竹茹10克、生石膏30克（另包）、粳米60克、冰糖少许。

【适应症】热性较重之呕吐，症见心烦口渴、身热汗出、呕逆明显、大便多干、舌苔发黄、脉数洪大。

【制法】1、冷水300毫升浸泡上药1小时左右（除外生石膏）。2、先用冷水500毫升煮生石膏（事先打碎）40分钟左右。3、把黄连、竹茹连药带水一起加到石膏中，继煮30分钟后滤出药液。4、用药液与米共煮粥。5、加冰糖调味。

【用法】早、晚空腹服。

【注意】如吃粥味苦，改为汤药一饮而尽。

【说明】黄连是性味苦寒的清心胃之热的要药。竹茹长于清热降逆止呕。生石膏性味辛甘大寒，清肺胃之热力强。三者相配清胃之力尤强，对胃热致呕的重症用之有效。以粥服之，既缓其黄连苦寒伤胃，同时可护养脾胃。本方适用于因热致呕的重症。

【其他适应症】1、热病心烦。2、胃热疼痛。

7、黄连竹茹陈皮半夏汤

【组成】黄连、竹茹、半夏各9克、陈皮15克。

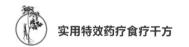

【适应症】热性较上方更重的呕吐。宜用于呕吐苦绿、吐物热腐，伴有口苦、心烦等呕吐重症。

【制法】1、冷水 500 毫升浸泡上药 1 小时左右。2、煮沸 30 分钟后滤出药液。3、再加水 300 毫升，继煮 30 分钟后滤出药液。4、二次药液相合。

【用法】早、晚空腹服。

【说明】1、黄连配竹茹苦寒较重，有较强的清胃热、降胃气而止呕之功。陈皮配半夏功专降胃之逆气而止呕，从而增强黄连、竹茹 2 药的止呕之功。2、如素体脾胃虚弱，应加党参、白术各 12 克，以健脾强胃。

（三）食积呕吐

1、复方鸡内金粉

【组成】鸡内金粉 2 ～ 3 克（另包）、姜半夏 9 克、陈皮 15 克。

【适应症】食积在胃、胃失和降而致呕吐。症见饮食后胃痛胀满、按之疼痛、恶心呕逆、嗳腐吞酸、大便不爽或干结、舌苔薄腻、脉多弦紧。

【制法】1、冷水 300 毫升浸泡姜半夏、陈皮 30 分钟以上。2、煮沸 40 分钟后滤出药液。

【服法】每次用药液送服鸡内金粉 2 ～ 3 克。餐后半小时左右服之。每日用 2 次。

【说明】如前所述，鸡内金是家鸡的砂囊内壁，生用或炒用。它是最强的消食药。中医认为，"凡动物无齿者必强于胃"。家鸡没有牙齿，但平素善食米粒及相类坚硬东西，可见消化之力极强。强力的消食作用，使食积消散，胃气的"以降为顺"的生理特点恢复，故胃气上逆而致的呕吐得止。

【其他适应症】消化不良。

2、萝卜粥

【组成】新鲜白萝卜 150 克、鲜生姜 6 克、糯米 60 克。

【适应症】食积而致轻度呕吐。症见饱食后轻度胸膈满闷、食积胀满、呕逆泛酸、大便多干、舌苔腻、脉多弦紧或弦滑。

【制法】冷水 1000 毫升，与萝卜、生姜、糯米共煮粥。

【注意】古人经验"吃萝卜粥时，忌食首乌、地黄"。

【用法】可作早、晚餐温食。

【说明】萝卜消食、下气、祛痰。故吃萝卜可推动食物下行。胃的食积得去，胃的"下行以顺"的功能恢复，使胃气逆致呕的现象消失。

【其他适应症】1、老年慢性支气管炎咳嗽痰多。2、糖尿病辅治。3、消化不良。

3、胡萝卜粥

【组成】新鲜胡萝卜 200 克、粳米 60 克。

【适应症】食积呕吐，症状同上方，与上方药力也相当。

【制法】冷水 1000 毫升，与胡萝卜、米共煮粥。

【用法】可作早、晚餐温食。

【说明】胡萝卜有健胃、补脾、助消化作用，是难得的果、蔬、药兼用之品，广为人们所爱。食积一消，胃气得以下行，故胃气逆之呕得除。这里延深几句：经验证明常食胡萝卜可延长寿命。据报道，1979 年日本人平均寿命，男士 73 岁，女士 78 岁，居世界之首，这与日本人常吃胡萝卜有关。

【其他适应症】1、高血压辅治。2、糖尿病辅治。

4、陈皮鸡矢藤粥

【组成】陈皮 15 克、鸡矢藤 30 克、粳米 60 克、冰少许。

【适应症】食积呕吐，略有化热之象，症见消化不良、胃腹胀饱、不思饮食、大便偏干、舌脉变化不显。

【制法】1、冷水 1000 毫升浸泡上药 30 分钟以上。2、煮沸 30 分钟后滤出药液。3、用药液与粳米共煮粥。4、加糖调味。

【用法】可作早、晚餐服食，每日 1 剂。轻度食积当日可愈。

【注意】如把陈皮烘干研末，每次用 5 克与大米共煮粥疗效也好。

【说明】陈皮是常用的理气调中、和胃化痰之品。取其理气作用，可使食积消散、胃气下行。鸡矢藤性味甘凉，消食健胃，兼以消除食积化热。

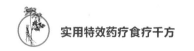

【其他适应症】1、消化不良。2、老年气管炎咳嗽痰多（白痰或灰痰）。

5、山楂茶

【组成】焦山楂 18 克、茶叶 6 克。

【适应症】食积呕吐，见症同上，药力相近。

【制法】1、将山楂捣为粗末，加冷水 300 毫升，煮沸 15 分钟左右滤出药液。2、事先把 6 克茶叶倒在杯中。3、将上述 90℃以上药液倒入杯中，加盖 10 余分钟，即可饮用。

【用法】分次日内用完。

【注意】有溃疡病及平素胃酸过多者不宜。

【说明】1、山楂是有力的消食药，尤多用于消除油食及肉食，使胃气下行，所以呕吐得止。2、茶叶消导化积，同样使胃气之逆下行。二者配用，疗效增加。

【其他适应症】1、消化不良。2、减肥辅治。

6、山楂麦芽香附汤

【组成】焦山楂 15 克、麦芽 30 克、香附 12 克。

【适应症】食积较重的呕吐。见症同上，或有胃腹胀饱、嗳腐吞酸等症、舌苔多腻、脉多见滑象。

【制法】1、冷水 500 毫升浸泡上药 30 分钟左右。2、煮沸 30 分钟后滤出药液。3、再加水 300 毫升，继煮 30 分钟后滤出药液。4、二次药液相合。

【用法】早、晚空腹服用，每日 1 剂。

【注意】有溃疡病及平素胃酸过多者不宜（有山楂）。

【说明】山楂和麦芽是常用的消食药，如前所述，山楂偏消油食、肉食，麦芽偏消面食。二者配合，消食完善并疗效增强。香附长于行散肝胃之气，促进食积消散，使胃气下行。

【其他适应症】消化不良。

7、三仙姜夏汤

【组成】神曲、麦芽各 15 克、山楂、半夏各 9 克、生姜 6 克。

【适应症】食积较重的呕吐，症见呕吐酸腐，伴嗳气、厌食、吐后则舒、舌苔多腻、脉弦滑。

【制法】1、冷水 500 毫升浸泡上药 1 小时以上。2、煮沸 30 分钟后滤出药液。3、再加水 300 毫升，继煮 20 分钟后滤出药液。4、二次药液相合。

【用法】早、晚空腹服。每日 1 剂。

【注意】有溃疡病及平素胃酸多者不宜（有山楂）。

【说明】1、如前所述，食积呕吐是因为饮食过多，或食生冷油腻，停滞不化，胃气不降反逆而成呕吐。2、神曲、麦芽、山楂 3 药均能消化食物，常常并用，疗效理想（麦芽长于消米、面食积；山楂长于消肉、油食积；神曲长于消食除胀），因而称为"三仙"。生姜、半夏相配长于降逆止呕。所以上 5 药配用，治食积不消而出现的呕吐。

【其他适应症】消化不良。

（四）湿痰呕吐

1、莱菔子白术粥

【组成】莱菔子、炒白术各 15 克、粳米 60 克。

【适应症】湿痰在胃，胃失和降而致呕吐。症见饱食之后呕吐清水或痰涎、伴恶心、胃脘胀满、舌苔白腻、脉多弦滑。

【制法】1、冷水 1000 毫升浸泡上药 1 小时左右。2、煮沸 40 分钟后滤出药液。3、用药液与粳米共煮粥。

【用法】可作早、晚餐温食，每日 1 剂。

【说明】1、湿痰呕吐是痰浊素盛，或脾虚不运，水湿内停，聚而成痰，痰浊阻遏，胃气不降反升，出现呕吐。治则，除祛湿、祛痰外必须健脾，以消除痰湿根源。2、莱菔子降气祛痰。白术健脾燥湿。二者配用，既降气祛痰，又健脾，有标本同治之意。

【其他适应症】消化不良。

2、白茯苓粥

【组成】白茯苓适量、粳米 60 克。

【适应症】湿痰呕吐，症同上方，本方略显缓和。

【制法】1、茯苓研成细粉，每次取出 15 克。2、与粳米共煮粥。

【用法】可作早、晚餐温食，每日 1 剂。

【说明】白茯苓主要功效是健脾利湿，对于湿痰凝聚，导致胃气不降反升而出现的呕逆等症，有健脾利湿止呕作用。白茯苓是一味补而不峻，利而不猛，既能去邪、又能扶正之品，所以本方老年和体弱者用之尤宜。

【其他适应症】1、脾虚腹泻。2、肥胖症辅治。

3、薏苡仁粥

【组成】薏苡仁粉 30 克、生姜 9 克、粳米 60 克。

【适应症】湿痰呕吐，症同前方，药力相近。

【制法】1、将薏苡仁研为粗粉，取 30 克。2、用水 800 毫升与生姜、粳米共煮粥。

【用法】可作早、晚餐温食，每日 1 剂。

【注意】生姜皮性凉，用时应将皮去掉。

【说明】薏苡仁是可作杂粮食用的中药，其主要功效是健脾利湿。利湿可消痰，健脾利于消除生痰之源（脾为生痰之源）。唯薏苡仁药性偏凉，故配用性温的生姜去其寒，同时发挥生姜降胃之逆气的长处，利于消痰祛湿。所以薏苡仁配生姜更能祛湿痰、降胃之逆气（胃气以降为顺）。米粥可以养胃护脾，体现去邪中扶正。

【其他适应症】水肿、泄泻及胃癌、肠癌、宫颈癌的辅助治疗。

4、小半夏加茯苓汤

【组成】姜半夏 9 克、生姜 6 克、茯苓 30 克。

【适应症】湿痰较重呕吐。症同前方，但药力明显增强。

【制法】1、冷水 500 毫升浸泡上药 1 小时左右。2、煮沸 30 分钟后滤出药液。3、再加水 300 毫升，继煮 30 分钟后滤出药液。4、二次药液相合。

【用法】早、晚空腹温服，每日 1 剂。

【说明】半夏、生姜相配是有名的古方"小半夏汤"，治疗胃寒呕吐。方中加上性平（寒热平衡）而功善利湿、健脾的大量茯苓，使全方功效变为温胃祛湿、降逆止呕、佐以健脾。当然也可用药液煮粥。

【其他适应症】胃寒呕吐。

5、生姜半夏陈皮粥

【组成】生姜 6 克、半夏 9 克、陈皮 15 克、粳米 60 克、冰糖少许。

【适应症】湿痰呕吐，症同前方，药力相近。

【制法】1、冷水 1000 毫升浸泡上药 1 小时左右。2、煮沸 40 分钟后滤出药液。3、用药液与粳米共煮粥。4、加糖调味。

【用法】可作早、晚餐温食。

【说明】生姜、半夏、陈皮相配，能祛痰湿而降逆止呕。粳米养护脾胃。因而老年、体弱而患湿痰呕吐轻症宜之。

6、苍朴陈夏苓术汤

【组成】苍术、厚朴、姜半夏各 9 克、陈皮 15 克、茯苓、白术各 15 克。

【适应症】湿痰较重呕吐。症见呕吐痰涎、时时恶心，伴胃脘痞满、甚则头晕、心悸、舌苔白腻、脉多滑。

【制法】1、冷水 700 毫升浸泡上药 1 小时左右。2、煮沸 30 分钟后滤出药液。3、再加水 400 毫升，继煮 30 分钟后滤出药液。4、二次药液相合。

【用法】早、晚空腹温服，每日 1 剂。

【说明】陈皮、半夏、茯苓 3 药配用能祛痰。苍术配厚朴能祛湿。茯苓配白术能健脾，脾健则痰无所生。诸药合用，祛痰湿、健脾气、降逆止呕。

【其他适应症】肥胖症辅治。

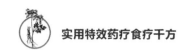

（五）气滞呕吐

1、柴胡白芍粥

【组成】柴胡、白芍各 15 克、当归 6 克、粳米 60 克。

【适应症】多由心情不快而引起的呕吐，症见呕吐酸苦、嗳气频作、胸胁满闷、伴心烦不舒。平素性情多急。

【制法】1、冷水 1000 毫升浸泡上药 1 小时左右。2、煮沸 40 分钟左右滤出药液。3、用药液与粳米共煮粥。

【用法】可作早、晚餐服食，每日 1 剂。

【注意】服药期间必须心情舒畅。

【说明】1、气滞呕吐，多由心情不快，肝气郁滞，横犯脾胃，胃失和降，气机上逆而现呕吐。所以治疗重点必须疏肝理气。2、柴胡是疏肝解郁的要药。白芍、当归养血柔肝。肝藏血，肝靠血养，因而配伍柴胡，更能发挥柴胡的疏肝解郁作用。肝郁会影响胃口。因为肝属木，脾属土（脾胃相表里），此有"木克土"之意，米粥用之更有护养脾胃之意。

【其他适应症】肝郁胃痛。

2、柴胡玫瑰粥

【组成】柴胡、佛手各 15 克、干玫瑰花 6 克、粳米 60 克。

【适应症】气滞呕吐，症同上方，药力相近，但本方除疏解肝郁外，尚有活血通络作用，故对肝郁气滞之呕吐，兼见胸胁胀满而痛时，更为宜用。

【制法】1、冷水 1000 毫升浸泡上药 30 分钟左右。2、煮沸 30 分钟后滤出药液。3、用药液与米共煮粥。

【用法】可作早、晚餐服食，每日 1 剂。

【注意】服药期间必须心情舒畅。

【说明】柴胡为疏肝解郁的要药。玫瑰花疏肝并兼活血。所以二者配用，疏肝理气基础上兼有活血之功。佛手长于行散肝胃气滞，以强柴胡的疏肝解郁之功。

【其他适应症】1、肝郁胃痛。2、头痛。

3、柴芍姜夏甘草汤

【组成】柴胡 15 克、白芍 18 克、姜半夏 9 克、生姜 6 克、甘草 3 克。

【适应症】气滞呕吐，症见呕吐吞酸、嗳气频发，胸胁胀闷，情绪不振常为诱因、舌苔薄腻、脉多弦。

【制法】1、冷水 500 毫升浸泡上药 1 小时左右。2、煮沸 30 分钟后滤出药液。3、再加水 300 毫升，继煮 30 分钟后滤出药液。4、二次药液相合。

【用法】早、晚空腹服。每日 1 剂。

【注意】服药期间必须心情好。

【说明】1、本方主治肝气郁滞和肝郁犯胃的症状。2、柴胡、白芍相配长于疏肝解郁。半夏、生姜相配长于降逆止呕。甘草之用是调和诸药。5 药配和，功效疏肝解郁、降逆止呕。

【其他适应症】肝郁胃痛。

4、柴胡厚朴半夏汤

【组成】柴胡、厚朴各 12 克、白芍 18 克、生姜 6 克、姜半夏 9 克。

【适应症】气滞呕吐，见症同上，但药力比上方稍强。

【制法】1、冷水 600 毫升浸泡上药 1 小时左右。2、煮沸 30 分钟后滤出药液。3、再加水 400 毫升，继煮 30 分钟后滤出药液。4、二次药液相合。

【说明】柴胡配白芍长于疏肝解郁。生姜配半夏长于降逆止呕。厚朴理气，既助前 2 药疏肝解郁，又助后 2 药降逆止呕。神经性呕吐宜用本方。

（六）阴虚呕吐

1、石斛粳米粥

【组成】石斛、沙参各 15 克、粳米 60 克。

【适应症】胃阴虚引起的呕吐，症见呕量不多、发作频繁、食欲减退、胃中隐痛或灼痛、口燥咽干、脘腹痞满、倦怠乏力、舌质淡、脉无力。

【制法】1、冷水 1000 毫升浸泡上药 30 分钟左右。2、煮沸 30 分钟后滤出药液。3、用药液与粳米共煮粥。

【用法】可作早、晚餐服食，每日 1 剂。

【说明】1、本证病理是，胃阴虚为胃的津液不足，阴虚生内热，热扰于胃，致胃气不降反升而现呕吐。2、石斛、沙参是滋养胃阴的常用药，其性甘凉。甘能养、凉能清，故 2 药能清胃热、养胃阴，使阴虚燥热致胃气逆之呕，因胃气得降而呕止。

【其他适应症】1、提高视力。2、抗衰老。

2、陈皮竹茹麦冬粥

【组成】陈皮、麦冬、玉竹各 15 克、竹茹 9 克、粳米 60 克。

【适应症】阴虚较重的呕吐，见症同前，但药力强于前方。

【制法】1、冷水 1000 毫升浸泡上药 30 分钟左右。2、煮沸 30 分钟滤出药液。3、用药液与粳米共煮粥。

【用法】可作早、晚餐服食，每日 1 剂。

【说明】1、阴虚呕吐病理如前方所述。2、竹茹性味甘凉，为清热降逆止呕的要药。陈皮理气和胃，助竹茹降逆止呕。麦冬、玉竹滋阴养胃。诸药合用，清胃热、养胃阴、降逆止呕。以粥服之养护脾胃，宜用于阴虚呕逆较重之症。

3、芦根小米鸡蛋粥

【组成】芦根 15 克、鸡蛋 1 个、小米 60 克。

【适应症】阴虚轻微的呕吐，症见呕逆轻微、胃中隐隐不食、食欲不振、神疲乏力、舌苔薄、脉象无力。

【制法】1、冷水 800 毫升煮沸芦根 30 分钟后滤出药液。2、用药液与鸡蛋、小米共煮粥即成。

【用法】宜作早、晚餐服食，每日 1 剂。

【说明】1、阴虚呕吐病理如前述。2、芦根长于清热生津、降逆止呕。鸡蛋性味甘平，能滋养精血。养精血宜于增加阴津。小米尤能养护脾胃。小米、鸡蛋皆益于安眠镇静。综上，三者合用，滋养精血、降逆止呕、佐以安神，故对阴虚致呕的轻症宜之，更宜于老年、体弱、产妇的轻呕者服食。

4、生地百合粥

【组成】生地 15 克、竹茹、枇杷叶各 10 克、百合 20 克、小米 60 克。

【适应症】阴虚稍重的呕吐，症见呕吐频作、口燥咽干、口渴不欲饮、心烦不适、舌质淡红、脉细弱略数。

【制法】1、冷水 1000 毫升浸泡上药 1 小时左右。2、煮沸 40 分钟后滤出药液。3、用药液与小米煮粥。

【用法】可作早、晚餐服食，每日 1 剂。

【说明】1、本方治症与上方比较，是胃阴不足明显，且生内热之症。所以本方治疗胃阴不足而生内热，致胃气上逆的呕吐症，症状明显重于上方。2、生地甘寒养阴清热。百合滋养心肺之阴、并清热，用此助生地养阴清热之力。竹茹、枇杷叶长于清热降逆止呕。小米调养脾胃，利于镇静安神，并有扶正之意。

【其他适应症】阴虚失眠。

5、人参麦冬石斛汤

【组成】人参、半夏、竹茹各 9 克、麦冬、石斛、陈皮各 15 克。

【适应症】阴虚兼有气虚的呕吐，与前方比较，本方养阴之力相近，益气之力强。

【制法】1、冷水 800 毫升浸泡上药 1 小时左右。2、煮沸 40 分钟左右滤出药液。3、再加水 500 毫升，继煮 40 分钟后滤出药液。4、二次药液相合。

【用法】早、晚空腹服。每日 1 剂。

【注意】1、人参事先应切成小块或薄片再煮，以免浪费。2、人参多用生晒参或人参须，也可用太子参，但一般不用红人参，因药性太热，有伤胃阴之弊。

【说明】麦冬、石斛养胃阴而清虚热。陈皮、半夏、竹茹相配，理气降逆而止呕。阴虚明显，气虚不足，故用人参补气健脾。

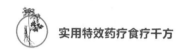

（七）气虚呕吐

1、糯米生姜蜜

【组成】糯米 18 克、生姜 15 克、蜂蜜 30 克。

【适应症】脾胃气虚引起的呕吐，症见饮食稍不注意，即现呕吐。呕吐不重、时作时止、胃纳不佳、胸腹满闷、手足欠温、神疲乏力、舌苔薄白或舌质淡、脉弱。

【制法】1、糯米、生姜洗净，研磨碎，加水 200 毫升浸泡 1 小时后，滤出汁液。2、加蜂蜜调匀。3、煮沸 1～2 分钟即成。

【用法】餐后 1 次服进（本方为 1 次量），每日 1～2 次。

【说明】1、由于脾胃虚弱，因而脾胃的热量不足，遇到寒凉胃的功能更弱，以致胃气不降反升，因此出现呕吐。2、糯米甘温暖胃。蜂蜜甘润养胃。生姜辛温，温胃散寒、降逆止呕。3 药配用，宜用于平素脾胃机能不强，受凉后导致呕吐等症。

2、白面生姜鸡蛋清

【组成】生姜 100 克、白面 30 克、鸡蛋清 2 个。

【适应症】脾胃虚弱引起的呕吐，症同前方，但由于方法外用，所以药力更显缓和，宜用于虚寒之轻症呕吐。

【制法】1、先将生姜捣烂、取汁。2、与白面、鸡蛋清调匀、成膏状。3、将膏摊在纱布上（4 层为好）或 1 层普通布上。布的大小 4×4 厘米^2 为宜，药的厚度 1 厘米左右。

【用法】将药膏放在布上，贴在肚脐上（神阙穴），上用胶带加压固定，每日换药 1 次。如 2 天不效，宜改为他法。

【说明】生姜温胃散寒、降逆止呕。鸡蛋清滋养脾胃。白面温养脾胃。外用贴在脐上，靠生姜活血、促循环之力，通过脐静脉，使药力内注，达到温散止呕、益气养胃之功。

3、姜枣粥

【组成】红枣 9 枚、鲜姜 9 克、陈皮 15 克、粳米 60 克。

【适应症】脾胃虚弱引起的呕吐，症见呕吐轻微、胃纳不佳、胃脘胀满不适、神疲乏力、手足欠温、舌苔薄白或有舌质淡、脉细无力。

【制法】1、冷水 1000 毫升煮沸陈皮 30 分钟后滤出药液。2、用药液与姜、枣、米共煮粥至粥熟。

【用法】可作早、晚餐或间食用之，每日 1 剂。

【说明】红枣补气，兼能养血益阴。陈皮理气和胃。生姜温胃、降逆止呕。三者合用，益气养胃、降逆止呕。以米用之，增加了温养脾胃之力。故本方更宜于老年、体弱的轻度呕吐症。

4、参术姜枣汤

【组成】党参、白术、陈皮各 15 克、大枣 9 枚、生姜 6 克。

【适应症】脾胃虚弱引起的呕吐，见症同上，但本方药力明显增强。

【制法】1、冷水 500 毫升浸泡上药 1 小时左右。2、煮沸 30 分钟后滤出药液。3、再加水 300 毫升，继煮 30 分钟后滤出药液。4、二次药液相合。

【说明】1、如上所述，姜、枣、陈皮配用能理气和胃、降逆止呕。党参补气。白术健脾。二者合用补气健脾。5 药合用，补气健脾、温养脾胃、降逆止呕。宜用于脾胃虚弱引起的呕吐较重之症。

5、旋复代赭汤

【组成】人参（用生晒参）、旋复花（包煎）、生姜、半夏各 9 克、代赭石 20 克（另包）、甘草 6 克、大枣 6 枚。

【适应症】脾胃虚弱引起的呕吐，见症重于前方，症中常伴心下痞满、噫气不除、口吐涎沫等、舌淡、苔白滑、脉弦而虚。

【制法】1、冷水 500 毫升浸泡上药 1 小时左右（代赭石除外）。2、先用冷水 400 毫升煮沸代赭石 30 分钟后，加入上药（连药带水），继煮 40 分钟后滤出药液。3、再加水 500 毫升，继煮 40 分钟后滤出药液。4、二次药液相合。

【用法】早、晚空腹服。每日 1 剂。

【说明】此方为降逆益气、和胃止呕的古方"旋复代赭汤"。诸花皆升，独旋复花降，故旋复花长于降逆止呕。代赭石质地沉降，助旋复花降逆止呕。

半夏燥湿化痰、降逆和胃。生姜祛痰散结、降逆止呕。人参、大枣、甘草益气补中，以疗胃虚。甘草又能调和诸药。足见，诸药合用，补益脾胃及止呕之力均强。

（八）其他呕吐

1、食醋生姜粉

【组成】生姜粉 3 克、食醋 10 毫升。

【适应症】过食鱼腥、生冷瓜果而致的恶心、欲吐等。

【制法】1、用沸水 100 毫升冲泡姜粉。2、加食醋，共煮沸即可。

【服法】趁热口服，每日 1 次。

【注意】有溃疡病及胃酸增多者不宜用。

【说明】生姜不仅能温胃止呕，又能解鱼腥之毒。食醋活血暖血、消食健胃。二者合用，温散解毒而益胃肠。

2、生姜红糖醋

【组成】生姜 5 克、红糖 7 克、食醋 30 克。

【适应症】翻胃呕吐，症见突然呕吐、吃饭吐饭、饮水吐水，吐空为止。

【制法】1、生姜切成薄片。2、用食醋浸泡生姜 24 小时。3、放入红糖。4、加水 100 毫升，煮沸即可。

【用法】当茶频饮，本方为 1 次量。

【注意】溃疡病及平素胃酸多者不宜用。

【说明】红糖温经活血、养胃益脾。生姜温里散寒、和胃止呕。食醋能活血温经、消食开胃。三者合用有助于调节胃的生理功能。

十三、呃　逆

呃逆是指胃气上逆动膈，气逆上冲，喉间呃呃连声，声短而频，不能自主的症状。相当于西医学中的单纯性膈肌痉挛。椐病因及临床表现，中医分为6型：胃寒、胃热、食滞、气滞、阳虚、阴虚。还有不属于6型之内的呃逆，此总结为其他型。

（一）胃寒型

1、咀嚼生姜片

【组成】鲜姜若干。

【适应症】风寒入胃引起的呃逆（膈肌痉挛）。

【制法】将鲜姜切成细片，直径3～5厘米备用。

【用法】每当呃逆时，口中咀嚼姜片，慢慢咽下姜汁，一般用1～2片即可止住。如嚼3片尚无缓解，应改用他法。

【注意】生姜可致血压升高。

【说明】生姜辛温，具有温散之性。引寒入内引起呃逆，以生姜的外散之性可解。

2、丁香茶

【组成】丁香9克、茶叶1克。

【适应症】胃寒引起的呃逆，症见呃声沉缓有力、胸膈胃部闷胀、得热则减、遇寒更甚、不思饮食、喜饮热汤、舌苔薄白、脉缓。

【制法】沸水浸泡，盖闷10分钟后即可。

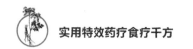

【用法】空腹温服，日2次，一般1剂可愈。

【说明】丁香是同名植物的花蕾，其性属温，长于温胃散寒止呃，是中医治呃的要药。茶叶能活血、松弛肌肉，因此能加强丁香的止呃作用。

3、丁香柿蒂良姜汤

【组成】丁香6克、柿蒂、高良姜各9克。

【适应症】胃寒引起的呃逆，症同丁香茶，但本方药力较强。

【制法】1、冷水250毫升浸泡上药30分钟左右。2、煮沸20分钟滤出药液。3、再加水150毫升，继煮20分钟后滤出药液。4、二次药液相合。

【用法】早、晚空腹服。每日1剂。

【说明】丁香配柿蒂是治疗胃寒呃逆的最佳配伍。高良姜温胃散寒，用来加强丁香、柿蒂的治呃效果。

【其他适应症】胃寒疼痛。

（二）胃热型

1、竹叶石膏半夏汤

【组成】竹叶、甘草各6克、生石膏20克（另包）、姜半夏9克、陈皮15克。

【适应症】胃火上逆而出现的呃逆，症见呃声洪亮有力、口臭、烦渴、多喜冷饮、胃腹满闷、大便秘结、小便短赤、舌苔发黄、脉弦数。

【制法】1、除生石膏外，用冷水4000毫升浸泡上药1小时左右。2、用冷水500毫升先煮石膏40分钟后，将其他药（连药带水）放在石膏煎液中，继煮30分钟后滤出药液。4、再加水300毫升，继煮30分钟后滤出药液。5、二次药液相合。

【用法】早、晚空腹服。每日1剂。

【说明】竹叶、生石膏性凉，相互配用，共清胃火。半夏、陈皮相配能降逆止呕、导胃气下行而止呃。甘草除养胃扶正外，尚能调合诸药，使竹叶、石膏不过于寒凉。

2、知膏茶

【组成】知母 12 克、生石膏 20 克（另包）、绿茶 6 克。

【适应症】胃火上逆而出现的呕吐，见症同上，本方作用稍强。

【制法】1、冷水 100 毫升浸泡知母 30 分钟左右。2、冷水 400 毫升单煮生石膏 40 分钟。3、将知母（带水）放入石膏煎液中，继煮 30 分钟后滤出药液。4、再加水 200 毫升，继煮 20 分钟后滤出药液。5、二次药液相合。6、药液 90℃以上时放入茶叶，盖严 10 分钟即可。

【用法】早、晚空腹服。

【说明】知母、生石膏相配清胃热药力强烈，且引胃气下行。绿茶偏凉，助知、膏二药清胃热，并引药力下行，使上升之逆气降下，故呃逆得止。

3、芦根粥

【组成】芦根 18 克、小米 60 克、冰糖少许。

【适应症】胃火上逆引起的轻度呃逆，症同前方，但症情缓和。

【制法】1、冷水 1000 毫升浸泡芦根 30 分钟左右。2、煮沸 20 分钟左右滤出药液。3、用药液同小米共煮粥。4、加糖调味。

【用法】可作早、晚餐服食，每日 1 剂。

【说明】芦根清胃热、导热下行，故能使因热而致胃气逆的呃逆，因胃热得清、胃气逆得降而呃逆得止。

【其他适应症】胃热疼痛、呕吐。

（三）食滞型

1、生姜焦三仙

【组成】生姜 9 克、焦三仙 45 克（神曲、焦山楂、炒麦芽各 15 克）。

【适应症】食滞于胃，致使胃气失去和降而致呃。呃声有力、有腐败味、腹痛胀满、舌苔白腻、脉弦滑。

【制法】1、冷水 500 毫升浸泡上药 30 分钟左右。2、煮沸 30 分钟后滤出药液。3、再加水 300 毫升，继煮 30 分钟后滤出药液。4、二次药液相合。

【用法】早、晚空腹服。每日 1 剂。

【注意】消化道溃疡者不宜用此方。

【说明】生姜能降逆止呕。神曲、山楂、麦芽，即焦三仙，为常用的消食药。4 药配用能消食积、降胃气，所以能治食积而导致胃气上逆的呃逆。

【其他适应症】食积呕吐。

2、生姜萝卜粥

【组成】生姜 6 克、白萝卜 200 克、粳米 60 克。

【适应症】食滞轻微致呃。见症同上，本方药力稍缓。

【制法】生姜、萝卜与粳米共煮粥即可。

【用法】可作早、晚餐服食，每日 1 剂。

【说明】生姜长于降逆止呕。萝卜下气、消食。下气助生姜降逆，消食则祛除胃纳食积。二者相配，消积化食、降逆止呕，故对因食积而致的胃气上逆之呃，因胃气得降而呃止。

【其他适应症】食积呕吐。

3、萝卜汤送服鸡内金

【组成】鸡内金粉 3 克、白萝卜 200 克。

【适应症】见症同上，药力强于上方。

【制法】1、鸡内金研末。2、用 200 毫升煮熟萝卜。

【用法】每次取鸡内金粉 3 克，用萝卜汤送服。每日 1～2 次。多数当日可愈。

【说明】鸡内金是强有力的消食药。萝卜降胃气而消食。二者配用能消食积、降胃气。胃的逆气得降，故能止呃。

【其他适应症】食积呕吐。

4、丁香柿蒂三仙槟榔汤

【组成】丁香 6 克、柿蒂、槟榔、莱菔子、半夏各 9 克、焦三仙 45 克（神曲、焦山楂、麦芽各 15 克）、陈皮 15 克。

【适应症】食滞较重的呃逆，作用强于以上诸方。

【制法】1、冷水 900 毫升浸泡上药 1 小时左右。2、煮沸 30 分钟左右滤出药液。3、再加水 500 毫升，继煮 30 分钟后滤出药液。4、二次药液相合。

【用法】早、晚空腹服。每日 1 剂。多数当日可愈。

【注意】消化道溃疡及胃酸多者，应去掉山楂。

【说明】丁香、柿蒂是治疗呃逆的首选药。半夏、陈皮长于降逆止呕，因此能加强丁香、柿蒂的止呃作用。槟榔、莱菔子长于行气、下气，因而进一步加强了上药的降逆止呃作用。三仙是消食的常用药。因而全方宜用于食积而致的呃逆重症。

【其他适应症】1、食积呕吐。2、消化不良症。

（四）气滞型

1、刀豆粥

【组成】刀豆 30 克、粳米 60 克。

【适应症】气滞而致呃逆，症见呃逆连声、胸腹闷胀不适，精神不快常诱发，舌苔多薄白、脉多弦。

【制法】用刀豆与米共煮粥，粥熟即可。

【用法】可作早、晚餐服食。

【说明】刀豆性温下气。性温益于行气，下气利于降逆止呃。以粥服食可护脾养胃。

【其他适应症】1、气滞胃痛。2、气滞呕吐。

2、姜夏荔枝汤

【组成】生姜 6 克、姜半夏 9 克、荔枝核 15 克。

【适应症】气滞呃逆，见症同上，但本方药力强。

【制法】1、冷水 300 毫升浸泡上药 1 小时左右。2、煮沸 30 分钟后滤出药液。3、再加水 200 毫升，继煮 30 分钟后滤出药液。4、二次药液相合。

【用法】早、晚空腹服。每日 1 剂。

【说明】生姜、半夏相配长于降逆止呃。荔枝核长于行气，以助姜、夏 2 药降逆之力。故 3 药相配为降逆止呃的良好配伍。

【其他适应症】1、气滞呕吐。2、气滞胃痛。

3、木香乌药汤

【组成】木香、枳壳各 9 克、陈皮、乌药各 15 克、沉香 2 克（另包）。

【适应症】气滞较重而致呃逆，症见呃声不断，每因情志不快而诱发或加重，胸胁满闷、嗳气食少、肠鸣矢气、舌苔多薄白、脉弦。

【制法】1、冷水 500 毫升浸泡上药 30 分钟左右（除外沉香）。2、煮沸 20 分钟后，加入 1 克沉香，继煮 10 分钟后滤出药液。3、再加水 300 毫升，煮 20 分钟后，加入另外 1 克沉香，继煮 10 分钟后滤出药液。4、二次药液相合。

【用法】早、晚空腹服。每日 1 剂。

【注意】本方行气力强，能伤气，故体质虚弱者慎用（适当减量，或间断服用，或加党参 12 克补气，以防耗气太过）。

【说明】1、本证是由于肝胃气滞不畅所引起，因而治疗原则应以行气降气为主。方中 5 药都是常用的行气药。其中木香主要行肝气，余下 4 药主要行胃肠之气。沉香除行气外，尚有良好的降气作用。2、排除精神因素，即服药时保持良好的心境，多能在 1～2 日内见效。

（五）阳虚型

1、刀豆姜糖汤

【组成】老刀豆 30 克、生姜 3 片、红糖 6 克。

【适应症】呃声低长无力，气不接续、泛吐清水、脘腹不舒、喜温喜按、面色㿠白、手足不温、食少乏力、大便溏薄、舌苔白、脉无力。

【制法】1、冷水 500 毫升煮沸刀豆、生姜 20 分钟后滤出药液。2、再加水

300毫升，继煮10分钟后滤出药液。3、二次药液相合。4、加入红糖搅匀。

【用法】早、晚空腹服。每日1剂。

【说明】1、阳虚呕逆，是由于中阳（脾胃之阳）不足，阴寒内生。由于热量不足，水谷不化，浊阴之气迫使胃气上逆而成呃逆。2、刀豆能温中下气而助阳、利胃肠、止呃逆。生姜温胃降逆而止呕，因而能止呃。红糖性温入血，能去血寒、促脉通。三者配用能使脾胃热量增加，寒郁得去，因而由虚生寒，因寒动膈而产生的呃逆轻症可解。

【其他适应症】胃虚寒而致呕吐。

2、干姜半夏粥

【组成】干姜、姜半夏各9克、粳米60克、冰糖少许。

【适应症】阳虚致呃，见症同上，药力稍强。

【制法】1、冷水1000毫升浸泡上药1小时左右。2、煮沸40分钟后滤出药液。3、用药液与粳米共煮粥。

【用法】可作早、晚餐服食，每日1剂。

【说明】姜、夏相配长于降逆止呕，因而可治呃逆，又姜、夏性温，相配尤能去寒，故对脾胃阳虚生寒而致胃气上逆的呃逆症，有温散降逆止呃之用。

【其他适应症】脾胃阳虚呕吐。

3、参姜丁香汤

【组成】党参15克、白术15克、干姜、丁香、柿蒂各6克。

【适应症】脾胃热量不足而引起的呃逆，症见呃声低长无力、气不接续、胃腹不舒、喜温喜按、面色㿠白、手足不温、食少乏力、大便溏薄、舌苔白、脉迟弱。

【制法】1、冷水500毫升浸泡上药1小时左右。2、煮沸30分钟左右滤出药液。3、再加水300毫升，继煮30分钟后滤出药液。4、二次药液相合。

【用法】早、晚空腹服。每日1次。

【说明】1、脾胃热量不足是在脾气虚的基础上产生的，所以用党参、白术2药补气健脾。热量不足，所以用干姜温脾助阳。丁香、柿蒂是温脾散寒、

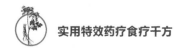

降逆止呃的常用药。2、如症状重,或服药后 3 日效果不显,可将党参换成人参 9 ~ 12 克,以增强补气健脾之力。

【其他适应症】1、虚寒性胃痛。2、寒性腹泻。

（六）阴虚型

1、石斛陈皮粥

【组成】石斛 18 克、陈皮 15 克、大枣 3 枚、小米 60 克。

【适应症】胃的阴液不足而引起的呃逆,症见呃逆短促而不得接续、口干咽燥、口渴不欲多饮、食少、食后胀饱、大便干结、无舌苔、舌质淡红、脉细或细数。

【制法】1、冷水 1000 毫升浸泡上药 30 分钟左右。2、煮沸 30 分钟后滤出药液。3、用药液与小米共煮粥。

【用法】可作早或晚餐服食,每日 1 剂。

【说明】1、阴虚呃逆是素体阴虚,或热病后,或汗、吐、下太过,伤及胃阴,胃失和降,虚火上逆动膈而出现呃逆。2、用大量石斛养胃阴为主,配上陈皮和胃降逆,辅以大枣益气养血。以调养脾胃的小米粥服食,构成养胃阴为主的降逆止呃食疗方,宜用于阴虚致呃的轻症。

【其他适应症】阴虚呕吐。

2、玉竹萝卜粥

【组成】玉竹 15 克、萝卜 100 克、小米 60 克。

【适应症】同前方,药力相近。

【制法】1、冷水 1000 毫升浸泡上药 30 分钟左右。2、煮沸 30 分钟左右滤出药液。3、用药液与小米共煮粥。

【用法】可作早或晚餐服食,每日 1 剂。

【说明】玉竹养胃阴、清虚热。萝卜性凉,助玉竹清热。萝卜行气、降气,使胃气下行(胃气以降为顺)。小米粥食之更能养胃护脾。三者合用构成养胃阴、降胃气的治呃食疗方。宜用于阴虚致呃的轻症。

【其他适应症】阴虚呕吐。

3、沙参麦冬枇杷汤

【组成】沙参、麦冬各 15 克、枇杷叶 12 克、柿蒂 6 克。

【适应症】同前方，但药力明显增强。

【制法】1、冷水 450 毫升浸泡上药 30 分钟左右。2、煮沸 30 分钟后滤出药液。3、再加水 250 毫升，继煮 20 分钟后滤出药液。4、二次药液相合。

【说明】沙参、麦冬能养胃阴，为方中主要配伍。枇杷叶能降胃的逆气。柿蒂专降胃的逆气而止呃。4 药相配能养胃阴、降胃气、止呃逆。

（七）其他呃逆

1、麝香芒硝茶

【组成】麝香 0.06 克、绿茶 9 克、芒硝 6 克、黄酒适量。

【适应应】由于食道干涩，饮食难以入胃而引起的呃逆。常常伴有胸膈胀痛、食入即吐等症。

【制法】各药为末、和匀，分成 3 份备用。

【用法】每日 1 份，黄酒送下，餐前服。

【说明】1、本方所治呃逆，是血瘀、热郁而致。所以治则必须以祛瘀活血为主，其次要清热。2、麝香是麝的香囊中干燥分泌物。因气味极香，故走窜之性甚烈，因而通畅祛瘀之力也强。绿茶能祛瘀滞，导热下行。芒硝能清肠热，导热下行。黄酒活血，以助行瘀。四者合用能祛瘀、清热、导热于下，推陈出新，适用于食道狭窄引起的呃逆、反胃之症。3、食道癌出现的呃逆可用本方治疗。

2、口含白糖

【适应症】任何原因引起的呃逆均可。

【用法】出现呃逆时，立刻口中含 1 汤匙白砂糖，同时慢慢弯下腰去，不

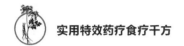

等糖完全溶化，呃逆即可消失。

【说明】1、呃逆即膈肌痉挛。中医认为是胃部挛急，而甘味能缓挛急。白糖甘味至极（甘味即甜味），所以缓挛急之功也强，因此，由挛急引起的呃逆可除。
2、此为对症治疗，应进一步针对病因治本。

十四、腹　泻

本病多见于以下 7 型：寒湿、湿热、伤食、肝郁、脾虚、肾虚、过敏。要想准确地辨认病型，最重要的是掌握每型的腹泻特点。如腹泻水粪相杂、稀薄如溏，为寒湿型。如腹泻粪色黄褐黏秽，痛一阵，泻一阵，泻热急迫腐臭，为湿热型。如泻下腐臭，兼腹胀厌食，为伤食型。如泻下溏薄，矢气频作，为肝郁气滞型。如时溏时稀，溏多于稀，多晨泻、食后泻，为脾虚泻。如腹痛肠鸣，便意急迫，泻后痛减，或晨起必泻，为肾虚泻。如便意急迫，水泻如注，泻空为止，诱因不明，为过敏性腹泻。

（一）寒湿泻

1、白扁豆粥

【组成】白扁豆 30 克、生姜 6 克、粳米 60 克。

【适应症】受寒湿而现腹泻，症见腹痛腹泻、水粪相杂、脘腹闷胀不适、得热则舒、舌苔薄白、脉迟或脉缓。

【制法】三者用水 1000 毫升共煮粥即可。

【用法】可作早、晚餐服食。

【说明】1、寒湿腹泻多是寒湿侵入肠胃，闭阻中焦，脾的运化功能失职而成泻。2、白扁豆性温，去寒湿。生姜辛温，温暖胃肠。二者配用散寒祛湿、温暖胃肠，使寒湿得去。以粥服食可温养胃肠，对寒湿作泻轻者有效。

【其他适应症】因寒胃痛。

2、茯苓白蔻粥

【组成】茯苓 30 克、白豆蔻 6 克、粳米 60 克、冰糖少许。

【适应症】同上，药力相近。本方宜用于平素脾胃虚弱之人。

【制法】1、冷水 1000 毫升浸泡上二药 30 分钟左右。2、二者与粳米共煮粥即成。3、加糖调味。

【用法】可作早、晚餐服食。

【说明】茯苓健脾祛湿。白豆蔻温散化湿。二者配用散寒祛湿，兼以健脾。以粥服食更能养护脾胃。宜用于平素脾胃虚弱而感受寒湿致泻者。

【其他适应症】因寒胃痛。

3、艾叶盐袋敷脐

【组成】艾叶 30 克、大粒盐 500 克。

【适应症】寒湿腹泻，见症同上，方法简单易行。

【制法】把艾叶与盐混合，放进铁锅中炒滚热，装进事先做的布袋中。

【用法】趁热外敷在腹部（垫上毛巾，由厚撤薄，以免烫伤），每次不少于 30 分钟，每天数次。

【说明】艾叶温经散寒，散寒即可祛湿。粗盐炒热，借其咸味，将艾叶的温散作用内注，通过脐静脉吸收入内，发挥艾叶的温散作用而去寒湿。

【其他适应症】因寒胃痛、腹痛。

4、肉桂花椒茴香袋

【组成】肉桂、花椒、小茴香各 20 克、粗盐 1000 克。

【适应症】较重的寒湿性腹泻，见症同前，但本方药力较强。

【制法】将 3 药与粗盐混合，在铁锅里炒滚热，装进事先准备好的布袋中。

【用法】将布袋放在腹部（防止烫伤），每次不少于 30 分钟。每天数次。

【说明】肉桂、花椒、小茴香均为温里散寒的热性药，靠热盐内注之力，将上 3 药的温里散寒作用带入体内，驱散寒湿之邪。

【其他适应症】因寒胃痛、腹痛。

5、醋蛋生姜葱

【组成】食醋 15 毫升、鸡蛋 2 个、生姜、葱白各 5 克、素油及食盐各适量。

【适应症】因受寒湿而致泻,症见突然腹泻、泻下清稀、水粪相杂、胃闷食少、舌苔薄白、脉缓或脉迟。

【制法】1、葱、姜洗净、切碎。2、打鸡蛋、搅匀。3、加食盐少许拌匀。4、煎炒如饼。5、熟时加入食醋即可。

【用法】当点心吃,每日1次,可分2～3次食完,食完即愈。

【说明】生姜、葱白能温散肠胃寒湿。鸡蛋能养血益阴,营养全面而丰富,而且易于消化、吸收,可以补充机体消耗。食醋性温,能活血、开胃,能调节血液的酸碱平衡,从而维持人体内环境的相对稳定。

【其他适应症】1、胃寒痛。2、消化不良。

6、神曲胡椒姜

【组成】神曲15克、胡椒14粒、生姜9克。

【适应症】寒性腹泻,症见突然腹泻、泻下清稀、腹痛肠鸣、胃闷食少、常伴怕冷、发热头痛、肢体酸痛。

【制法】1、生姜切成细片。2、用冷水300毫升煮沸上3药15分钟后滤出药液即成。

【用法】早、晚空腹服。每日1剂。

【说明】胡椒长于暖肠胃、去冷积。生姜尤能温胃散寒,调胃护脾。神曲消食除胀。3药合用温里散寒、消食导下。

【其他适应症】因寒胃痛。

7、生姜丝红茶

【组成】生姜丝5克、红茶3克。

【适应症】感受外寒而致腹泻轻症。症见突然腹泻、泻便清稀、肠鸣腹痛、伴怕冷、身微热、头痛、不思饮食、关节酸楚等症、舌苔白、脉浮或浮紧。

【制法】将二者放在瓷缸或瓷杯中,用沸水冲泡,加盖密封10分钟即可。

【用法】当茶频饮,每日可用1～2剂。

【说明】生姜既能散外寒,又能散内寒。红茶性温,能促进消化,保护胃肠。

【其他适应症】因寒感冒。

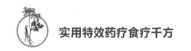

8、霍香白术厚朴汤

【组成】霍香、白术、大腹皮各 15 克、厚朴、紫苏各 9 克、木香 6 克。

【适应症】内外寒湿引起的腹泻，症见突然腹泻、泻下清稀、胃闷食少，兼见畏寒、发热头痛、肢体酸重等症。

【制法】1、冷水 700 毫升浸泡上药 30 分钟左右。2、煮沸 30 分钟后滤出药液。3、再加水 400 毫升，继煮 30 分钟后滤出药液。4、二次药液相合。

【用法】早、晚空腹服。每日 1 剂。

【说明】1、本方作用有三：厚朴、大腹皮、紫苏、木香 4 药能温散行气。白术能健脾燥湿。霍香既能散风寒，又能去脾胃之湿。因此本方宜用于内外受寒而成的寒湿性腹泻。如单纯内受寒湿也有效。2、夏秋季胃肠炎而成的腹泻，用本方有效。

【其他适应症】1、夏天因寒感冒。2、寒性胃痛、腹痛。

（二）湿热泻

1、薏米粥

【组成】薏苡仁 30 克、粳米 50 克、冰糖少许。

【适应症】湿热引起的腹泻。症见轻微腹泻腹痛、泻下不爽、粪便偏黄、微有口渴、小便稍黄、舌苔薄黄而腻、脉多缓。

【制法】1、冷水 1000 毫升与薏苡仁、粳米共煮粥即可。2、粥将熟时放冰糖调味。

【用法】可作早或晚餐服食。轻者 1 ~ 2 日可愈。

【说明】薏苡仁性凉味甘，清热、利湿、健脾为其功效。因能清热利湿，故能清利肠胃之湿热；因能健脾，故清利湿热而不伤正气。唯独粥味不佳，因而加糖调味。本方适用于肠胃湿热泻之轻症。

【其他适应症】湿热便秘轻症。

2、土茯苓粥

【组成】土茯苓 30 克、粳米 60 克。

【适应症】湿热泻，见症同前方，药力与前方相近。

【制法】用土茯苓与粳米煮粥即可。

【用法】可作早、晚餐服食，每日 1 剂。若 2 日内不效，应改方。

【说明】土茯苓性味甘、淡，偏凉。凉能清热，淡能利湿，甘味能缓，所以土茯苓是缓和的清热解毒利湿药，入胃经，故可祛除胃肠湿热。因药性缓和，用量必大。用药后如不效，剂量可加大到 60 克。

【其他适应症】湿热便秘。

3、大黄糊

【组成】大黄粉 1～2 克、糊米 15～20 克。

【适应症】湿热腹泻，症见腹泻腹痛、泻下较急，或痛一阵、泻一阵，或泻而不爽、粪色发黄、气味臭秽、肛门灼热、烦热口渴、小便黄色、舌苔发黄、脉数。

【制法】1、大黄事先研为细末，贮瓶备用。2、可用粳米、小米或高粱米，临时炒成糊状（糊米）。

【用法】每次服大黄粉 1～2 克，随后服食糊米 15～20 克，每日 2～3 次。

【说明】1、湿热性腹泻是湿热内蕴或外感暑湿，阻碍中焦，使运化失常而腹泻。2、大黄性味苦寒，是一味作用较强的泻下药，能清除大肠的湿热。大肠的湿热积滞一除，使大肠的传导功能恢复，因而腹泻自止（此为通因通用法）。3、用糊米是为了健胃养胃，保护胃肠。

【其他适应症】大便秘结（此时不用糊米）。

4、葛芩薏苡汤

【组成】葛根 12 克、黄芩 9 克、薏苡仁 30 克。

【适应症】湿热腹泻，症同大黄糊所治之症，即腹痛腹泻、泻下较急，或泻而不爽、粪便黄褐色、气味臭秽、肛门灼热、小便黄少等，但本方药力强于

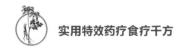

大黄糊。

【制法】1、冷水 500 毫升浸泡上药 1 小时左右。2、煮沸 30 分钟后滤出药液。3、再加水 300 毫升，继煮 30 分钟后滤出药液。4、二次药液相合。

【用法】早、晚空腹服。每日 1 剂。1 剂可获效。

【说明】1、如前所述，湿热泻是因湿热蕴积脾胃（中焦），使脾的运化机能失常而致。2、方中黄芩能清肠胃湿热。薏苡仁清湿热之中而能健脾扶胃。葛根能升举脾胃清阳之气,从而促进脾胃的功能恢复。所以本方对于老年脾胃虚弱、因湿热而致的腹泻用之最宜。

【其他适应症】口臭。

5、炒车前子

【组成】炒车前子 5 ~ 6 克。

【适应症】暴泻如水，症见突然腹泻、量多清稀、甚至如水、呈阵发性腹泻、泻空为止、舌苔黄腻、脉数。

【制法】1、事先将车前子微炒，研为细末。2、用时取出 5 ~ 6 克。

【用法】每次用米汤（以大米、小米为宜）送下 5 ~ 6 克，日服 3 次，多在 1 日内痊愈。

【说明】1、车前子是一味最常用的利尿药之一，气味甘淡，其性凉而滑，因此多用于湿热下注膀胱而致尿少、涩痛等症。2、夏秋之季感受暑湿或饮食不洁而致突然腹泻如水之症，用车前子的利尿作用，使尿量增加，而大肠水湿迅速减少，因而腹泻自止（此为"利小便、实大肠"，中医称为"分利作用"）。用米汤送下是为了保护胃肠。

（三）伤食泻

1、麦芽粥

【组成】炒麦芽 30 克、青皮 15 克、粳米 60 克、冰糖少许。

【适应症】消化不良性腹泻，症见腹痛腹泻、脘腹胀满、不思饮食、舌苔白微腻。

【制法】1、冷水 1000 毫升浸泡上药 30 分钟左右。2、煮沸 30 分钟后滤出药液。3、用药液与米共煮粥。4、加糖调味。

【用法】可作早、晚餐服食。当日见效。

【说明】1、伤食性腹泻是饮食不节损伤肠胃，致使脾的运化失常而致腹泻。2、炒麦芽为主要消食药之一，消化米面食物是其特点。青皮行气导滞，助麦芽消食化积。故本方宜用于伤于米面食而致的腹泻。

【其他适应症】消化不良。

2、焦山楂粥

【组成】焦山楂 21 克、青皮 15 克、粳米 60 克、冰糖少许。

【适应症】消化不良性腹泻，见症同上。

【制法】1、冷水浸泡上药 30 分钟左右。2、煮沸 30 分钟后滤出药液。3、用药液与米共煮粥。4、加糖调味。

【用法】可作早、晚餐服食。当日见效。

【说明】焦山楂是常用的消食药之一，以消化油、肉食为主。青皮行气导滞，助山楂消食化积。故本方宜用于伤于油、肉类饮食而致的腹泻。

【其他适应症】消化不良。

3、神曲莱菔粥

【组成】神曲 15 克、莱菔子 12 克、粳米 60 克。

【适应症】消化不良性腹泻，见症同上，但本方宜用于伤食后腹胀为主的伤食性腹泻。

【制法】1、冷水 1000 毫升浸泡上药 30 分钟左右。2、煮沸 30 分钟后滤出药液。3、用药液与粳米共煮粥。4、加糖调味。

【用法】可作早、晚餐服食。当日见效。

【说明】神曲、莱菔子作为消食药，其特点是以除胀为主，故宜用于伤食后以胃腹胀满为主的腹泻。

【其他适应症】消化不良。

4、苍术砂仁粉

【组成】苍术、砂仁各等量（每种可备用100克）。

【适应症】消化不良性腹泻，症见肠鸣腹泻、泻便味臭、泻后痛减、胃腹胀满、嗳腐吞酸、不思饮食、舌苔腻、脉弦实。

【制法】苍术、砂仁研为细末，贮瓶备用。

【用法】每次4～5克，每日3次，白水送服，2～3次可愈。

【说明】苍术能燥湿健脾。砂仁芳香，最能行气开胃。二者合用不仅能消食导滞，还能增进脾胃机能。

【其他适应症】消化不良。

5、粳米茶

【组成】绿茶1.5克、粳米50克。

【适应症】消化不良性轻度腹泻，症见腹泻频作、肠鸣水样便，伴有不思饮食、食后胀满、舌苔腻、脉弦实。

【制法】1、冷水800毫升煮开后加粳米。2、待粳米半熟时，取米汤浸泡茶叶，盖封10分钟左右即可。

【用法】少量多次频饮，每日1剂。

【说明】1、绿茶性能偏凉，可使唾液和胃酸增加，促进肠蠕动，加快消化及吸收过程。2、粳米能健脾和胃，尤能助于病后调理。

【其他适应症】消化不良。

6、山楂神曲内金粥

【组成】炒山楂30克、神曲20克、鸡内金6克、粳米60克。

【适应症】较重的消化不良性腹泻，症同苍术砂仁粉，但本方药力更强。

【制法】1、冷水1000毫升浸泡上药30分钟左右。2、煮沸30分钟后滤出药液。3、用药液与米共煮粥即可。

【用法】可作早、晚餐服食。1～2剂获显效。

【注意】鸡内金用粉疗效更好，每次2～3克。

【说明】炒山楂、神曲、鸡内金皆为常用的消食药。炒山楂侧重于消化油、肉食积。神曲常用于消食除胀，导食积下行。鸡内金为更强的消食药。粳米养胃护脾，体现补益。

【其他适应症】消化不良。

7、山楂青皮连翘汤

【组成】焦山楂、连翘、焦白术各 15 克、青皮 12 克。

【适应症】稍重的消化不良性腹泻，症同苍术砂仁粉，即肠鸣腹泻、泻便味臭、泻后痛减、胃腹胀满、嗳腐吞酸、不思饮食，但本方药力更强。

【制法】1、冷水 500 毫升浸泡上药 30 分钟左右。2、煮沸 30 分钟后滤出药液。3、再加水 300 毫升，继煮 20 分钟后滤出药液。4、二次药液相合。

【用法】早、晚空腹温服，每日 1 剂。当天见效。

【注意】因山楂产酸，故消化道溃疡及平素胃酸多者不宜用。

【说明】焦山楂是常用消食药。焦白术健脾兼有消食作用。青皮为行气药，可消除食积之气滞，使胃气下行。连翘清热散结，消散食积而产生的郁热。4 药配用，健脾消食、导热下行，宜用于伤食 2 天后，产生食积生热的腹泻症。

【其他适应症】消化不良。

（四）肝郁泻

1、绿萼梅粥

【组成】绿萼梅 6 克、粳米 60 克、冰糖少许。

【适应症】肝郁腹泻，症见每因精神抑郁或紧张而腹痛即泻、其泻突然、泻后如常、舌苔薄白、脉弦。

【制法】1、冷水 1000 毫升煮沸绿萼梅 10 钟之后滤出药液。2、用药液与米共煮粥。3、加糖调味。

【用法】可作早、晚餐服食。

【说明】绿萼梅是花蕾，质轻升浮，归入肝、胃二经，长于疏肝和胃。疏

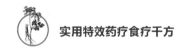

肝可治肝郁；和胃即使胃气调和。故因肝气郁滞而致腹泻之症，有疏肝解郁、调和脾胃的止泻作用。

【其他适应症】肝郁胃痛。

2、陈皮青皮粥

【组成】陈皮、青皮各15克、木香6克、粳米60克。

【适应症】肝郁腹泻，见症同青皮粥，但药力增强。

【制法】1、冷水1000毫升浸泡上药30分钟左右。2、煮沸30分钟后滤出药液。3、用药液与米共煮粥即可。

【用法】可作早、晚餐服食。

【说明】青皮长于疏肝理气。陈皮长于理气和胃。木香常用行散脾胃气滞。三者配用疏肝气、和胃气。肝郁易于克伐脾土（肝属木、脾胃属土）。三者配用之妙，在于既疏肝气，又调和了胃气，又有祛邪扶正之意。

【其他适应症】肝郁胃痛。

3、柴胡白术连翘汤

【组成】柴胡15克、白术12克、连翘6克。

【适应症】肝郁腹泻，突然腹泻、便色发黄、腹痛胀满、舌苔发黄、脉弦或略数。本方宜用于腹泻2天之后，肠胃已有热之症。

【制法】1、冷水300毫升浸泡上药30分钟左右。2、煮沸30分钟左右滤出药液。3、再加水200毫升，继煮30分钟后滤出药液。3、二次药液相合。

【用法】早、晚空腹服。每日1剂。

【说明】1、本方治症是肝郁克脾，致肠胃蕴热之证。2、柴胡长于疏肝解郁。白术长于健脾燥湿。连翘长于清热散结。3药配用，能疏肝理气、清热止泻。

【其他适应症】肝郁蕴热胃痛。

4、木芍防陈汤

【组成】白术、防风、陈皮、木香各9克、白芍30克。

【适应症】神经性腹泻。症见每心情不畅或精神紧张而腹痛即泻,泻后如常。平素多有胸闷、嗳气食少等症,舌苔薄白、脉多弦或弦软。

【制法】1、冷水 600 毫升浸泡上药 1 小时左右。2、煮沸 30 分钟后滤出药液。3、再加水 400 毫升,继煮 30 分钟后滤出药液。4、二次药液相合。

【用法】早、晚空腹服。每日 1 剂。

【注意】服药期间必须心情好。

【说明】1、本方所治腹泻多因精神不快或紧张,使肝气郁滞,进一步伤害脾胃,导致运化失常而成。2、白术能健脾燥湿,增加脾的运化功能。白芍能养肝,用来缓解精神郁闷。陈皮、木香调理脾胃气滞。再配防风一药,通过疏散风邪,有利于促进脾胃机能旺盛。3、因精神因素而致腹泻者宜用本方。

（五）脾虚泻

1、山药粥

【组成】山药 60 克（或鲜山药 120 克）、粳米 60 克、冰糖少许。

【适应症】脾虚久泻。多在食后泻、上午泻、阴雨天泻、多便溏（如鸭子粪）、常伴胃腹胀闷、倦怠神疲、舌苔白或微腻、多脉缓无力。

【制法】1、山药洗净切片。2、与粳米共煮粥。3、加少许冰糖调味。

【用法】可作早、晚餐食之。

【说明】山药主要功效是健脾补虚,所以脾虚而致腹泻者宜之。由于山药性能平和,没有燥热之偏,又兼能补肾固精,所以老年人用之最宜。

【其他适应症】1、脾虚或肾虚致喘。2、强身健体,抗衰老。

2、茯苓粥

【组成】茯苓 150 克、粳米 60 克、冰糖少许。

【适应症】脾虚久泻。症同山药粥。与山药粥相比,茯苓健脾与山药相近,但因茯苓能祛湿、能补心,所以本方除治脾虚腹泻外,还可用于脾虚水肿和心气不足之症。然而没有山药的补肺和补肾之功。

【制法】1、将茯苓磨成细粉。2、每次用细粉 15 克，与粳米共煮粥。3、加少量冰糖调味。

【用法】可作早、晚餐食之。

【说明】1、茯苓是一种腐生真菌，主要功效为补脾利水、宁心安神。由于茯苓补而不峻，利而不猛，既能扶正，又能去邪，因而慢性病人，特别是老年人用之最宜。长期服用没有任何不良。2、若茯苓研粉困难，可用茯苓饮片30 克代之（煮粥）。

【其他适应症】1、心气虚而致心慌、失眠。2、脾气虚而致四肢或下肢浮肿。3、提高机体免疫力。4、老年肥胖。5、预防癌症。

3、黄芪粥

【组成】黄芪 30 克、陈皮 12 克、粳米 60 克、冰糖少许。

【适应症】脾虚腹泻。适应症与茯苓粥、山药粥相近，但黄芪还有补肺、益肾、强心、护肝之效。

【制法】1、冷水 1000 毫升浸泡黄芪 1 小时左右。2、煮沸 30 分钟后滤出药液。3、用药液与粳米共煮粥。4、加少许冰糖调味。

【用法】可作早、晚餐服食，每日 1 剂。

【注意】黄芪补气，并能升举阳气，有热者不宜用。

【说明】黄芪能补全身之气，自然能补脾气，因而可治脾虚腹泻。由于补气之中尚能提气（升举阳气），因而脾虚腹泻之重症用之较宜。同上所述，用陈皮的理气和胃作用，可消除因黄芪补气而产生的气滞。

【其他适应症】1、虚人多汗。2、老年性浮肿。3、慢性溃疡。4、慢性肝炎。5、慢性肾炎。

4、白扁豆粥

【组成】白扁豆 30 克、粳米 60 克、冰糖少许。

【适应症】脾虚挟湿而致腹泻。症同前述的山药粥、茯苓粥，但本方多用于脾虚而遇潮湿或阴雨天时加重的腹泻，尤多用于盛夏多雨多湿季节的腹泻。

【制法】冷水 1000 毫升与白扁豆、粳米共煮粥，加糖即可。

【用法】可作早、晚餐食之，每日 1 剂。1 ~ 2 日见效。

【注意】白扁豆中含有一种凝血物质和溶血性皂素，中毒症状是头痛、头昏、恶心、呕吐，所以在煮制扁豆粥时，一定同米一起下锅，以便白扁豆充分煮烂。

【说明】白扁豆是一种家喻户晓的豆类蔬菜，也是一种非常平和的健补脾胃、清暑化湿的药物。与米同用明显增加了原有的功效。由于能化湿浊，因而盛夏多雨季节用之更宜。

【其他适应症】1、夏季痢疾。2、夏天烦渴。

5、薏苡仁粥

【组成】薏苡仁 30 克、生姜 3 片、粳米各 60 克、冰糖少许。

【适应症】脾虚挟湿而致腹泻。症同白扁豆粥，但白扁豆粥多用于夏季腹泻，而本方应用没有季节之偏，一年四季均可。

【制法】冷水 1000 毫升与薏苡仁、生姜片、粳米共煮粥，加糖调味。

【用法】可作早、晚餐服食，每日 1 剂，1 ~ 2 日见效。

【说明】薏苡仁（薏米）是一味可作杂粮食用的中药，健脾中有明显渗湿作用，所以对体虚乏力者，特别是阴雨天后出现的腹泻用之最宜。但薏米偏凉，故用小量生姜温散肠胃之寒，从而充分发挥薏米的健脾利湿之用。

【其他适应症】1、青年扁平疣。2、老年浮肿。3、风湿性关节炎。4、防治癌症。

6、韭菜粥

【组成】鲜韭菜 60 克（或韭菜子 6 克）切碎、粳米 60 克、食盐少许。

【适应症】脾阳不足而致腹泻。症见腹痛腹泻、胃腹冷痛、喜温怕冷、手足欠温，伴身疲乏力。

【制法】1、粳米煮粥，粥将熟时放入韭菜，再煮沸即成。2、加少许食盐调味。

【用法】可作早、晚餐温食，每日 1 剂。

【说明】韭菜性温，功能暖胃温肾、去寒行气，故能供给脾胃热量，促进脾胃的生理功能。与粳米同用，能增强温养脾胃之功。

【其他适应症】因寒胃痛。

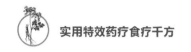

（六）肾虚泻

1、芡实粥

【组成】芡实 300 克、粳米 60 克、冰糖少许。

【适应症】脾肾虚弱而致腹泻、便溏，常常晨起和上午腹泻，伴有神疲乏力、食少、腰膝酸软。此型腹泻比脾虚腹泻病之更久，病情更重。

【制法】1、事先将芡实研粉、晒干，备用。2、取出 30 克与粳米共煮粥。3、加少许冰糖调味。

【用法】可作早、晚餐食之，每日 1 剂。

【注意】因芡实有收敛作用，所以感冒时不宜用。

【说明】1、肾虚性腹泻是久病肾亏或老年肾衰，命门之火不足，脾失温煦，不能腐水谷而泻。2、芡实气味甘涩，既补又敛，其主要功效为健脾止泻、益肾固精。对于脾虚腹泻日久导致肾虚，以致脾肾皆虚而致腹泻用之最宜。

【其他适应症】1、肾虚遗精、遗尿。2、强健身体、抗衰老。

2、栗子粥

【组成】栗子 15 克、粳米 60 克、冰糖少许。

【适应症】脾肾虚弱而致腹泻。见症与芡实粥相近，但由于栗子的补肾之功较强，所以脾肾虚而致腹泻，兼见腰酸腰痛、脚软无力之症用本方最宜。

【制法】1、事先将栗子磨成细粉。2、每次用 15 克与米共煮粥。3、加少许冰糖调味。

【用法】可作早、晚餐食之，每日 1 剂。

【说明】栗子为常用果品之一，作为药用气味甘平，主要功效为健脾止泻、补肾强筋，因而宜用于脾肾虚弱而致腹泻日久，并现明显腰酸、腰痛、腿软无力之症。栗子虽是老人珍品，但前人不断强调"多食则气滞难消"，"顿食至饱，反致脾伤"。所以每次应少吃，坚持经常为好。

【其他适应症】肾虚腰痛、腰脚无力。

3、莲子粥

【组成】莲子 100 克、粳米 60 克、冰糖少许。

【适应症】脾肾虚弱而致腹泻，适应症与芡实粥、栗子粥相近，但莲子还有养心作用，所以兼见心气虚而现心慌、气短等症时尤宜。

【制法】1、将莲子事先磨成粉，备用。2、取莲子粉 10 克与粳米共煮粥。3、加少许糖调味。

【用法】可作早、晚餐服食。

【说明】1、莲子既是食物，又供药用。作为中药，其气味甘平兼涩，主要功效为养心脾、补肾气，所以除治腹泻外，凡因心、脾、肾三脏虚弱之症皆可用之。2、如莲子磨粉困难，可用莲子饮片 30 克代之，用其煎液与米共煮粥。

【其他适应症】1、肾虚遗精。2、心气不足而致心慌、气短。3、抗衰老。

4、仙茅粥

【组成】仙茅 12 克、粳米 60 克、冰糖少许。

【适应症】脾肾阳虚而致腹泻，症见腹痛即泻、晨起和饭后多泻、畏寒、胃腹怕冷、手足欠温、舌苔白、脉迟而弱。

【制法】1、冷水 1000 毫升浸泡仙茅 30 分钟左右。2、煮沸 30 分钟后滤出药液。3、用药液与米煮粥。4、加糖调味。

【用法】可作早、晚餐服食，每日 1 剂。

【说明】仙茅性温，归脾、肾二经，长于温补脾肾之阳，故对脾肾阳虚之泻有温补止泻作用。以粥食用能健脾养胃，但使药力稍缓。宜用于老年及体弱者。

【其他适应症】1、因寒胃痛。2、肾虚阳痿、遗尿、遗精。

5、干姜白术肉桂汤

【组成】干姜、肉桂各 6 克、白术 15 克。

【适应症】脾肾阳虚而致腹泻，见症与上方同，但药力增强，尤其温养健脾功效较好。

【制法】1、冷水 300 毫升浸泡上药 30 分钟左右。2、煮沸 30 分钟左右滤出药液。3、再加水 200 毫升，继煮 30 分钟后滤出药液。4、二次药液相合。

【用法】早、晚空腹服。每日 1 剂。

【注意】肉桂煮沸时间不宜过长（10 分钟之内当然更好），以免降效。

【说明】干姜、肉桂皆为温里药。干姜温脾。肉桂温脾肾，尤长于温肾。白术长于健脾。三者配用，温脾肾、健脾胃，故宜用于脾肾阳虚而致泻。

【其他适应症】脾肾阳虚胃痛。

6、黄芪补骨肉蔻汤

【组成】黄芪 21 克、补骨脂 12 克、肉豆蔻 9 克。

【适应症】肾阳虚而致腹泻，症见黎明之前腹痛肠鸣，肠鸣即泻、泻后则安、畏寒、肢冷、腰腿酸软、舌质淡、脉沉无力。

【制法】1、冷水 400 毫升浸泡上药 30 分钟左右。2、煮沸 40 分钟左右滤出药液。3、再加水 200 毫升，继续 40 分钟左右滤出药液。4、二次药液相合。

【用法】早、晚空腹服。每日 1 剂。

【说明】1、久病肾虚或年老肾衰，热量不足，脾失其温煦，不能腐熟水谷而致腹泻。2、方中补骨脂专补肾阳而止泻。肉豆蔻温肠而止泻。黄芪补气升阳而止泻。诸药合用，温阳补气、涩肠止泻。

【其他适应症】脾虚久泻。

（七）过敏性腹泻

1、甘草防风汤

【组成】甘草、防风各 30 克、绿茶 4 克。

【适应症】过敏性腹泻。症见腹痛即泻，泻下急迫、左下腹痛、排气、排气后腹痛缓解，平时腹泻常与便秘交替。

【制法】1、冷水 300 毫升浸泡甘草、防风 30 分钟左右。2、煮沸 15 分钟后加入绿茶，5 分钟后滤出药液即可。

【用法】少量频饮，1 日内用完 1 剂，多数 1 日内可愈。

【说明】1、过敏性腹泻是平素没有明显胃肠症状，在精神、饮食或气候变化中突然剧烈的腹痛、腹泻，泻后即如常人。中医认为，此种腹泻原因，多与体质上的禀赋不耐有关。2、防风、甘草有明显镇痛和解痉挛作用，因而能制止肠痉挛引起的腹泻。茶叶能促进肠蠕动，加快消化和吸收过程，促进肠蠕动功能恢复正常。过敏性结肠炎宜用本方。

2、复方山药汤

【组成】山药 30 克、枳壳、防风各 12 克、苦参、甘草各 9 克。

【适应症】过敏性腹泻，见症同上方，但药力增强。多用于平素体质敏感者。

【制法】1、冷水 700 毫升浸泡上药 1 小时左右。2、煮沸 30 分钟后滤出药液。3、再加水 400 毫升，继煮 30 分钟后滤出药液。4、二次药液相合。

【服法】早、晚空腹服。

【说明】对于体质敏感之人，重用山药是用其补气健脾功能治泻。枳壳宽肠行气，以通胃肠之郁。防风升散祛风，以防外风侵袭。苦参为佐，除胃肠之湿，以利止泻。甘草调和诸药。药理作用，诸药皆有抗过敏作用。

【其他适应症】慢性湿疹。

十五、便　秘

便秘多分为以下 7 型：积热、气滞、阴寒、气虚、血虚、阴虚、阳虚。辨认是哪一型便秘，最重要的是要认清每型的便秘特点，如肠胃积热则大便干结、坚硬；如肠胃气滞则大便稍干，排出断续不畅；如阴寒积滞则大便艰难、大便干结；如气虚则粪质不硬、排便无力；如血虚则大便干结，便时更加心悸、气短；如阴虚则大便干结，如羊粪状。如阳虚则大便干或不干，排便困难。

（一）积热型

1、大黄饮

【组成】生大黄 6 克、冰糖适量。

【适应症】大便干结、心烦尿黄、身热面赤、口干口臭，或有腹痛、舌苔黄、脉数。

【制法】1、将大黄洗净，置于杯内，以沸水冲泡，盖闷 10 分钟即可。2、加糖。

【用法】代茶频饮，此为 1 日量。

【注意】体虚者不宜。

【说明】1、热结于肠间，大肠不通畅而便秘、腹痛。2、大黄气味苦寒，能清能下，是治疗热结便秘的最常用药。由于其不耐久煎，所以宜于代茶饮用。沸水冲泡也不宜超过 15 分钟，否则作用降低。3、用后多在 4～6 小时后排便。

【其他适应症】1、痢疾初起。2、慢性肠炎久治不愈（用量宜小）。

2、草决明茶饮

【组成】草决明 10 克。

【适应症】积热便秘或肠燥便秘。见症同上，也多用于老年、体弱者的大便干结或多日便秘。

【制法】冷水200毫升煮沸草决明10分钟左右，滤出药液即可。

【用法】频频茶饮，上为1日量。饮后可再加沸水1杯，盖封10余分钟后饮用。即10克草决明可用2杯水。

【注意】本品有降压作用，血压低者不宜用。

【说明】草决明也叫决明子，其性甘苦寒。苦寒能清内热，归大肠经，故能清大肠热而治便秘。其味甘能缓，使清肠热之力有缓，故也多用于老年或体弱者。

3、大黄脐膏

【组成】大黄、枳实等份、生姜适量。

【适应症】积热便秘，症同大黄饮。

【制法】1、大黄、枳实2药共为细末。2、生姜打成膏。3、用生姜膏与2药调成膏。

【用法】将药膏摊在4层纱布上（1层家布也可），纱布大小4×4厘米^{2}为好，贴在脐部，胶布加压固定。

【注意】贴敷后稍痒，如痒甚则应去掉贴药，否则皮肤起疱（膏药风）。

【说明】如前所述，大黄苦寒，长于驱除肠内积热。枳实破气去郁，加快排便。

【其他适应症】1、痢疾初起。2、慢性结肠炎。

4、凉饮绿茶

【组成】绿茶6～10克。

【适应症】适用于有内热的热性体质人的经常性便秘。

【制法】1、300毫升沸水冲泡绿茶，盖闷10分钟左右。2、放凉。

【用法】早、晚各饮一半。连用3～5天后有效。

【说明】绿茶轻度苦凉，有一定清热降热排毒之效，故可清除肠道积热而排便。

【其他适应症】辅助减肥。

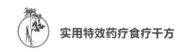

5、麻子大黄汤

【组成】麻子仁 18 克、大黄（另包）、杏仁、枳实各 9 克、生地 15 克。

【适应症】肠胃积热引起的便秘。症见大便干结、腹胀腹痛、面红身热、口干口臭、小便黄少、舌苔黄、脉沉数。

【制法】1、冷水 500 毫升浸泡上药 1 小时左右（大黄除外）。2、煮沸 20 分钟后放入 1/2 大黄，继煮 10 分钟后滤出药液。3、加水 300 毫升，继煮 20 分钟后加入另外 1/2 大黄，再煮 10 分钟后滤出药液。4、二次药液相合。

【用法】早、晚空腹服。每日 1 剂。

【注意】大黄不宜久煎，应在 10 分钟左右。

【说明】1、本方所治便秘是肠中既有燥热，又有燥热伤津而津液不足，所以用大黄清肠热、泻热通便。枳实行气而加强大黄的泻热通便之力。麻子仁、杏仁能润肠燥、通大便，体现缓泻，而不用力强的泻药，以免伤气。因肠燥津液不足，所以用生地养阴生津，以补充津液不足。因此本方泻中有润，泻力不甚强，宜用于老年因肠中燥热明显而大便秘结之重症。2、若体虚乏力明显，应加人参 9 克或党参 15 克，以补气扶正。

【其他适应症】痔疮术后便秘。

6、冲泡番泻叶

【组成】番泻叶 2～3 克。

【适应症】治症同麻子大黄汤，但药力强，泻下速度快。

【制法】用 200 毫升 90℃左右开水冲泡，盖闷 10 分钟即可。

【用法】上用量 1 次饮用，每天 1 次即可。

【注意】1、妇女哺乳期、月经期及孕妇忌用。2、番泻叶也可与其他药一起煎服，用量 5～9 克，宜后下。

【说明】番泻叶性味甘、苦，寒，归大肠经，既能清肠热，又能导热下行而排便。有些医院作肠道检查，先饮用大剂量番泻叶通便，使肠道排空。

7、复方大黄汤

【组成】大黄 12 克（另包）、厚朴、枳实各 15 克。

【适应症】积热引起的重度便秘。症见腹痛腹胀、按之疼痛、便秘多日、口渴心烦、小便黄少、苔黄、脉沉数。

【制法】1、冷水 300 毫升浸泡上药（除外大黄）30 分钟左右。2、煮沸 20 分钟左右，放入大黄 1/2，继煮 10 分钟后滤出药液。3、再加水 200 毫升，煮沸 20 分钟后加大黄另外 1/2，继煮 10 分钟后滤出药液。4、二次药液相合。

【注意】大黄不宜久煎，应在 10 分钟左右。

【说明】1、大黄清热泻热，故能加强排便。便秘必有气滞，故用厚朴、枳实二药行气破气开郁，以加强排便。2、如 2 日后疗效不显，每付药中应加芒硝 6 ~ 10 克，软坚散结、泻热通便。将它放在药液中搅拌、溶解（烊化）。此 4 药相合为强力泻热通便的名方"大承气汤"。

【其他适应症】痢疾初起。

（二）气滞型

1、枳实厚朴粥

【组成】枳实 15 克、厚朴 12 克、粳米 60 克、冰糖少许。

【适应症】气机不畅引起的便秘。症见大便不甚干结、但便而不爽、欲便不得出、肠鸣矢气、每因精神不快而发、舌苔白、脉多弦。

【制法】1、冷水 1000 毫升浸泡上药 1 小时左右。2、煮沸 30 分钟后滤出药液。3、用药液与米共煮粥。4、加糖调味。

【用法】可作早、晚餐服食。

【注意】本方作用只在通肠，没有明显补益扶正作用，所以症消即止，不能常服此方。如气虚明显需加人参 3 ~ 9 克，或党参 12 ~ 15 克，使补气扶正之中行气破气。

【说明】1、本型便秘是由于大肠之气不通畅，影响大肠传导功能而引起的。所以用枳实、厚朴二药行气破气，通畅气机，使肠内积滞下行，促进大肠传导功能恢复。2、以米粥用之有养胃护脾之用。

【其他适应症】1、食积胃腹胀满。2、痢疾里急后重。

2、枳壳槟榔粥

【组成】枳实、槟榔各 15 克、粳米 60 克、冰糖少许。

【适应症】气滞便秘，见症同枳实厚朴粥，但腹胀、矢气较多、口渴、苔黄、脉多见数，说明气滞多天，已现气滞郁而蕴热之象。

【制法】1、冷水 1000 毫升浸泡上药 30 分钟左右。2、煮沸 30 分钟后滤出药液。3、用药液与米共煮粥。4、加糖调味。

【用法】可作早、晚餐服食。

【说明】1、本方所治是气滞明显，又有气滞郁而生热之象。2、用槟榔既行肠内气滞，又清肠道之热，使气滞通、热郁散，并促使积滞、郁热下行。枳实为常用的行气药，用以加强槟榔的行气之力，促进排便。

【其他适应症】1、食积胃腹胀痛。2、痢疾初起，里急后重明显。3、口臭。

3、木香枳壳芪归汤

【组成】木香 9 克、枳壳 21 克、黄芪 9 克、当归 3 克。

【适应症】气滞便秘，气血素弱之人。腹胀腹痛、大便干结不畅、倦怠乏力、神疲头昏、舌质淡、脉弦无力。

【制法】1、冷水 400 毫升浸泡上药 1 小时左右。2、煮沸 30 分钟后滤出药液。3、再加水 250 毫升，继煮 20 分钟后滤出药液。4、二次药液相合。

【用法】早、晚空腹服。

【说明】1、本方治疗素体虚弱而出现气滞便秘之症。2、用木香、枳壳二药行气导滞，推动肠内积滞下行。用少量黄芪配当归能补气补血。4 药合用能行气滞、养气血，体现出祛邪之中扶助正气。

【其他适应症】老人及虚弱之人胃腹胀或痛。

4、枳壳木香桂枝茯苓汤

【组成】枳壳 21 克、木香 9 克、桂枝 6 克、茯苓 12 克。

【适应症】气滞便秘兼湿证。症见腹胀腹痛、腹胀尤显、大便干结、排便不爽、矢气明显、阴雨天症状尤重、舌苔薄腻、脉弦缓。

【制作】1、冷水 500 毫升浸泡上药 30 分钟左右。2、煮沸 30 分钟后滤出药液。3、再加水 300 毫升，继煮 30 分钟后滤出药液。4、二次药液相合。

【用法】早、晚空腹服。

【说明】1、本方治疗气滞挟湿的便秘，所以用药以行气为主，辅以祛湿之药。2、枳壳、木香为常用的行气药，其性温，归经胃、肠，二者配用，长于温散胃肠气滞。桂枝温经通络而利水。茯苓健脾渗湿而利水。4 药合用，行气为主，佐以利湿。4 药中除茯苓性平外，其他 3 药皆温，利于祛湿；茯苓除渗湿外，尚能健脾，脾健则运湿强，健脾又有扶正之用。

【其他适应症】寒性水肿。

5、木香枳实槟榔汤

【组成】木香 9 克、枳实 、槟榔各 12 克。

【适应症】气滞便秘。症见大便干结不甚、但便而不爽、欲便不得出、肠鸣矢气、嗳气频作、食少纳呆、每因精神不快而引起或加重、舌苔白、脉多弦。

【制法】1、冷水 350 毫升浸泡上药 30 分钟左右。2、煮沸 30 分钟后滤出药液。3、再加水 200 毫升，继煮 30 分钟后滤出药液。4、二次药液相合。

【用法】早、晚空腹服。

【说明】1、本方治症是大肠气滞不通而致便秘。2、用木香、枳实、槟榔三药行散脾胃大肠气滞，通畅气机，导致肠内积滞下行，故能通便。

【其他适应症】1、食积胃腹胀痛。2、痢疾里急后重。3、口味不正。

（三）阴寒型

1、干姜木香粥

【组成】干姜、木香各 9 克、粳米 60 克、冰糖少许。

【适应症】阴寒积滞肠间而引起的便秘。症见大便干结、腹痛拘急、胀闷拒按、手足欠温，重时呃逆、呕吐清水、身倦乏力、舌苔白、脉沉或沉迟。

【制法】1、冷水 1000 毫升浸泡上药 30 分钟左右。2、煮沸 30 分钟左右滤出药液。3、用药液与粳米共煮粥。4、加糖调味。

【用法】早、晚空腹服。

【注意】干姜应切碎，药力便于析出。

【说明】1、本方所治便秘是因寒郁肠间，致使积滞不行、腑气不通。因为寒则凝、温则行。2、所以用干姜、木香二味温药温散肠胃寒郁，使积滞行、腑气通、便秘解。用米粥有养胃护脾之用。本方宜用于阴寒型便秘的轻症。

【其他适应症】寒郁胃腹痛。

2、高良姜香附乌药粥

【组成】高良姜 9 克、香附、乌药各 12 克、粳米 60 克、冰糖少许。

【适应症】阴寒而致便秘。见症同上，但药力增强。

【制法】1、冷水 300 毫升浸泡上药 30 分钟左右。2、煮沸 30 分钟后滤出药液。3、用药液与粳米共煮粥。4、加糖调味。

【用法】早、晚空腹服。

【注意】高良姜应切碎，煎煮时药力易析出。

【说明】1、如前所述，寒郁肠胃，积滞阻塞肠间而致便秘，故用药必须温散行气，使腑气通畅而排便。2、上三药皆性温，归脾、胃经，故能温散肠胃之寒。香附、乌药且能行散肠胃之气，推动积滞下行而排便。

【其他适应症】寒郁胃腹痛。

3、小茴香花椒粥

【组成】小茴香 6 克、花椒、薤白、乌药各 9 克、粳米 60 克、冰糖少许。

【适应症】阴寒而致便秘。见症同上二方，药力强于高良姜香附乌药粥。

【制法】1、冷水 1000 毫升浸泡上药 30 分钟左右。2、煮沸 15 分钟后滤出药液。3、用药液与米共煮粥。4、加糖调味。

【服法】早、晚空腹服。

【说明】1、如前所述，寒郁肠胃而致便秘，必须温散肠胃之寒，行散肠胃之气，使积滞下行而排便。2、方中 4 药皆性温、归肠、胃经，故长于温肠去寒。其中薤白、乌药为行气药，长于行散肠胃气滞。4 药配用，既温散又行散，推动积滞下行而排便。

【其他适应症】寒郁胃腹痛。

4、生姜肉桂大腹皮汤

【组成】生姜、肉桂各 6 克、胡椒 3 克、大腹皮 15 克。

【适应症】阴寒而致便秘。症同前三方，但药力增强。

【制法】1、冷水 300 毫升浸泡上药 30 分钟左右。2、煮沸 20 分钟后滤出药液。3、再加水 200 毫升，继煮 20 分钟后滤出药液。4、二次药液相合。

【用法】早、晚空腹服。

【注意】1、应切去生姜皮，因其性凉。2、如肉桂很碎，煎熬时间应不超 10 分钟，以免降效。

【说明】1、如前所述，阴寒所致的便秘，治则上必须温散加行气，使积滞下行。2、生姜、肉桂、胡椒温散肠中之寒。大腹皮为行气药，长于行散肠中气滞。四者配用，温行肠中积滞而排便。

【其他适应症】寒郁胃腹痛。

5、大黄附子汤

【组成】大黄 9 克（另包）、附子 12 克（另包）、细辛 2 克。

【适应症】阴寒便秘。症同前方，症以便秘、腹痛拘急、胀满拒按为突出，药力明显强于前方。

【制法】1、用冷水 500 毫升煮沸附子 40 分钟后，加入细辛，继煮 20 分钟后加大黄 1/2（4.5 克），继煮 10 分钟后滤出药液。2、再加水 300 毫升，煮 20 分钟后，加大黄另外 1/2（4.5 克），继煮 10 分钟后滤出药液。3、二次药液相合。

【用法】早、晚空腹服。

【注意】1、附子有毒，必须先煎 0.5 ~ 1 小时，以去其麻辣感。2、大黄不宜久煎、久煎则药力降低。

【说明】附子性能属热，能给心、脾、肾三脏热量。细辛性能属温，能温经散寒，其作用既能达表，又能走里，用来沟通内外。大黄性能属寒，功专泻

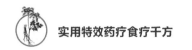

下大肠有形积滞，以通便。本方综合性能属温，因而温经通便为本方作用特点。

（四）气虚型

1、蜂蜜配香蕉

【组成】蜂蜜 25 ~ 30 克、香蕉 0.5 ~ 1 个。

【适应症】气虚便秘。症见大便秘结、排便无力、体虚倦怠、饮食乏味、轻度头昏头晕、舌质淡、脉无力。

【制法】1、用 100 毫升温开水溶化蜂蜜。2、加入香蕉搅拌。

【用法】每天晨起空腹服下，每天 1 次。

【说明】1、本方所治之症是气虚，肠蠕动无力，所以补气增加肠蠕动。同时，气虚中常兼有津亏之象，因而应该适当润肠燥，使便松散，有利排便。2、蜂蜜为补气药，加强肠蠕动，同时有润肠作用，使便松散。香蕉为甘润之品，能润肠通便。二者配用使补气润肠通便之力增强。

【其他适应症】体虚保健。

2、蜂蜜配土豆

【组成】土豆若干、蜂蜜 10 克。

【适应症】气虚便秘。见症同蜂蜜配香蕉方，药力相近。

【制法】生土豆打汁。

【用法】取生土豆汁 100 毫升倒入杯中。加蜂蜜 10 克，搅拌均匀。1 天 1 次空腹喝。如 1 ~ 2 天后不通便，改为 1 天 2 次喝。

【说明】蜂蜜为补气药，并有润肠作用，有利排便。土豆能健脾，以助蜂蜜补气。土豆含有优质纤维，促进肠蠕动利于排便。与蜂蜜同用补气润肠而通便。

【其他适应症】辅助减肥。

3、太子桃仁粥

【组成】太子参 30 克、桃仁 9 克、当归 6 克、粳米 60 克、冰糖少许。

【适应症】气虚便秘。见症同前二方，药力稍有增强。

【制法】1、冷水 1000 毫升浸泡上药 1 小时左右。2、煮沸 30 分钟左右滤出药液。3、用药液与米共煮粥。4、加糖调味。

【说明】太子参（童参）为具有生津作用的补气药。补气能增强肠蠕动，生津能润肠，使粪便松软，利于排便。桃仁虽为活血药，但有润肠通便之用，从而加强太子参的润肠之力。当归润肠通便，其补血作用也宜用，因气虚必有血虚。

【其他适应症】气虚咳嗽（桃仁有止咳作用）。

4、党参茯苓郁李仁汤

【组成】党参 12 克、茯苓 15 克、郁李仁、杏仁各 9 克、粳米 60 克、冰糖少许。

【适应症】气虚挟湿而致的便秘。症见便秘、胸闷乏力、食少纳呆、口淡无味、舌苔白腻、脉多沉缓或沉而无力。

【制法】1、冷水 1000 毫升浸泡上药 1 小时左右。2、煮沸 30 分钟后滤出药液。3、用药液与米共煮粥。4、加糖调味。

【用法】可作早、晚餐服食。

【说明】1、本方治疗气虚兼湿之症，治则上必须补气为主，佐以祛湿。2、党参为补气药。茯苓健脾利湿。健脾加强补气之力，利湿可治兼湿之症。郁李仁、杏仁皆能润肠通便。4 药配用，补气利湿而润肠通便。

5、黄芪麻仁汤

【组成】黄芪 18 克、麻子仁、陈皮各 9 克、蜂蜜 10 克。

【适应症】气虚津亏而致便秘。症见粪便干结不重，但临厕努挣乏力，甚至便时而汗出、体质素常虚弱、倦怠神疲、语声低小、舌质淡、脉软无力。

【制法】1、冷水 400 毫升浸泡上药（除外蜂蜜）30 分钟左右。2、煮沸 30 分钟后滤出药液。3、再加水 300 毫升，继煮 30 分钟后滤出药液。4、二次药液相合。5、兑入蜂蜜即成。

【用法】早、晚空腹服。每日 1 剂。

【说明】1、本方所治之症是气虚津亏而致的便秘。气虚则肠蠕动无力，肠中津亏则大便干结。所以治则除补气，以增加肠蠕动之外，还要润肠燥，以使

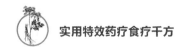

干结的粪便松散。2、黄芪甘温补气，麻子仁味甘质润，二者配用，共奏补气润肠通便之功。用陈皮是为了理气和胃。蜂蜜为补气药，用以增强黄芪的补气之力，又因其质润而能加强麻子仁的润肠通便之功。

6、补中益气丸加蜂蜜

【组成】成药"补中益气丸"1丸、蜂蜜20毫升。

【适应症】气虚津亏而致便秘。症同"黄芪麻仁汤"，药力相近，优点是服药方便。

【制法】每次1丸送蜂蜜10毫升，蜂蜜需用温开水溶开。

【用法】每日早、晚各1次。

【说明】补中益气丸的功效是补气提气，针对气虚。蜂蜜则能补气润肠。补气可增强补中益气丸的补气之力，润肠可使粪便松散，便于排出。

（五）血虚型

1、桑椹子粥

【组成】桑椹子30克、粳米60克、冰糖少许。

【适应症】血虚便秘。症见肠燥便秘，常有头晕目眩、视力减退、耳聋、耳鸣、腰膝酸软、须发早白等症、舌质淡、有齿痕、脉细弱。

【制法】1、冷水1000毫升与粳米共煮。2、加糖调味。

【用法】可作早、晚餐或间食服之，每日1剂。

【说明】桑椹子是一味理想的养肝益肾、滋阴补血的药食兼用之品，所以它能增血液、润肠燥。研究证明，桑椹子能刺激肠黏膜，使肠液分泌增加，并能帮助肠蠕动。

【其他适应症】1、精血不足而致视物昏花。2、须发早白。

2、郁李仁粥

【组成】郁李仁15克、粳米60克、冰糖少许。

【适应症】血虚便秘。近于前方，但本方滋养肝肾精血之力不足。

【制法】1、冷水 1000 毫升煮沸郁李仁 30 分钟后滤出药液。2、用药液与粳米共煮粥。3、加糖调味。

【用法】可作早、晚餐服食，每日 1 剂。

【注意】郁李仁通利作用强（利水），孕妇慎用。

【说明】郁李仁气味甘平，质润多脂，是常用的润肠通便药之一，且润肠中兼行大肠气滞，因而通便作用较强。

【其他适应症】水肿腹胀。

3、杏仁桃仁粥

【组成】当归、柏子仁、杏仁、桃仁各 9 克、粳米 60 克、冰糖少许。

【适应症】血虚便秘。见症见于前两方，但药力稍强。

【制法】1、冷水 1000 毫升浸泡上药 30 分钟后，煮沸 30 分钟滤出药液。2、用药液与米共煮粥。3、加糖调味。

【用法】可作早、晚餐或间食服用，每日 1 剂。

【说明】方中 4 药皆能润肠通便。其中当归、柏子仁尤能补血养血。杏仁、桃仁尚能止咳。因而本方最宜于平素血虚或老年体弱，感冒愈后遗留咳嗽，兼有肠燥便秘者。

【其他适应症】慢性咳嗽。

4、当归首乌汤

【组成】当归 12 克、何首乌 24 克、桃仁、枳壳各 9 克。

【适应症】血虚便秘。症见大便干结、面色无华、心悸气短、失眠多梦、头晕头昏、倦怠神疲、舌质淡、脉细无力。

【制法】1、冷水 600 毫升浸泡上药 1 小时左右。2、煮沸 30 分钟后滤出药液。3、再加水 400 毫升，继煮 30 分钟后滤出药液。4、二次药液相合。

【用法】早、晚空腹服。每日 1 剂。

【说明】1、本型便秘是因全身血少，肠内津液不足而致肠燥大便干结。2、当归、何首乌气味甘温，能补血而润肠燥。桃仁能活血而润肠燥。枳壳能调

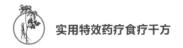

理胃肠之气滞，增强大肠传导功能。老年、体弱、病后、产后大便干结用之较宜。

5、复方当归补血汤

【组成】黄芪 18 克、当归、柏子仁、麻子仁各 12 克。

【适应症】血虚便秘。见症同当归首乌汤，但药力明显增强。

【制法】1、冷水 500 毫升浸泡上药 1 小时左右。2、煮沸 30 分钟后滤出药液。3、再加水 300 毫升，继煮 30 分钟后滤出药液。4、二次药液相合。

【用法】早、晚空腹服。每日 1 剂。

【说明】1、古方"当归补血汤"是由黄芪、当归 2 药组成，主要功效为补血。值得强调的是方中黄芪用量必须明显多于当归，体现出"阳升阴长""补气摄血"之意。柏子仁、麻子仁富含油脂，能润肠燥，使粪松软。4 药配用，养血润燥而通便。

6、五仁丸加当归

【组成】桃仁、杏仁各 9 克、柏子仁 12 克、松子仁、郁李仁、当归各 6 克、陈皮 15 克。

【适应症】血虚便秘，见症同前二方，与上方比较，润肠之力明显，补气血不足。

【制法】1、冷水 600 毫升浸泡上药 1 小时左右。2、煮沸 30 分钟后滤出药液。3、再加水 400 毫升，继煮 30 分钟后滤出药液。4、二次药液相合。

【用法】早、晚空腹服。每日 1 剂。

【说明】本方除当归外，为古方"五仁丸"，专治肠燥便秘。加当归，以增强养血补血活血之力，构成补血润燥通便之良方。

（六）阴虚型

1、玉竹柏子仁粥

【组成】玉竹 15 克、柏子仁 12 克、粳米 60 克、冰糖少许。

【适应症】阴虚而致便秘。症见不同程度的大便干结、排便时间较长、状如羊粪、形体消瘦、头晕耳鸣、两颧红赤、心烦少寐、手足心热、舌质淡红、脉细数。

【制法】1、冷水 1000 毫升浸泡上药 30 分钟左右。2、煮沸 30 分钟后滤出药液。3、用药液与米共同煮粥。4、加糖调味。

【用法】可作早、晚餐服食，每日 1 剂。

【说明】1、阴虚就是全身津液不足，并在此基础上产生全身的虚热证。同样，肠道也因津液不足而肠燥，并产生虚热，因而大肠传运困难而出现便秘。2、玉竹性味甘凉，甘能养，凉能清热，是常用的养阴清热药。柏子仁富含油脂，为常用的润肠通便药。以粥服之可养胃护胃，扶助正气。

【其他适应症】轻症糖尿病。

2、石斛蜂蜜茶

【组成】石斛、蜂蜜各 10 克。

【适应症】阴虚便秘。症见大便干结、排便费力、便如羊粪、舌淡、脉细。

【制法】1、石斛用 200 毫升冷水浸泡 30 分钟左右。2、煮沸 20 分钟左右滤出药液。3、药液兑入蜂蜜，放凉。

【用法】清晨空服 1 次饮进，每日 1 次。

【说明】石斛性味甘凉，归胃经，为常用的养阴清热药。蜂蜜能润肠通便。二者配用长于养阴清热、润肠通便。

3、麦冬三仁汤

【组成】麦冬 12 克、柏子仁、松子仁、麻子仁各 9 克。

【适应症】阴虚便秘。见症同前，药力较强。

【制法】1、冷水 400 毫升浸泡上药 30 分钟左右。2、煮沸 30 分钟后滤出药液。3、再加水 300 毫升，继煮 30 分钟后滤出药液。4、二次药液相合。

【用法】早、晚空腹服。每日 1 剂。

【说明】麦冬甘寒，能养阴清热。三种子仁都味甘，富含油脂，因而能润肠通便。4 药合用能养阴清热、润肠通便。

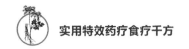

4、玄参麦冬生地汤

【组成】玄参、麦冬、生地、枳壳、柏子仁各 12 克、桃仁 9 克。

【适应症】阴虚便秘。症见大便干结、状如羊粪、形体消瘦、头晕耳鸣、两颧红赤、心烦少寐、潮热盗汗、手足心热、舌淡红、脉细数。

【制法】1、冷水 700 毫升浸泡上药 1 小时左右。2、煮沸 40 分钟后滤出药液。3、再加水 400 毫升，继煮 40 分钟后滤出药液。4、二次药液相合。

【用法】早、晚空腹服。每日 1 剂。

【说明】1、如前所述，阴虚便秘病机，主要是全身阴亏产生虚热，进而肠内津液不足而致便秘。治疗上必须滋阴清热，润肠通便。2、玄参、麦冬、生地滋阴清热而生津。柏子仁、桃仁甘润，富含油脂而软便通便。枳壳调理肠胃之气机而利于通便。长期低热而身体虚弱之人用本方最宜。

（七）阳虚型

1、肉桂柏仁粥

【组成】肉桂 6 克、柏子仁 12 克、大米 60 克、冰糖少许。

【适应症】阳虚便秘。症见大便干结、排便困难、小便清长、腰酸腿软、腹中冷痛、得热则减、四肢不温、面色㿠白、舌质淡、脉沉迟而弱。

【制法】1、冷水 1000 毫升浸泡上药 30 分钟左右。2、煮沸 30 分钟后滤出药液。3、用药液与米共煮粥。4、加糖调味。

【用法】可作早、晚餐服食，每日 1 剂。

【注意】如肉桂很碎，要轻煎，一般在 10 分钟之内。

【说明】1、阳虚便秘是因机体热量不足，使脾的运化功能减弱，大便滞留而发生便秘。2、肉桂性热，归脾、肾经，使脾肾热能增加，同时有柏子仁润肠通便。

【其他适应症】肾虚腰痛。

2、韭菜芝麻粥

【组成】韭菜 50 克、芝麻 20 克、粳米 60 克、冰糖少许。

【适应症】阳虚便秘。见症同前二方。

【制法】1、用韭菜、芝麻与粳米共煮粥。2、加糖调味。

【用法】可作早、晚餐服食，每日 1 剂。

【说明】1、韭菜温性，可为全身助热。芝麻性平，但质润，富含油脂，故能通便。二者配用，助阳而通便。2、以粥服食是为了养护脾胃。

3、羊肉当归柏子仁汤

【组成】羊肉 100 克、当归 6 克、柏子仁 9 克。

【适应症】阳虚精亏便秘。症见大便干结、排便费力、腰酸背软、四肢欠温、喜热喜暖、倦怠神疲、伴有不同程度头晕头昏、视物昏花、面色无华、舌质淡、脉细弱。

【制法】冷水 800 毫升与上三种同煮，至到肉熟即可。

【用法】吃肉喝汤，每日分 1～2 次用完。

【注意】不加盐或加微量调味。

【说明】1、本方治证，是阳虚兼精血不足而致便秘，故治疗原则应该补阳益精、润肠通便。2、羊肉性温，又为血肉有情之品，归肝、肾经，故能补肾阳、益精血。当归性温、质润，既能补血，又能润肠通便。柏子仁为润肠通便药。3 药配药，补肾阳、益精血、润肠通便。

【其他适应症】1、肾虚腰痛。2、贫血。

4、肉桂三仁汤

【组成】肉桂 6 克、柏子仁、松子仁、麻子仁各 9 克。

【适应症】阳虚便秘。见症同前，本方无论助阳还是益精血都不及上方，适用于症状较轻者。

【制法】1、冷水 300 毫升浸泡上药 30 分钟左右。2、煮沸 30 分钟后滤出药液。3、再加水 200 毫升，继煮 30 分钟后滤出药液。4、二次药液相合。

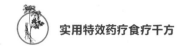

【用法】早、晚空腹服。每日 1 剂。

【说明】肉桂性热，是温里药，能温肾助阳。其他三药皆富含油脂，能润肠通便。4 药配用，助阳润肠而通便。

5、锁阳羊肉煮面条

【组成】锁阳 15 克、干姜 6 克、羊肉 100 克、面条 300 克。

【适应症】脾肾阳虚便秘。症见大便秘结 、状如羊粪、全身畏寒、四肢欠温、倦怠神疲、腰膝酸软、排尿清长、头昏或晕、食欲减退、舌质淡、脉沉无力。

【制法】1、冷水 1000 毫升浸泡锁阳、干姜 30 分钟左右。2、同羊肉共煮汤，直至羊肉熟。3、滤出汤液。4、用汤液与面条共煮至熟。4、加盐、酱油等调味品。

【用法】可作早、晚餐服食，每日 1 剂。

【说明】锁阳、干姜均属热药。锁阳温肾，干姜温脾。 助脾肾之阳可为全身增加热量。其中锁阳又能润肠通便。羊肉性温，为血肉有情之品，长于补肾阳、益精血。三者配用，补肾阳、益精血、润肠燥。

【其他适应症】肾虚腰痛。

6、肉苁蓉粥

【组成】肉苁蓉 21 克、粳米 60 克、冰糖少许。

【适应症】阳虚便秘。症见大便干结或不干、排便费力、小便清长、腰膝酸痛而冷、四肢欠温、腹中冷痛、得热则舒、面色㿠白、舌质淡、脉沉无力。

【制法】1、冷水 1000 毫升浸泡肉苁蓉 1 小时左右。煮沸 40 分钟后滤出药液。2、用药液与米一起煮粥。3、加糖调味。

【说明】1、本方所治的便秘是阳虚兼有精血不足之症，故治则上必须补肾阳、益精血。2、肉苁蓉为补阳药，其特点是补肾阳中可益精血，且有润肠通便功效，正是此证所需。

【其他适应症】肾虚腰痛、阳痿。

7、苁蓉牛膝升麻汤

【组成】肉苁蓉 18 克、怀牛膝 12 克、当归、枳壳各 9 克、升麻 6 克。

【适应症】阳虚便秘。见症同上方，但药力明显增强。

【制法】1、冷水 600 毫升浸泡上药 1 小时左右。2、煮沸 40 分钟后滤出药液。3、再加水 400 毫升，继煮 40 分钟后滤出药液。4、二次药液相合。

【用法】早、晚空腹服。每日 1 剂。

【说明】1、肉苁蓉为常用的补阳药，用以增强全身热量，同时尚有润肠通便作用。当归能润肠通便，使苁蓉排便之功增强。枳壳调理肠胃气机，有利排便。牛膝能活血，因而能加速排便。升麻长于升举肠胃清阳之气，因而能降浊逆、促进排便。本方明显强于上方。

十六、水 肿

水肿通常分为以下 5 型：风水相搏、水湿浸渍、湿热壅盛、脾阳不振、肾阳衰微。病变初期多在肺、脾，久病必累及肾，常常脾肾同病。辨认病型的重点，是应掌握各型水肿的主要特点，如风水相搏则眼睑先浮肿，继则四肢及全身皆肿。水湿浸渍则全身浮肿，按之没指。湿热壅盛则全身浮肿，皮薄光亮。脾阳不振则身肿，腰以下为甚，按之凹陷，不易恢复。肾阳衰微则全身高度浮肿，腰下尤甚，按之凹陷不起。

（一）风水相搏

1、桂枝茅根粥

【组成】桂枝 9 克、白茅根 30 克、粳米 60 克、冰糖少许。

【适应症】风水水肿。症见突然出现轻度眼睑浮肿，或出现不同程度的头面肿，继则上肢、颈部、胸部，渐至全身浮肿、口微渴或微汗出、尿量减少、舌苔多薄黄、脉浮或浮数。

【制法】1、冷水 1000 毫升浸泡上药 30 分钟左右。2、煮沸 30 分钟左右滤出药液。3、用药液与米共煮粥。4、加糖调味。

【用法】可作早、晚餐服食，每日 1 剂。

【说明】1、平素有内热之人受风后，风邪和内热相搏结，使肺的宣散水湿功能受阻，致使水湿留滞体内形成浮肿。2、白茅根功能清热利水。桂枝既能散风，解除风邪困在体表，同时能助阳化气、有利排尿，从而加强白茅根的利水消肿之力。以粥服之可养护脾胃。

2、羌活益母草粥

【组成】羌活 12 克、益母草 30 克、粳米 60 克、冰糖少许。

【适应症】风水水肿。见轻同上方，药力相近。

【制法】1、冷水 1000 毫升浸泡上药 30 分钟左右。2、煮沸 30 分钟后滤出药液。3、用药液与米共煮粥。4、加糖调味。

【说明】1、如上所述，风水相搏水肿乃是外有风邪、内有郁热而致的水肿。2、益母草性凉，清内热而利水消肿。羌活是解表药，长于散风除湿。散风可祛除由于体表受风而出现的表证。其除湿功能又可协助益母草利尿消肿。以粥服之可养护脾胃。

【其他适应症】如加当归 6 ~ 9 克，痛经、产后瘀痛可试服本方。

3、防风冬瓜皮粥

【组成】防风 15 克、冬瓜皮 30 克、粳米 60 克、冰糖少量。

【适应症】风水水肿。症见眼睑先肿，或继则胸面、四肢、尿少、舌苔白或薄黄、脉缓或兼略数。

【制法】1、冷水 1000 毫升浸泡上药 30 分钟左右。2、煮沸 20 分钟后滤出药液。3、用药液与米共煮粥。4、加糖调味。

【用法】可作早、晚餐服食，每日 1 剂。

【说明】1、病理如上方所述。2、防风为解表药，长于祛风，解除在表之风症。冬瓜皮利水消肿。二者配用可外祛风邪、内能利水消肿。米粥服食可养胃。

4、紫苏薏米绿豆粥

【组成】紫苏 9 克、薏米 30 克、绿豆 15 克、粳米 60 克、冰糖少许。

【适应症】风水水肿。见症同防风冬瓜皮粥。本方兼有健脾作用，利水作用与上方相近。

【制法】1、冷水 1000 毫升浸泡上药 30 分钟左右。2、煮沸 20 分钟后滤出药液。3、用药液与米共煮粥。4、加糖调味。

【制法】可作早、晚餐服食，每日 1 剂。

【注意】紫苏煎煮时间不宜过长，要在 20 分钟以内。

【说明】1、病理如上方所述。2、紫苏为解表药，解除在表之风症。薏米、绿豆皆性凉，皆能清热利尿而消肿。薏米兼有健脾作用，加之米粥，使养胃健脾功能增强。

【其他适应症】鱼、蟹中毒。

5、麻黄石膏姜枣汤

【组成】麻黄 12 克、生石膏 30 克（另包）、生姜 10 克、红枣 7 个。

【适应症】风水水肿。症同桂枝茅根粥，但药力明显增强。

【制法】1、冷水 300 毫升浸泡上药（除外生石膏）30 分钟左右。2、先用冷水 500 毫升煮沸生石膏 40 分钟后，放入其他各药（连药带水），再煮 20 分钟后滤出药液。3、再加水 500 毫升，继煮 20 分钟后滤出药液。4、二次药液相合。

【用法】早、晚空腹服。每日 1 剂。

【注意】麻黄煎煮时间不宜超过 20 分钟，以免降效。

【说明】1、病理如上方所述。2、麻黄气味辛温，性能走表散风。生石膏大寒，功专清内热。生姜走表，红枣走里，二者配合能调和营卫，也就是调节机体内外的阴阳平衡，利于恢复正常生理功能。3、急性肾炎初起而见眼睑、颜面浮肿者宜用本方。

【其他适应症】寒性荨麻疹。

6、羌防二苓芪归汤

【组成】羌活、防风、茯苓、猪苓各 12 克、黄芪 18 克、当归 6 克。

【适应症】风水水肿。见症同前，即眼睑突然水肿、继则可能出现不同程度的颜面及四肢浮肿、神疲乏力、轻度头晕、尿量黄少、舌苔白或兼薄黄、脉浮或浮数。

【制法】1、冷水 700 毫升浸泡上药 1 小时左右。2、煮沸 30 分钟后滤出药液。3、再加水 400 毫升后，继煮 30 分钟滤出药液。4、二次药液相合。

【用法】早、晚空腹服。每日 1 剂。

【说明】1、病理如上方所述。2、羌活、防风为辛温解表药，功善解表祛风，以祛除在表之风症。茯苓、猪苓为渗湿利水药，茯苓性平，猪苓性寒，二者配用，药性偏凉，以清内热。黄芪、当归配合能补气养血。方中茯苓的健脾作用，又利于芪、归二药补益气血。足见本方宜用于素体虚弱而体表受风、内有郁热的水肿症。

（二）水湿浸渍

1、赤小豆粥

【组成】赤小豆 30 克或更多、粳米 60 克、冰糖少许。

【适应症】轻度全身浮肿、按之没指、尿少、身体困倦、腹稍胀、胸闷少食、苔薄白或稍腻、脉缓。

【制法】1、冷水 1000 毫升浸泡赤小豆 1 小时以上。2、同米共煮粥。3、加糖调味。

【用法】可作早、晚餐服食，每日 1 剂。

【说明】1、水湿浸渍型水肿形成的主要原因是，久居卑湿之地或涉水冒雨，水湿之气浸渍肌肤而成。2、赤小豆利水消肿、健脾养胃。历代医家都把赤小豆作为利尿剂。

2、薏苡仁粥

【组成】薏苡仁 30 克或更多、粳米 60 克、干姜 6 克、冰糖少许。

【适应症】水湿浸渍水肿。见症与赤小豆粥同，但本方健脾作用略强。

【制法】1、冷水 1000 毫升浸泡薏苡仁 30 分钟以上。2、同粳米、干姜一起煮粥。3、加糖调味。

【用法】可作早、晚餐服食，每日 1 剂。

【说明】1、病理如前方所述。2、薏苡仁的功效是健脾胃、利水湿，但性能偏凉，配温里的干姜，使药性变温（温则行，寒则凝），以行水消肿。

【其他适应症】抗癌辅助。

3、复方葫芦皮汤

【组成】葫芦皮 30 克、茯苓 15 克、桂枝 6 克。

【适症症】水湿浸渍水肿。症同前诸方，但药力明显增强。

【制法】1、冷水 500 毫升浸泡上药 30 分钟左右。2、煮沸 20 分钟后滤出药液。3、再加水 300 毫升，继煮 20 分钟后滤出药液。4、二次药液相合。

【用法】早、晚空腹服。每日 1 剂。

【说明】1、病理如前方所述。2、葫芦皮性味甘平，是较好的利水消肿药。配茯苓渗湿利水，以加强葫芦皮利水之力；加桂枝温性药，使本方药性变温，加强膀胱气化而使尿量增加，同时桂枝也有温经利尿之作用。

4、老黄瓜汤

【组成】老黄瓜 30 克、生姜 6 克。

【适应症】水湿浸渍水肿。症见全身水肿、按之没指、尿少、身重困倦、胸闷食少，舌苔薄白或稍腻、脉多缓。

【制法】1、黄瓜切碎。2、生姜切成薄片。3、冷水 300 毫升煮沸 20 分钟后滤出即可。

【用法】早、晚空腹服。每日 1 剂。

【说明】1、病理如前所述。2、黄瓜性凉，有一定清热利水、解毒利湿之功。但因性凉伤胃，性凉也不利于利尿，故配生姜去寒暖胃，保护胃肠。3、本方对水湿停留而致的轻度水肿有一定疗效。

【其他适应症】可作美容、减肥、抗肿瘤的保健品。

5、赤豆玉米须汤

【组成】赤小豆 30 克、玉米须 20 克。

【适应症】水湿浸渍水肿。症同老黄瓜汤，但药力略强，并有一定扶脾健胃作用。宜用于素来脾胃虚弱而患轻度水肿症。

【制法】1、冷水 600 毫升浸泡赤小豆 1 小时左右。2、煮沸 30 分钟后，加入玉米须，继煮 10 分钟后滤出药液。

【用法】早、晚空腹服。每日 1 剂。

【说明】1、病理如前所述。2、玉米须味淡，淡能渗利，功专利水消肿。赤小豆性平，味淡、甘。淡能渗利，甘能补益，所以除利水消肿外，尚有一定健脾之功。二者合用利水而不伤脾胃。

【其他适应症】肝胆病引起的黄疸。

6、五皮白术厚朴汤

【组成】桑白皮、陈皮、大腹皮、茯苓皮、生姜皮、白术、厚朴各 12 克。

【适应症】水湿浸渍水肿。症见全身浮肿、肢体沉重、胸闷食少、起病缓慢、病程较长、舌苔多白腻、脉多沉缓。本方药力明显强于上述诸方。

【制法】1、冷水 800 毫升浸泡上药 1 小时左右。2、煮沸 30 分钟后滤出药液。3、再加水 500 毫升，继煮 30 分钟后滤出药液。4、二次药液相合。

【用法】早、晚空腹服。每日 1 剂。

【注意】如果没有生姜皮可用生姜代之。

【说明】1、病理如前所述。2、方中 5 个皮专去皮肤之水，再用白术健脾燥湿，厚朴理气化湿。治湿即是治水。7 药合用有利水消肿、理气健脾之效。应用于老年脾虚挟湿，偏于皮肤水肿之症。

【其他适应症】湿痰咳喘。

（三）湿热壅盛

1、绿豆粥

【组成】绿豆 30 克、大米 60 克、冰糖少许。

【适应症】湿热壅盛水肿。症见轻度遍身浮肿、皮薄光亮、胸胃痞满、烦热口渴、食少疲劳、小便黄少、舌苔黄腻、脉沉缓或略数。

【制法】1、冷水 1000 毫升浸泡绿豆 1 小时以上。2、同大米共煮粥。3、加糖。

【用法】可作早、晚餐服食，每日 1 剂。

【说明】1、本型水肿是因湿热壅滞在体内，无法排出，泛溢于全身肌肤而成。

2、绿豆能清热利尿，消除水肿。3、粥食可护胃。4、效不良，加茯苓 30 克。

【其他适应症】暑热烦渴。

2、冬葵子粥

【组成】冬葵子 15 克、粳米 60 克、冰糖少许。

【适应症】湿热壅盛水肿。症见轻度全身水肿。

【制法】1、冷水 1000 毫升浸泡冬葵子 1 小时左右。2、煮沸 30 分钟后滤出药液。3、用药液与米一起煮粥。3、加冰糖调味。

【用法】可作早、晚餐服食，每日 1 剂。

（注意）冬葵子有润肠通便作用，平素稀便者慎用。

【说明】1、病理如前所述。2、冬葵子性寒、味淡。性寒能清热，味淡能渗湿，所以它能利水消肿。3、以粥服食可养胃。

【其他适应症】肠燥便秘。

3、土茯苓车前粥

【组成】土茯苓 30 克、车前子 12 克（布包）、粳米 60 克、冰糖少许。

【适应症】湿热壅盛水肿。见症同上方，但药力增强。

【制法】1、冷水 1000 毫升与土茯苓、车前子煮沸 30 分钟后滤出药液。2、用药液与米共同煮粥。3、加糖调味。

【用法】可作早、晚餐服食，每日 1 剂。

【说明】1、病理如前所述。2、土茯苓味淡，故能渗湿利水。车前子性寒能清热，药性沉降，故能下行而清热利尿。二药相配能清热利尿消水肿。3、以粥服食可养胃护脾。

【其他适应症】1、辅治梅毒。2、结膜炎。

4、益母草粥

【组成】益母草 30 克、粳米 60 克、冰糖少许。

【适应症】湿热壅盛水肿。症见全身轻度水肿。

【制法】1、冷水 1000 毫升煮沸益母草 30 分钟滤出药液。2、用药液与粳米共煮粥。3、加糖调味。

【用法】可作早、晚餐服食，每日1剂。

【说明】1、病理如前所述。2、益母草为活血药，兼有利水作用。其活血有助于加强利水消肿。3、对于平素多有痛经（血瘀）的女性出现水肿症，用之最宜。

【其他适应症】痛经。

5、冬瓜丝瓜汤

【组成】冬瓜、丝瓜各30克、姜葱盐等调料少许。

【适应症】湿热壅盛水肿。症同益母草粥，药力相近。本方似菜肴，易接受。

【制法】用800毫升水煮熟二瓜，加少许姜、葱、盐，使之美味。

【用法】早、晚随餐服食，每日1剂。

【注意】不加油，其他调料宜少。

【说明】1、病理如前方所述。2、二瓜皆性寒味淡。寒能清热，淡能渗利。二者配用，清热渗湿、利尿消肿。如加少量糖，疗效尤好。

6、茅根赤豆粥

【组成】白茅根30克、赤小豆30克、粳米60克、冰糖少许。

【适应症】湿热壅盛水肿。症见不同程度的全身浮肿、胸胃痞满、食少倦怠、烦热口渴、小便黄少、舌苔黄腻、脉缓或略数。

【制法】1、冷水1000毫升煮沸白茅根、赤小豆40分钟后滤出药液。2、用药液与粳米共煮粥。3、加糖调味。

【用法】可作早、晚餐服食，每日1剂。

【说明】1、病理如前方所述。2、白茅根能清热凉血而利尿。赤小豆健脾而利尿。二药合用，其性属凉，因而清热利尿消肿。3、米粥服用可养胃护脾，老年用之尤宜。

【其他适应症】1、肥胖症。2、鼻出血。3、尿道炎。

7、三皮绿豆粥

【组成】绿豆、冬瓜皮、西瓜皮、黄瓜皮各 50 克、粳米 60 克、冰糖少许。

【适应症】湿热壅盛水肿。症同茅根赤豆粥，但药力增强，且宜于夏季使用。

【制法】1、先将三皮切成细条状或小块。2、冷水 800 毫升煮沸上三皮 10 分钟后滤出药液。3、用药液与绿豆、粳米共煮粥。4、加糖调味。

【注意】绿豆要先浸泡 2 小时以上，否则不易烂。

【用法】可作早、晚餐服食，每日 1 剂。

【说明】1、病理如前方所述。2、方中三皮含水量大，其性偏凉，能清热利尿而消肿。绿豆性凉，为解暑利尿、清热解毒的常用药。诸药合用对于夏季水肿，并见尿黄而少之症用之最宜。

【其他适应症】1、肥胖症。2、中暑。

8、羌活秦艽三皮汤

【组成】羌活、秦艽、生姜皮各 9 克、茯苓皮 15 克、椒目 6 克、大腹皮、赤小豆各 15 克。

【适应症】湿热壅盛水肿。症同三皮绿豆粥，但药力明显增强。对于遍身浮肿、皮肤绷急光亮、烦热口渴、小便短赤之症，其作用较速。

【制法】1、冷水 800 毫升浸泡上药 1 小时以上。2、煮沸 30 分钟后滤出药液。3、再加水 400 毫升，继煮 30 分钟后滤出药液。4、二次药液相合。

【用法】早、晚空腹服。每日 1 剂。

【说明】1、病理如前方所述。2、羌活、秦艽、生姜皮、茯苓皮，能行皮表之水，使水湿从皮肤而散。大腹皮、赤小豆、椒目，能行在里之水，使水湿从尿道而出。其中大腹皮又能调节气机，有利于加速水湿消散。可见，本方能使水湿从上下内外而去，宜用于水肿较重而体质尚强者。

【其他适应症】湿热腹泻。

9、芦根茅根赤豆汤

【组成】芦根、茅根、赤小豆各 30 克。

【适应症】热性感冒、暑热病及一切发热性疾病，病愈后出现水肿症。常伴口渴、心烦、食少、疲劳、尿黄等症，舌苔黄腻、脉沉缓或略数。

【制法】1、冷水 700 毫升浸泡上药 1 小时以上。2、煮沸 30 分钟后滤出药液。3、再加水 400 毫升，继煮 30 分钟后滤出药液。4、二次药液相合。

【用法】早、晚空腹服。每日 1 剂。

【说明】1、病理如前方所述。2、方中三药均能利水消肿。赤小豆能健脾养胃。全方偏凉，凉能清热。应用于体液不足，兼有微热、脾虚之水肿症。

【其他适应症】1、暑热症。2、热性腹泻。

（四）脾阳不振

1、高良姜茯苓粥

【组成】高良姜 9 克、茯苓 30 克、粳米 60 克、冰糖少许。

【适应症】脾阳不振水肿。症见全身轻度水肿、按之凹陷不易恢复，常伴神疲乏力、食少便溏等症，舌苔多白或腻、脉沉或沉迟无力。

【制法】1、冷水 1000 毫升浸泡上药 30 分钟左右。2、煮沸 30 分钟后滤出药液。3、用药液与米共煮粥。4、加糖调味。

【用法】可作早、晚餐服食，每日 1 剂。

【说明】1、脾阳不振就是脾的热量不足，因而脾的运化水湿功能减弱，致使水湿泛溢肌肤而成水肿。治疗原则必须助脾阳、利水湿。2、高良姜辛热，归脾经，故能温脾助阳。茯苓健脾渗湿。二者合用，健脾助阳，渗湿利水而消肿。

【其他适应症】胃寒痛。

2、干姜葫芦粥

【组成】干姜 6 克、葫芦 30 克、粳米 60 克、冰糖少许。

【适应症】脾阳不振水肿。见症与前方相近，但本方健脾功能不足。

【制法】1、冷水 1000 毫升浸泡上药 30 分钟左右。2、煮沸 30 分钟后滤出药液。3、用药液与米共煮粥。4、加糖调味。

【说明】1、病理如上方所述。2、干姜为温里药，长于温脾助阳。葫芦性平，长于利水消肿。二者配用，温脾助阳、利水消肿。

【其他适应症】胃寒痛。

3、仙茅茯苓粥

【组成】仙茅 9 克、茯苓 30 克、粳米 60 克、冰糖少许。

【适应症】脾阳不振水肿。见症同干姜葫芦粥，药力相近，但本方健脾作用增强。

【制法】1、冷水 1000 毫升浸泡上药 1 小时左右。2、煮沸 30 分钟左右滤出药液。3、用药液与米共煮粥。4、加糖调味。

【用法】可作早、晚餐服食，每日 1 剂。

【说明】1、病理如上方所述。2、仙茅是补阳药，长于补脾肾之阳。茯苓是健脾利湿药。二者配用，温补脾肾之阳，健脾利湿而消肿。3、以粥服食可养胃护脾。

【其他适应症】胃寒痛。

4、茯苓扁豆干姜粥

【组成】茯苓、白扁豆各 30 克、干姜 6 克、粳米 60 克、冰糖少许。

【适应症】脾阳不振水肿。症同仙茅茯苓粥，但健脾和渗湿之力略增强。

【制法】1、冷水 1000 毫升浸泡上药 1 小时左右。2、煮沸 30 分钟后滤出药液。3、用药液与粳米共煮粥。4、加糖调味。

【用法】可作早、晚餐服食，每日 1 剂。

【说明】1、病理如上方所述。2、干姜为温里药，长于温脾阳。茯苓渗湿。白扁豆化湿。2 药皆能健脾，健脾能帮助利湿，利于消肿。可见 3 药配用，长于助脾阳、健脾气、运水湿而消肿。

【其他适应症】胃寒痛。

5、玉米扁豆大枣粥

【组成】玉米 60 克、白扁豆 30 克、红枣 6 枚、干姜 6 克、冰糖少许。

【适应症】脾阳不振水肿。症见腰以下身肿、按之凹陷、不易恢复、常伴脘腹胀闷、食少便溏、神疲乏力、面色萎黄、舌苔多白腻、脉沉或沉迟。

【制法】1、冷水 1000 毫升浸泡上药 30 分钟左右。2、煮沸 30 分钟左右滤出药液。3、用药液与米共煮粥。4、加糖调味。

【用法】可作早、晚餐服食，每日 1 剂。

【注意】玉米应以玉米渣或玉米面为首选。大玉米不易消化，最好不用。

【说明】1、病理如上方所述。2、红枣能补气，自然可治脾虚。白扁豆补脾之中能祛湿，以利水消肿。玉米有补益脾胃之用，并能利尿，以消肿。干姜性热，能温脾暖胃，以助脾阳（给脾热量）。4 药合用温脾健脾、利水消肿。

【其他适应症】脾虚腹泻。

6、薏米李仁粥

【组成】郁李仁 15 克、干姜、肉桂各 6 克（另包）、薏米 60 克、冰糖少许。

【适应症】脾阳不振水肿。见症同玉米扁豆大枣粥，但温脾作用略强。

【制法】1、冷水 1000 毫升浸泡郁李仁、干姜 30 分钟左右。2、煮沸 30 分钟后加肉桂，继煮 10 分钟后滤出药液。3、用药液与薏米共煮粥。4、加糖调味。

【用法】可作早、晚餐服食，每日 1 剂。

【说明】1、病理如上方所述。2、薏米能利湿健脾。利湿能治浮肿，健脾有助于利湿（脾能运水湿），干姜、肉桂性热，能温脾散寒，助脾阳（给脾热量）。郁李仁能润肠滑肠而泻下，其利水功效也甚强。老年脾胃虚弱，又有寒象而水肿者用之最宜。

【其他适应症】1、顽固性习惯性便秘。2、肥胖症。

7、黄芪姜茶

【组成】黄芪 24 克、红茶 1 克、干姜 3 克。

【适应症】脾阳不振水肿。见症同薏米李仁粥，但药力略缓。

【制法】1、冷水 400 毫升浸泡黄芪、干姜 1 小时。2、煮沸 30 分钟后滤出药液。3、稍等片刻，温度降至 80℃左右，加入红茶，密封 10 分钟左右便可饮用。此为黄芪姜茶。

【注意】茶叶最好不要在沸水中冲泡，以免降低茶叶中的营养成分。以70～80℃的水温为好。

【说明】1、病理如上方所述。2、黄芪一药补气之中兼能利水，是治疗气虚水肿的首选药。与茶叶同用不仅能增强利尿作用，而且能保护脾胃，并加强对毒素的排泄。干姜能温脾，强壮脾的机能。慢性肾炎水肿而有气虚者宜用。

【其他适应症】1、提高视力。2、胃下垂。

8、芪苓二术腹皮汤

【组成】黄芪 21 克、茯苓、白术各 15 克、苍术、大腹皮、干姜各 9 克。

【适应症】脾阳不振水肿。症同以上诸方，但本方补益脾气之力明显增强，宜用于病久而出现全身浮肿，按之凹陷不易恢复，伴有明显神疲乏力、食少、便溏者。

【制法】1、冷水 800 毫升浸泡上药 1 小时左右。2、煮沸 30 分钟后滤出药液。3、再加水 400 毫升，继煮 30 分钟后滤出药液。4、二次药液相合。

【用法】早、晚空腹服。每日 1 剂。

【说明】1、本证病理是脾阳不振兼有脾气虚弱。2、茯苓是常用的利水药，专治水肿。黄芪能补气利水。白术能燥湿利水。苍术能化湿利水。大腹皮能行气利水。诸药相合，利水作用增强。其中茯苓、白术又是常用的健脾药。干姜温脾，以助行水。全方药性偏温，以助阳。故本方宜用于脾气虚明显，并阳虚而致水肿者。

9、附姜术苓汤

【组成】附子（另包）、干姜、生姜各 6 克、白术、茯苓各 15 克、大腹皮 12 克、大枣 9 克。

【适应症】脾阳不振伴有肾阳不足而见水肿。症见身肿、腰以下明显、按之凹陷、不易恢复、脘腹胀闷、食少、便溏、面色无华、神疲肢冷、尿量少、舌苔白、脉沉弱。

【制法】1、冷水 600 毫升浸泡上药（除外附子）30 分钟左右。2、冷水 500 毫升先煮沸附子 40 分钟以上后，兑入上述各药（连药带水），继煮 40 分钟后滤出药液。3、再加水 400 毫升后，继煮 30 分钟滤出药液。4、二次药液相合。

【用法】早、晚空腹服。每日 1 剂。

【注意】附子有毒，必须先煮 40 分钟以上，方能去掉麻辣之味（毒性）。

【说明】1、本证病理是脾肾阳虚而致水肿。 2、附子、干姜均能助脾阳，其中附子侧重助肾阳。再用白术燥湿，以行水；用茯苓渗湿，以行水；用大腹皮行气，以行水。再用生姜、大枣调养脾胃、保护胃肠。从而组成既扶正固本（助阳），又去邪治病（水肿）之方。

【其他适应症】寒性腹痛、腹泻。

（五）肾阳衰微

1、附子肉桂茯苓汤

【组成】附子 12 克（另包）、肉桂 6 克（另包）、茯苓 30 克。

【适应症】肾阳衰微水肿。症见全身浮肿，腰以下明显、按之凹陷不起、腿脚沉重、小便频数而清、头昏体倦、食欲不振、舌苔白厚或白腻、脉沉无力。

【制法】1、冷水 600 毫升先浸泡附子 1 小时左右。2、煮沸附子 50 分钟左右。3、冷水 500 毫升煮茯苓、附子（附子连水一起兑在茯苓中）煮 20 分钟后，放进肉桂一半（3 克），继煮 10 分钟左右滤出药液。4、再加水 400 毫升，煮沸 20 分钟后，加另一半肉桂（3 克），继煮 10 分钟后滤出药液。5、二次药液相合。

【用法】早、晚空腹服。每日 1 剂。

【注意】附子煎煮时间要长，去其毒性（麻辣感）。肉桂煎煮时间要短，一般不过 10 分钟，避免药效散失。

【说明】肾阳衰微是脾阳虚进一步发展的结果。所以本型水肿比脾阳衰微症状为重，因而用附子配肉桂，最能温补肾阳，也即增加肾的热量.肾的热量增加，脾的热量才足。脾的热量足才能充分发挥其运化水湿的功能，使水湿不致留滞体内。用大量茯苓健脾利湿。3 药配用，温肾阳、健脾气、利水湿。

【其他适应症】1、虚寒性腰痛。2、虚寒性腹痛、腹泻。

2、淫羊仙茅术苓汤

【组成】淫羊藿、仙茅各 10 克、白术、茯苓各 15 克。

【适应症】肾阳衰微水肿。见症同上。药物热性略减，健脾之力稍强。

【制法】1、冷水 500 毫升浸泡上药 1 小时左右。2、煮沸 40 分钟后滤出药液。3、再加水 300 毫升，继煮 40 分钟后滤出药液。4、二次药液相合。

【用法】早、晚空腹服。每日 1 剂。

【说明】1、病理如上方所述。2、淫羊藿、仙茅长于补肾阳。白术健脾燥湿。茯苓健脾利湿。4 药合用能补肾阳、健脾气、利水湿。

【其他适应症】1、肾虚阳痿、遗精。2、肾虚腰痛、腹泻。

3、干姜肉桂茯苓玉米须粥

【组成】干姜、肉桂各 6 克、茯苓、玉米须各 30 克、粳米 60 克、冰糖少许。

【适应症】肾阳虚衰水肿。见症同上方，药力相当。

【制法】1、冷水 1000 毫升浸泡上药 30 分钟左右。2、煮沸 30 分钟左右滤出药液。3、用药液与米共煮粥。4、加糖调味。

【用法】可作早、晚餐温食，每日 1 剂。

【说明】1、病理如上方所述。2、干姜、肉桂皆是重要温里药。干姜侧重于温脾。肉桂侧重于温肾。温脾有助于温肾。茯苓健脾利湿。玉米须利水。4 药配用，温肾阳、健脾气、利水湿。3、以粥服之可养护脾胃。

【其他适应症】脾肾阳虚胃痛、腹痛。

4、羊骨茯苓粥

【组成】带肉羊骨 500 克、茯苓 30 克、大米 60 克。

【适应症】肾阳虚衰水肿。见症同干姜肉桂茯苓玉米须粥，但补益作用强，而利水消肿功能弱。宜用于体质虚弱而水肿轻微者。

【制法】1、煮熟羊骨肉。2、用其汤代替水，煮沸茯苓 30 分钟。3、滤出汤水，用来与米共煮粥。

【用法】可作早、晚餐服食，每日 1 剂。

【说明】1、病理如上方所述。2、羊骨肉性味甘温，为血肉有情之品，极有补肾阳、益精血之能。茯苓为健脾渗湿之要药。二者配用，补阳益精、健脾渗湿利尿而消肿。2、与米粥用之能养护脾胃，但利水之力甚缓，而补肾之力较优。

【其他适应症】肾虚腰痛，腿脚无力。

5、附桂术苓泽泻汤

【组成】附子（另包）、桂枝、白术、泽泻、牛膝各 9 克、干姜 6 克、茯苓 15 克。

【适应症】肾阳虚衰水肿。症见高度浮肿，腰以下尤甚，按之凹陷不起、心慌、气短、腰酸重或冷痛、尿量减少、四肢不温、神疲乏力、面色苍白、苔白、脉沉无力。

【制法】1、冷水 600 毫升浸泡上药（除外附子）1 小时左右。2、冷水 500 毫升煮沸附子 50 分钟左右，然后倒入（连药带水）上述浸泡的药中，继煮 30 分钟后滤出药液。3、再加水 400 毫升左右，继煮 30 分钟后滤出药液。4、二次药液相合。

【用法】早、晚空腹温服，每日 1 剂。

【注意】附子有毒性，必须久煮（至少 40 分钟以上）去其毒（麻辣味）。2、如二次相合的药液太多，则需浓缩至 200 ~ 250 毫升，分 2 次服。1 天量。

【说明】1、病理如上方所述。2、附子、干姜温暖脾肾。白术、茯苓健脾祛湿。再用泽泻直接利水。而用牛膝是除利尿外还有活血之功，促使脾肾的血脉通畅，机能旺盛。本方重在温补，实为治本之法。

【其他适应症】1、虚寒性腰痛。2、虚寒性腹痛、腹泻。

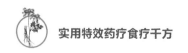

十七、郁　证

郁证多由情志不舒引起，因此始病在肝，涉及心脾，病久则累及至肾。其具体病因与气、血、火、湿、痰、食关系密切。临床主要分为以下7型：肝气郁结、气郁化火、血行瘀滞、痰气郁结、久郁伤神、心脾两虚、阴虚有热。

能准确的认识病型，必须掌握各病型的主要特点，如肝气郁结则精神抑郁，胸胁胀满；气郁化火则情绪急躁易怒；血行瘀滞则胸胁胀满疼痛；痰气郁结则咽中有异物感；郁久伤神则心神不宁；心脾两虚则头晕神疲、面色无华；阴虚有热则头晕失眠、口干咽燥。

（一）肝气郁结

1、青皮陈皮粥

【组成】青皮、陈皮各15克、粳米60克、冰糖少许。

【适应症】肝气郁结而致的忧郁轻证。症见精神抑郁、兴趣淡漠、闷闷不乐、胸部满闷、甚至胀痛、痛无定处、不思饮食、大便不调、舌苔淡白或白腻、脉弦或弦而有力。

【制法】1、冷水1000毫升浸泡上药30分钟左右。2、煮沸30分钟左右滤出药液。3、用药液同米一起煮粥。4、加糖调味。

【用法】可作早、晚餐服食。

【说明】本型郁证的形成原因，主要是因情志不快引起肝的疏泄条达功能失常而致，因而出现气郁在肝经和进一步出现的脾胃功能减弱症状（如不思饮食、大便不调等）。2、青皮疏肝理气，陈皮理胃气。二者配用，疏肝气、理胃气。3、以粥服食可养护脾胃。

【其他适应症】气郁胃痛。

2、柴胡玫瑰粥

【组成】柴胡、白芍各 15 克、玫瑰花 6 克、粳米 60 克、冰糖少许。

【适应症】肝气郁结而致郁证。见症同前方，但本方所治之症，病程比前方稍长，症状以胸胁胀闷疼痛、善太息（出长气）为突出。药力较前增强。

【制法】1、冷水 1000 毫升浸泡上药 30 分钟左右。2、煮沸 30 分钟左右滤出药液。3、用药液与米共煮粥。4、加糖调味。

【用法】可作早、晚餐服食，每日 1 剂。

【说明】1、病理如上方所述。2、柴胡、白芍配常用疏肝柔肝。玫瑰花除疏肝解郁外，尚有活血通络作用。气滞时间一长，必有瘀血形成（气滞则血瘀）。气滞多胀，柴胡最宜；气滞伴血脉瘀滞，玫瑰花正治。所以本方对肝郁时间较长而现胸胁胀和痛时，用之最宜。3、以粥用之养护脾胃。

【其他适应症】肝郁气滞胃痛。

3、佛手香橼绿萼梅汤

【组成】佛手、香橼各 9 克、绿萼梅 6 克。

【适应症】肝郁气滞而致郁证。症同上方，药力相当。

【制法】1、冷水 300 毫升浸泡上药 30 分钟左右。2、煮沸 30 分钟后滤出药液。3、再加水 200 毫升，继煮 20 分钟后滤出药液。4、二次药液相合。

【用法】早、晚空腹服。每日 1 剂。

【说明】1、病理如上方所述。2、佛手、香橼、绿萼梅均为行气药，长于疏肝理气，三者合用，药力增强。

【其他适应症】湿痰（白痰或灰痰）咳嗽。

4、枣仁黄花菜

【组成】酸枣仁 10 克、干黄花菜 20 克。

【适应症】肝郁气滞而致郁证，见症同佛手香橼绿萼梅汤，药力稍缓，但利于睡眠。

【制法】将上药炒至半熟，捣碎研成细末。

【用法】睡前温开水送下，1 次服完。

【注意】黄花菜不能新鲜生吃。因新鲜黄花菜中含有一种叫秋水仙碱的物质，它进入体内后能产生较强的毒性，出现恶心、呕吐、腹痛、腹泻等胃肠道中毒症状。

【说明】1、病理如上方所述。2、酸枣仁能养肝血、安心神。肝血得养则肝的正常疏泄功能得以发挥。黄花菜是著名的干菜之一，其气味甘凉，有益气养血之功。现代研究证实，黄花菜含有丰富的卵磷脂，这种物质是大脑细胞的组成成分，对增加和改善大脑机能有重要作用，同时能清除动脉内的沉积物，对治疗注意力不集中、精神涣散、记忆力减退等有显著疗效。

【其他适应症】1、血虚失眠。2、痔疮出血。

5、柴胡疏肝汤

【组成】柴胡、香附、白芍各 15 克、川芎 9 克、陈皮、枳壳各 12 克。

【适应症】肝郁气滞而致郁证。见症同枣仁黄花菜，但药力明显增强。

【制法】1、冷水 800 毫升浸泡上药 30 分钟左右。2、煮沸 30 分钟左右滤出药液。3、再加水 400 毫升，继煮 20 分钟后滤出药液。4、二次药液相合。

【用法】早、晚空腹服。每日 1 剂。

【说明】1、病理如上方所述。2、柴胡、香附疏肝理气，为主药，其他 4 药皆有协同作用。6 药合用疏肝理气作用明显。治疗中如能调畅精神，解除顾虑，增强治疗信心，可促进病情好转和痊愈。

【其他适应症】气郁而致月经不调。

6、玫瑰合欢莲心汤

【组成】玫瑰花 6 克、合欢花 15 克、莲子心 1 克。

【适应症】心肝气结而致郁证。症见精神不快、沉默寡言、睡眠不实、胸胁闷胀、食少乏力，精神因素常常诱发或加重。

【制法】1、冷水 300 毫升浸泡上药 30 分钟左右。2、煮沸 30 分钟后滤出药液。3、再加水 200 毫升，继煮 20 分钟后滤出药液。4、二次药液相合。

【用法】早、晚空腹服。每日 1 剂。

【说明】1、肝的功能是以疏泄条达为顺，肝气郁滞则不能条达而产生肝郁症状。心藏神，若心气郁结则心神不宁。2、玫瑰花、合欢花质轻升散，长于疏肝理气。其中玫瑰花长于疏解肝气之郁结。合欢花长于开散心气之郁结。气结必生郁热，所以用小量莲子心清心热，以安心神。

【其他适应症】抗早孕。

7、合欢大枣绿茶汤

【组成】合欢花 18 克、大枣 10 枚、绿茶 1 克。

【适应症】心肝气结而致郁证。见症同玫瑰合欢莲心汤，但药力稍缓。

【制法】1、冷水 400 毫升浸泡上药（绿茶除外）30 分钟左右。2、煮沸20 分钟左右滤出药液。3、再加水 300 毫升，继煮 20 分钟后滤出药液。4、二次药液相合。5、乘热兑入绿茶，盖闷 10 分钟即可。

【用法】早、晚空腹服。每日 1 剂。

【注意】治疗中必须有良好的心境，否则难以治愈。

【说明】1、本郁证是由于情志不舒而致心肝气结而成。2、所以用大量合欢花疏解心肝气郁而悦心安神。用绿茶清泄由于心肝气结而产生的心经郁热。用大枣补养气血，扶助正气。3 药合用使郁得散、热得清、虚得补。

【其他适应症】抗早孕。

（二）气郁化火

1、柴胡豆豉粥

【组成】柴胡、淡豆豉各 15 克、粳米 60 克、冰糖少许。

【适应症】气郁化火而致郁证。症见情绪低落、胸胁满闷不舒、或见烦躁易怒、大便秘结、小便稍黄、舌苔薄黄或兼干、脉弦或弦中略数。

【制法】1、冷水 1000 毫升浸泡上药 30 分钟左右。2、煮沸 30 分钟左右滤出药液。3、用药液与米共煮粥。4、加糖调味。

【用法】早、晚空腹服。每日1剂。

【说明】1、气郁化火是肝气郁结进一步发展而出现的热证。本方所治之热是心肝轻度之热。2、柴胡疏肝理气，因其性凉，故能清肝热。豆豉性凉，归心经，故能清心热。二药合用，疏散心肝气结，清散心肝郁热。

【其他适应症】热扰心烦。

2、柴胡黄连粥

【组成】柴胡15克、黄连6克、粳米60克、冰糖适量。

【适应症】气郁化火而致郁证，见症同上，但本证以心烦为突出。

【制法】1、冷水1000毫升浸泡上药30分钟左右。2、煮沸30分钟后滤出药液。3、用药液与米共煮粥。4、加糖调味。

【用法】早、晚空腹服。每日1剂。

【注意】本方极苦，加糖应稍多。

【说明】1、病理如柴胡豆豉粥。2、柴胡能疏肝理气。黄连苦寒，为清心热的要药。二药配用，长于解肝郁、清心热。

【其他适应症】热扰心烦。

3、香橼绿茶粥

【组成】香橼15克、绿茶3克、大米60克、冰糖少许。

【适应症】气郁化热而致郁证。见症与柴胡豆豉粥相近，宜用于肝郁化热较轻者。

【制法】1、冷水1000毫升浸泡香橼30分钟左右。2、与绿茶同煮10分钟后滤出药液。3、用药液与米共煮粥。4、加糖调味。

【用法】可作早、晚餐服食，每日1剂。

【说明】1、本方治证的病理是肝气郁结之后略有化热之象。2、香橼长于疏肝解郁。绿茶则能缓和地清降内热。二者合用则疏解肝郁、清降内热。3、以粥服食可养胃。

【其他适应症】肝胃郁热轻度胃痛。

4、柴胡白芍栀子麦冬汤

【组成】柴胡、白芍各15克、栀子9克、麦冬12克。

【适应症】气郁化火而致郁证。见症与柴胡黄连粥相近，药力略强。

【制法】1、冷水500毫升浸泡上药30分钟左右。2、煮沸30分钟左右滤出药液。3、再加水300毫升，继煮30分钟后滤出药液。4、二次药液相合。

【用法】早、晚空腹服。每日1剂。

【说明】1、病理如柴胡黄连粥所述。2、柴胡为疏肝理气的常用药。白芍为养血药。肝藏血，血足则肝得养。若肝郁气滞时，配养血药利于疏肝理气。因而柴胡配白芍是疏肝理气的最佳配伍。栀子是清肝热的常用药。热盛必伤阴，故用麦冬养心阴。4药合用，疏肝解郁、养心清热。

【其他适应症】肝胃郁热胃痛。

5、气郁化火汤

【组成】柴胡15克、丹皮、栀子、大黄各9克（单包）、白芍、陈皮、枳实、白术各12克、当归6克。

【适应症】气郁化火而致的郁证。症见性情急躁易怒、胸胁胀满、口苦而干，或头痛、目赤、耳鸣，或胃中反酸、大便秘结。本方药力强。

【制法】1、冷水900毫升浸泡上药（除外大黄）1小时左右。2、煮沸20分钟后加入大黄一半（4.5克），继煮10分钟左右，滤出药液。3、再加水500毫升，继煮20分钟后加入另一半大黄（4.5克），继煮10分钟左右后滤出药液。4、二次药液相合。

【用法】早、晚空腹服。每日1剂。

【注意】此方较凉，脾胃虚弱者慎用。

【说明】1、病理同柴胡黄连粥。2、柴胡、白芍、当归3药相配能养血柔肝，以解肝郁。用丹皮、栀子，清泄肝经之热。肝经之热常常移至胃肠，出现热结便秘等症，所以用大黄泻热通便。用枳实通肠气，以助排便。再用白术、陈皮健脾理气，保护肠胃。综上，本方有疏肝清火、泻热通便之功。

【其他适应症】1、急性肝炎。2、胆囊炎。

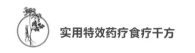

（三）血行瘀滞

1、柴胡香附当归粥

【组成】柴胡、香附各 15 克、当归 9 克、大米 60 克、冰糖少许。

【适应症】血行瘀滞而致郁证。症见精神抑郁、性情急躁，轻度失眠、健忘、头痛，或胸胁疼痛，或身体某部位有发冷或发热感、舌苔多白腻、舌质或稍紫暗、脉多弦。

【制法】1、冷水 1000 毫升浸泡上药 1 小时左右。2、煮沸 30 分钟后滤出药液。3、用药液与大米共煮粥。4、加糖调味。

【用法】可作早、晚餐服食，每日 1 剂。

【说明】1、本型郁证是因郁证日久，"久病入络"，即久病必致血瘀。由于心血瘀阻，使心脉失去血的供养而致心神不宁成为本证。2、柴胡、香附为疏肝理气要药。当归虽为补血药，也能活血通络，与柴胡配用，能疏肝郁、行血脉。当归的补血作用也有助于柴胡的疏解肝郁。

【其他适应症】血瘀头痛或失眠。

2、柴胡川芎当归合欢粥

【组成】柴胡、白芍各 15 克、川芎、当归、合欢花各 9 克、大米 60 克、冰糖少许。

【适应症】血行瘀滞而致郁证。见症同柴胡香附当归粥，但药力增强，且有消散心气郁结而安神作用。

【制法】1、冷水 1000 毫升浸泡上药 30 分钟左右。2、煮沸 30 分钟左右滤出药液。3、用药液与大米共煮粥。4、加糖调味。

【说明】1、本方除疏肝理气作用外尚有行散心气郁结之作用。2、柴胡配白芍、当归长于疏肝解郁。川芎长于活血化瘀。合欢花功能解郁安神。故本方除治肝郁症状外，尚可治心肝郁结性失眠。

【其他适应症】郁证失眠。

3、玫瑰绿萼梅粥

【组成】玫瑰花、绿萼梅各 6 克、大米 60 克、冰糖少许。

【适应症】血行瘀滞而致郁证。见症同柴胡川芎当归合欢粥，但药力缓和。

【制法】1、冷水 1000 毫升浸泡上药 30 分钟左右。2、煮沸 20 分钟左右滤出药液。3、用药液与大米共煮粥。4、加糖调味。

【说明】1、本证病理同上方。2、玫瑰花、绿萼梅均为行气药，长于疏肝理气，其中玫瑰花并能活血通络。

【其他适应症】1、肝郁胸胁痛。2、血瘀头痛。

4、桃仁枳柴柏欢汤

【组成】桃仁 12 克、红花、枳壳、柴胡、川牛膝各 9 克、 柏子仁、合欢皮各 15 克、桔梗 6 克。

【适应症】血行瘀滞而致郁证。症见精神抑郁、性情急躁、失眠、健忘、头痛，或胸胁疼痛，或身体某一部分有发冷或发热感、舌苔多白腻、脉多弦而有力。

【制法】1、冷水 900 毫升浸泡上药 1 小时左右。2、煮沸 30 分钟后滤出药液。3、再加水 500 毫升，继煮 30 分钟后滤出药液。4、二次药液相合。

【用法】早、晚空腹服。每日 1 剂。

【说明】1、病理如柴胡香附当归粥所述。2、用桃仁、红花、川牛膝 3 药为主，活血化瘀，使瘀血去、心脉通。用柴胡、枳壳 2 药行气，目的是"气行则血行"。柏子仁养心血而安心神。合欢皮开散心气而安心神。桔梗上行。川牛膝下行。一上一下促使血动而加强活血化瘀之力。综上，本方有疏肝郁、活心血、开心气、安心神之功。3、重症神经官能症、神经衰弱用他方不愈时，用此方往往奏效。

【其他适应症】1、冠心病心绞痛。2、胸部挫伤。3、肋软骨炎。4、脑震荡后遗症头痛、头晕等。

（四）痰气郁结

1、香附威灵粥

【组成】香附、威灵仙各 15 克、法半夏 9 克、粳米 60 克、冰糖少许。

【适症症】痰气郁结而致郁证。症见精神抑郁、胸部闷塞、胸胁胀满、咽中有异物感、吞之不下、吐之不出、时轻时重、舌苔多白腻、脉多弦。

【制法】1、冷水 1000 毫升浸泡上药 30 分钟左右。2、煮沸 30 分钟后滤出药液。3、用药液与米共煮粥。4、加糖调味。

【用法】可作早、晚餐服食，每日 1 剂。

【说明】1、本型郁证是因情志不畅，肝郁气滞，使脾的运化水湿机能减弱，进而水湿凝聚成痰，痰气交阻，互结咽喉，因而形成咽如异物堵塞之感。2、香附疏肝理气，半夏燥湿祛痰。威灵仙味咸，故能软坚散结，并能祛湿，有利于祛痰。3 药配用，行气开郁、化痰散结。粥用能养护脾胃，但使药力变缓，宜用本型郁证的轻证。

【其他适应症】慢性支气管炎。

2、茯苓半夏萝卜汤

【组成】茯苓 15 克、半夏 9 克、佛手 12 克、萝卜 100 克。

【适应症】痰气郁结而致郁证。见症同前方，但药力增强。尤宜于平素脾胃虚弱者。

【制法】1、冷水 700 毫升浸泡上药 1 小时左右。2、加萝卜共煮沸 30 分钟左右滤出药液。3、再加水 400 毫升，继煮 20 分钟后滤出药液。4、二次药液相合。

【用法】早、晚空腹服。每日 1 剂。

【说明】1、本方病理如前所述。2、佛手行散肝胃之气，故能解肝郁。茯苓、半夏相配能健脾燥湿、和胃理气。萝卜能理胃气、祛痰湿。四者合用长于疏肝健脾、理气化痰。

【其他适应症】1、肝胃气痛。2、慢性支气管炎。

3、柴胡瓜蒌枳壳汤

【组成】柴胡、枳壳、瓜蒌仁各 15 克。

【适应症】痰气郁结而致郁证。见症同茯苓半夏萝卜汤，本方疏肝及祛痰之力均强。

【制法】1、冷水 400 毫升浸泡上药 1 小时左右。2、煮沸 30 分钟左右滤出药液。

3、再加水 300 毫升，继煮 30 分钟左右后滤出药液。4、二次药液相合。

【用法】早、晚空腹服。每日 1 剂。

【说明】1、病理同上方所述。2、柴胡、枳壳长于疏肝理气。瓜蒌仁长于祛痰，并能理气宽胸，故诸药相配，疏肝理气之中可祛湿痰。

【其他适应症】1、慢性支气管炎。2、气滞胸痛。

4、半夏厚朴生姜汤

【组成】半夏、厚朴、生姜、香附各 9 克、枳壳、茯苓各 15 克。

【适应症】痰气郁结而致郁证。见症同香附威灵粥，但药力明显增强。

【制法】1、冷水 700 毫升浸泡上药 1 小时左右。2、煮沸 30 分钟后滤出药液。3、再加水 400 毫升，继煮 30 分钟后滤出药液。4、二次药液相合。

【用法】早、晚空腹服。每日 1 剂。

【说明】1、病理如前所述。2、用半夏化痰散结为主，辅以厚朴、香附、枳壳行气开郁。厚朴尤能下气除满。生姜助半夏祛痰。茯苓渗湿，利于祛痰。综上，本方功效为化痰散结、疏肝解郁。3、某些神经官能症见于本证。

【其他适应症】1、寒性呕吐。2、慢性支气管炎。

（五）久郁伤神

1、甘麦大枣汤

【组成】甘草、柏子仁各 9 克、大枣 5 枚、浮小麦 30 克。

【适应症】久郁伤神而致郁证。症见精神恍惚、心神不宁、不能自主、呵欠频作、多疑易惊、睡眠不实、神疲体倦、饮食无味、舌质淡、多无苔、脉细无力或略数。

【制法】1、冷水 600 毫升浸泡上药 30 分钟左右。2、煮沸 30 分钟左右滤出药液。3、再加水 400 毫升，继煮 30 分钟后滤出药液。4、二次药液相合。

【用法】早、晚空腹服。每日 1 剂。

【注意】必须心情好。

【说明】1、本型郁证是因思虑过度而致肝气郁结，久则心阴被耗，心失所养而发。2、治则必须疏肝气、养心血、清心热。所以重用浮小麦甘凉清养之性，养肝补心清热为主，辅以大枣养心血。甘草缓肝之急而减轻肝郁。次用柏子仁养心血而安心神。4 药合用能疏肝郁、清心热、养肝血、安心神。3、一些重症神经官能症用此方较宜。

【其他适应症】1、癔病。2、更年期综合征。

2、百合麦冬枣仁汤

【组成】百合、麦冬、枣仁各 15 克。

【适应症】久郁伤神而致郁证。见症同甘麦大枣汤，药力稍增强。

【制法】1、冷水 400 毫升浸泡上药 1 小时左右。2、煮沸 30 分钟左右滤出药液。3、再加水 300 毫升，继煮 30 分钟后滤出药液。4、二次药液相合。

【用法】早、晚空腹服，每日 1 剂。

【注意】枣仁有敛汗作用，平素汗少者慎用。

【说明】1、病理如上方所述。2、百合、麦冬甘凉，归心经，故能养心阴、清心热。枣仁能养心血、安心神。

【其他适应症】血虚失眠。

3、合欢麦冬茯神夜交藤汤

【组成】合欢花、麦冬、茯神各 15 克、夜交藤 30 克。

【适应症】久郁伤神而致郁证。见症同上，但本方安神作用较强，宜用于本型郁证多见失眠者。

【制法】1、冷水 700 毫升浸泡上药 30 分钟左右。2、煮沸 30 分钟左右滤出药液。3、再加水 400 毫升，继煮 30 分钟左右滤出药液，4、二次药液相合。

【用法】早、晚空腹服。每日 1 剂。

【说明】1、病理如前所述。2、麦冬可养心阴、清心热。其他 3 药皆能安神，其中合欢花长于解郁安神，茯神长于宁心安神，夜交藤长于通络安神。4 药配用长于养心阴、清心热、安心神。所以对本型郁证偏于失眠者尤宜。

【其他适应症】阴虚失眠。

4、二冬合欢枣仁汤

【组成】麦冬、天冬、枣仁各 15 克、合欢花 15 克。

【适应症】久郁伤神而致郁证。见症同前，但本方养心阴、清心热之力较优，宜用于本型郁证日久，出现心跳加快、心慌，虚汗较多之症。

【制法】1、冷水 600 毫升浸泡上药 1 小时左右。2、煮沸 30 分钟后滤出药液。3、再加水 400 毫升，继煮 30 分钟后滤出药液。4、二次药液相合。

【用法】早、晚空腹服。每日 1 剂。

【注意】出汗少者，宜去掉枣仁，因枣仁有收敛作用。

【说明】1、病理如前方所述。2、麦冬、天冬 2 药皆甘凉，归心经，故二者配用养心阴、清心热之力增强。枣仁、合欢花均安神，枣仁长于养血安神，合欢花偏于解郁安神。4 药相配养阴、清热、安神之力均强。

【其他适应症】阴虚失眠。

5、柴芍丹皮麦冬夜交汤

【组成】柴胡 12 克、白芍、丹皮、麦冬各 15 克、夜交藤 30 克。

【适应症】久郁伤神而致郁证。见症同前方，但本方宜用于郁证日久，心经虚热深入血分而以心慌、心烦、夜卧不安更为明显，以及午后出现身有虚热之症。

【制法】1、冷水 800 毫升浸泡上药 1 小时左右。2、煮沸 30 分钟左右滤出药液。3、再加水 500 毫升，继煮 30 分钟后滤出药液。4、二次药液相合。

【用法】早、晚空腹服，每日 1 剂。

【说明】1、病理如前方所述，但本证说明虚热以深入血分。2、柴胡配白芍长于疏肝解郁。麦冬清心热而养阴。丹皮清血热而活血，其活血有助于疏肝解郁。重用夜交藤以安神。诸药合用，疏肝解郁、养阴凉血而安神。

【其他适应症】肝郁血热失眠。

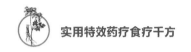

（六）心脾两虚

1、元肉莲子粥

【组成】元肉、莲子各 15 克、粳米 60 克。

【适应症】心脾两虚而致郁证。症见多思善虑、头晕神疲、心慌胆怯、失眠健忘、食少、面色无华、口唇及舌质淡、脉细弱或略数。

【制法】1、冷水 1000 毫升浸泡上药 1 小时以上。2、煮沸 40 分钟后加入粳米，至煮熟。

【用法】可作早、晚餐服食，每日 1 剂。

【说明】1、本型郁证是由于忧愁思虑或长期伏案思索而致。思虑伤心，郁久伤脾，进而饮食减少，生化无源，气血亏虚。2、元肉、莲子味甘能补，归心、脾经，故能补心、脾。然元肉补心脾之血，莲子补心脾之气。二者合用气血双补。

【其他适应症】气血虚弱头晕、头昏、食少等症。

2、芪归夜交藤汤

【组成】黄芪 18 克、当归 12、夜交藤 30 克。

【适应症】心脾两虚而致郁证。见症同前方，作用明显增强，尤其长于安眠。

【制法】1、冷水 600 毫升浸泡上药 1 小时左右。2、煮沸 30 分钟后滤出药液。3、再加水 400 毫升，继煮 30 分钟后滤出药液。4、二次药液相合。

【用法】早、晚空腹服。每日 1 剂。

【说明】1、病理如前方所述，但本方长于安神。2、黄芪、当归均气味甘温能补，但黄芪归肺、脾二经，故可补全身之气（肺主一身之气，脾为气血生化之源）。当归归心、脾二经，故可补全身之血（心主血，脾为气血生化之源）。气血亏虚，上奉气血不足，脑失所养，故现头晕、失眠等症，故在补气血的基础上配上大量养血通络安神的夜交藤。

【其他适应症】气血虚弱而现头晕、失眠等症。

3、大枣莲子当归汤

【组成】大枣7枚、莲子15克、当归、合欢花各9克。

【适应症】心脾两虚而致郁证。见症与上方同，但药力减弱。

【制法】1、冷水500毫升浸泡上药1小时以上。2、煮沸30分钟左右滤出药液。3、再加水300毫升，继煮30分钟后滤出药液。4、二次药液相合。

【用法】早、晚空腹服。每日1剂。

【说明】1、病理如前所述。2、前3药均味甘能补。大枣、莲子补气，其中大枣又有养血作用，配当归合而补血。配少量解郁安神药合欢花，以舒展气机，治郁证。

【其他适应症】气血虚弱而现头晕、失眠等轻症。

4、二仁当归夜交藤汤

【组成】酸枣仁、柏子仁各12克、当归6克、合欢花9克、夜交藤15克、党参12克。

【适应症】心脾两虚而致郁证。见症与上同，但药力增强，尤长于安神。

【制法】1、冷水700毫升浸泡上药1小时左右。2、煮沸30分钟后滤出药液。3、再加水400毫升，继煮30分钟后滤出药液。4、二次药液相合。

【用法】早、晚空腹服。每日1剂。

【说明】1、病理如前所述，但本方安神作用较强。2、酸枣仁、柏子仁味甘，归心、肝二经，故能养血安神。二仁的养血作用配当归，补血作用增强。合欢花、夜交藤为安神药，前者解郁安神，后者通络养血安神。党参用来补气。诸药合用，成为补气血、安心神之良方。

【其他适应症】气血虚弱头晕、失眠之重症。

5、参芪术苓龙眼汤

【组成】党参、白术、茯苓、木香、当归各9克、元肉（龙眼）、酸枣仁各15克、黄芪12克。

【适应症】心脾两虚而致的郁证。见症同元肉莲子粥。但药力明显增强。

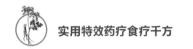

尤宜于心脾两虚而致头晕、失眠等症。

【制法】1、冷水 800 毫升浸泡上药 1 小时以上。2、煮沸 30 分钟后滤出药液。3、再加水 500 毫升，继煮 30 分钟后滤出药液。4、二次药液相合。

【用法】早、晚空腹服。每日 1 剂。

【说明】1、病理如元肉莲子粥所述。2、党参、黄芪、白术、茯苓并用，以补气。当归、元肉并用，以补血。此 6 药为方中主药。次用酸枣仁养心肝血，以安神。用木香行气，以防止上述补药的黏滞。本方的作用是，气旺能生血，血足能养心。

【其他适应症】1、功能性子宫出血。2、再生障碍性贫血。3、血小板减少性紫癜。

（七）阴虚有热

1、香蕉蜂蜜茶

【组成】香蕉 200 克、蜂蜜 30 克、食盐 0.3 克、绿茶 0.5 克。

【适应症】虚热而致的郁证。症见头晕、失眠、神疲乏力、心慌、健忘、食少、口干、低热、手足心发热、大便干结、舌质淡红、多无苔、脉细数。

【制法】1、香蕉去皮。2、用 200 毫升 80℃左右的沸水冲泡绿茶，加盖密封 10 分钟左右，滤去茶渣。3、加食盐、蜂蜜、香蕉，搅匀即可（糊状）。

【用法】日内分 1～2 次食完。

【注意】本方润肠滑肠力强，平时大便稀薄者慎用。

【说明】1、郁久不愈，郁而生热，热伤阴血，故出现阴虚火旺诸症（口干、低热、手足心较热等）。血虚则脑失所养，因而出现脑部贫血症。血虚不能养心，所以失眠、心慌。血液不足，因而胃肠功能减弱（食少、便干）。2、蜂蜜味甘润养，有滋补强壮作用，是高级天然营养品，并能镇静安神。香蕉甘凉能养心、健脑、益气，能消除疲劳，提高耐力，也能滑肠通便。食盐气味咸凉，能缓和清热、凉血解毒，是人体必须的营养成分之一，对维持人体细胞内外的液体平衡起重要作用。茶能促进代谢，加速体内毒素的排出。可见，本方的综合作用是滋补强壮、清除内热、润肠通便、宁心安神。

【其他适应症】肠燥便秘。

2、百合绿豆汤

【组成】百合、绿豆各 30 克、冰糖少许。

【适应症】心肺阴虚而致的郁证。症见虚烦心慌、眩晕、失眠多梦、易惊易醒、口干舌燥，或干咳少痰、痰中带血，或午后低热，或手足心热、舌质淡红而干、脉细数。

【制法】1、冷水 600 毫升与百合、绿豆煮粥。2、加冰糖少许。

【用法】每晚睡前 1 次服食。

【注意】方中百合、绿豆一起食进，不必扔掉。

【说明】1、本型郁证是心肺的阴液不足，由此产生虚热证。因此用百合养阴润肺、清心安神。辅以绿豆清热利尿，使心肺阴虚而产生的内热得以清除。2、本证多见于热病后余热未尽和长期的慢慢咳嗽无痰、低热而身消瘦者。

【其他适应症】1、肺结核。2、慢性支气管炎。3、支气管扩张咯血。4、慢性咽炎。

3、五味蜂蜜茶

【组成】五味子 3 克、绿茶 1 克、蜂蜜 20 克。

【适应症】心肾阴虚而致的郁证。症见轻微心慌、头晕、头昏、神疲乏力、口干舌燥、舌质淡红、脉细数。

【制法】1、先将五味子炒焦。2、用 80℃左右开水冲泡绿茶 10 分钟左右，加盖密封。3、将蜂蜜、五味子加入绿茶中，搅匀即可。

【用法】日内分 1 ~ 2 次服完。

【注意】1、不要用沸水泡茶，以免破坏茶中的营养。2、不要饮隔夜茶，因不仅营养破坏，茶中的蛋白质、糖类，还可能会繁殖微生物。

【说明】1、心阴虚则心血不足上奉于头，故头晕、头昏。2、五味子能滋养心肾之阴，同时能宁心安神。药理研究指出，五味子对神经系统各级中枢均有兴奋作用，对大脑皮层的兴奋与抑制过程均有影响，使之趋于平衡。绿茶能清泄由于心肾阴虚而产生的热。蜂蜜滋养强壮，有利于补养心肾。

【其他适应症】1、慢性肝炎。2、肾虚遗精。

4、天冬石斛粥

【组成】天冬、石斛、玄参各 15 克、大米 60 克、冰糖少许。

【适应症】肾阴虚有热而致郁证。症见全身低热、下午较重、手足心热、口燥唇干、情绪不稳、目眩耳鸣、视物昏花、睡眠不实、舌质淡红、脉细而数。

【制法】1、冷水 1000 毫升浸泡上药 30 分钟以上。2、煮沸 40 分钟后滤出药液。3、用药液与大米共煮粥。4、加糖调味。

【说明】1、本方治证是肾阴虚，进而生内热（虚热）而出现之证。2、天冬、石斛、玄参性味甘凉，归肾经，故长于滋肾阴、清虚热。3 药配用作用增强。以粥用之可养胃。

【其他适应症】阴虚遗精。

5、丹栀生地龙骨粥

【组成】丹皮 12 克、焦栀子 9 克、生地 15 克、生龙骨 30 克（单包）、粳米 60 克、冰糖少许。

【适应症】肝肾阴虚之热而致郁证。症见心烦多梦、心情不稳、易惊易恐、头晕耳鸣、食少倦怠、口干舌燥、大便干结、口渴不欲饮、舌质红、脉数或细数。

【制法】1、冷水 400 毫升浸泡上药（生龙骨除外）1 小时以上。2、冷水 700 毫升煮沸生龙骨 40 分钟后，兑入上药（连药带水），继煮 40 分钟后滤出药液。3、用药液与米共煮粥。4、加糖调味。

【用法】可作早、晚餐服食，每日 1 剂。

【注意】生龙骨宜捣碎后再煮。

【说明】1、本方治证是郁证日久，郁而生热，上犯心神，下扰肠间而出现的诸症，治疗应养阴清热、重镇安神为主。2、丹皮长于清热凉血。栀子长于清心肝之热。生地清热凉血之中并能养阴。重用生龙骨是为安神并降热。

【其他适应症】顽固性失眠（宜变成汤剂服用）。

6、桑椹天冬石斛汤

【组成】桑椹子、天冬各12克、石斛、紫贝齿各15克（另包）、莲子心1克。

【适应症】阴虚火旺而致的郁证。症见口干咽燥、情绪不宁、急躁易怒、目眩耳鸣、目干畏光、视物不清、易惊易醒、舌质淡红、脉细而数。

【制法】1、冷水500毫升浸泡上药30分钟以上（除外紫贝齿）。2、冷水400毫升煮沸紫贝齿40分钟后，将它连药带水放入上药中，继煮30分钟后滤出药液。3、再加水400毫升，继煮30分钟后滤出药液。4、二次药液相合。

【用法】早、晚空腹服。每日1剂。

【注意】本方药性较凉，脾胃虚弱者慎用。

【说明】1、本方治证主要是肾阴虚生热(虚热)，热性升浮而出现的心肝热证。2、方中紫贝齿长于降热安神、清肝明目。前3药能滋肾阴、清虚热。莲子心能清心火，以助其他诸药清热。其中桑椹子并能养心阴而安神。莲子心清心热而安神。石斛补肾养肝，以明目。

【其他适应症】1、视神经萎缩。2、白内障的辅助治疗。

7、六味栀子菊花汤

【组成】熟地24克、山药、山萸肉、茯苓各12克、丹皮、泽泻、栀子各9克、菊花15克。

【适应症】阴虚火旺而致的郁证。治症同桑椹天冬石斛汤，但补阴及去热之力都明显增强。尤宜于烦躁易怒、目眩耳鸣、口干咽燥、手足心热等症状明显者。

【制法】1、冷水1000毫升浸泡上药1小时以上。2、煮沸40分钟后滤出药液。3、再加水500毫升，继煮40分钟后滤出药液。4、二次药液相合。

【用法】早、晚空腹服。每日1剂。

【注意】煮药前应把生地剪成小块，便于药力析出。

【说明】1、本方治证是阴虚证，以及由阴虚而产生虚火证的重要方。故用前6味药治阴虚（六味地黄汤）。再加栀子、菊花2药清除由阴虚而产生的头面部的肝热证（热性升浮，故出现目眩耳鸣等）。同时栀子还能清泄阴虚而产

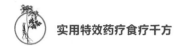

生的心经热（烦躁易怒）。综上，本方的作用为滋阴降火、清心清肝。

　　【其他适应症】1、慢性肾炎。2、高血压。3、糖尿病。4、甲状腺功能亢进。5、中心性视网膜炎。6、更年期综合征。以上各病出现本症者宜之。

十八、头　痛

　　头痛一症颇为多见，病因、病症复杂。按病因分类，可细分为以下 11 型。若正确认识各型，必须掌握各型的主要症状特点。如风寒头痛多收引掣痛。风热头痛，痛而有热胀感。风湿头痛，头痛沉重如裹。肝阳头痛，头胀痛而眩晕。肝热头痛，痛热而跳动。气虚头痛，头痛缓缓，劳倦则甚。血虚头痛，头痛隐隐，午后加重。阴虚头痛，头痛而自觉头空。血瘀头痛，痛如刺，痛处固定不移。痰厥头痛，疼痛沉重而昏蒙。寒厥头痛，头痛如掣，发木而冷。

（一）风寒头痛

1、荆防粥

　　【组成】荆芥、防风各 15 克、川芎 9 克、粳米 60 克、冰糖少许。

　　【适应症】风寒而致头痛。症见头痛如掣，多见于后头部，有时牵制颈项强痛不适。常伴恶风寒、微发热、鼻塞流清涕、舌苔薄白、脉浮或脉浮紧。

　　【制法】1、冷水 1000 毫升浸泡上药 30 分钟左右。2、煮沸 30 分钟左右滤出药液。3、用药液与粳米一起煮粥。4、加糖调味。

　　【用法】早、晚餐后 30 分钟左右温服，每日 1 剂。

　　【说明】1、本型头痛多因起居不慎，坐卧当风，外来风寒之邪侵入，致使寒凝经脉，脉络不通而痛。2、荆芥、防风性味辛温散寒，长于祛除在表之寒。2 药合用作用增强。川芎活血祛风，为治风寒、血瘀头痛的要药。以粥用可护脾强胃。

　　【其他适应症】风寒感冒。

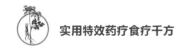

2、防风羌活粥

【组成】防风、羌活、独活各 15 克、川芎 9 克、粳米 60 克、冰糖少许。

【适应症】风寒挟湿而致头痛。见症同前方。但尚有头沉或头闷、或伴有四肢酸痛之感的挟湿症状。

【制法】1、冷水 1000 毫升浸泡上药 30 分钟左右。2、煮沸 30 分钟左右滤出药液。3、用药液与粳米共煮粥。4、加糖调味。

【用法】早、晚餐后 30 分钟左右温服，每日 1 剂。

【说明】1、本型头痛是外来风寒湿袭入而致。2、防风、羌活、独活性味辛温发散，长于祛除外来的风寒湿之邪，3 药配用作用增强。川芎活血祛风，为治风寒、风湿、血瘀头痛的常用药。以粥服食可保护脾胃。

【其他适应症】1、风寒感冒。2、风寒湿痹痛（关节炎）。

3、川芎鸡蛋葱汤

【组成】川芎 9 克、鸡蛋 1 个、葱白 1 根（7 厘米）。

【适应症】风寒而致头痛。见症同荆防粥，但药力明显增强。

【制法】1、冷水 300 毫升浸泡川芎 30 分钟左右。2、与葱白、鸡蛋（打碎、搅拌）一起煮沸 30 分钟左右，滤出。

【用法】早、晚餐后 30 分钟左右温服，每日 1 剂。

【说明】1、病理如荆防粥所述。2、川芎、葱白性味辛温，因而能发散风寒。其中川芎并能活血通络，有助于发散去寒。鸡蛋能养血益阴，以防上 2 药辛温发散太过而伤血。

【其他适应症】风寒感冒。

4、辛夷吸鼻方

【组成】辛夷不拘多少。

【适应症】风寒而致头痛。见症同前方，但头痛同时伴有鼻塞、流清涕等症尤宜。

【制法】1、辛夷烘干。2、研为细末。

【用法】每次将辛夷末吸入鼻内少许，每日可吸 2 ~ 3 次，日内可见显效。

【说明】1、病理如荆防粥所述。2、辛夷辛温发散，善通鼻窍。因能发散表寒，又善通鼻窍，故对风寒引起的头痛，伴有鼻塞、鼻流清涕者最宜。

【其他适应症】风寒感冒。

5、葱白绿茶羌活汤

【组成】葱白 3 段（每段 5 厘米左右）、绿茶 10 克、羌活 12 克、辛夷 6 克。

【适应症】风寒而致头痛。见症近于荆防粥，但药力明显增强。

【制法】1、冷水 300 毫升煮沸上药（除外茶叶）10 分钟，滤出药液。2、再加水 200 毫升，继煮 5 分钟后滤出药液。3、二次药液相合。4、药液加热至 80℃ 左右时加入茶叶，闷盖 10 分钟后即可。

【用法】日内分 2 次温服。

【注意】口渴、咽痛或发热时不宜用此方。

【说明】1、病理如荆防粥所述。2、葱白、羌活、辛夷性味辛温，发散上行，专去头部风寒。其中羌活善治后头痛。辛夷善通鼻窍。葱白能通内外，助前二药散寒。绿茶性凉，能清利、导热下行，以防上药过热生燥之弊。3、风寒性感冒及伤风头痛，宜参用本方。

【其他适应症】鼻炎。

6、川芎白芷防风汤

【组成】川芎、白芷、羌活、防风、甘草各 9 克、细辛 3 克。

【适应症】风寒而致头痛。见症同葱白绿茶羌活汤，但药力明显增强。尤宜用于头痛，病较急，其痛如破，连及项背，遇风尤重等症。

【制法】1、冷水 500 毫升浸泡上药 30 分钟左右。2、煮沸 30 分钟滤出药液。3、再加水 300 毫升，继煮 30 分钟滤出药液。4、二次药液相合。

【用法】早、晚餐后 30 分钟左右服。

【注意】体质虚弱之人患本病之时，应在方中加党参 6 ~ 12 克，以防本方发散太过而耗气。

【说明】1、病理如前方所述。2、白芷、防风、羌活、细辛长于散寒止痛。

川芎除散寒止痛外，尚能活血行瘀，以助止痛。川芎为治头痛要药，随配伍不同，可治各种原因的头痛。甘草既可调和诸药，又能保护肠胃。3、风寒感冒头痛、风湿性头痛和外伤性头痛，均可参用本方。

【其他适应症】腰以上风湿。

（二）风热头痛

1、蔓荆子酒

【组成】蔓荆子 90 克、白酒 500 毫升。

【适应症】风热而致头痛。症见头痛多在前头或两侧、或痛而有热胀感，口干、口渴、胸烦热、欲饮水、尿黄或伴有发热、舌苔薄黄、脉浮偏数。

【制法】1、将蔓荆子制成粗末。2、浸酒中 7 天后滤出，备用。

【用法】每次口服 10 ~ 20 毫升，每日 2 次。

【注意】1、不会饮酒者不宜用。2、以 50 ~ 70 度的高粱酒为好。

【说明】1、本型头痛是外感风热，火热上炎侵扰清空（指头），气血逆乱而致头痛。2、蔓荆子性味辛凉，辛能发散，凉能清热，故长于疏散风热、清利头目。对风热上攻于头而现头痛等症颇为常用。药理：有一定镇静、止痛、退热作用。借酒的升散上行作用，可使蔓荆子的功效增强。3、外感性头痛、神经性头痛及风湿性头痛可参照此方。

【其他适应症】1、风热感冒。2、肩臂风湿痛。

2、桑叶菊花代茶饮

【组成】桑叶、菊花、蔓荆子各 10 克。

【适应症】风热而致头痛。症见风热感冒，症以头痛为主，他症轻微。

【制法】将 3 药放入大杯中，沸水冲泡 10 分钟，上盖保温。

【用法】当茶饮用，可重复 1 杯，此为 1 日量。

【说明】1、病理如前方所述。2、桑叶、菊花、蔓荆子性味辛凉，均能发散风热，3 药配用药力增强。

【其他适应症】风热感冒。

3、川芎菊花粥

【组成】川芎 6 克、牛蒡子 9 克、菊花 18 克、粳米 60 克、冰糖少许。

【适应症】风热而致头痛。见症同前方。

【制法】1、冷水 1000 毫升浸泡上药 30 分钟左右。2、煮沸 30 分钟后滤出药液。3、用药液与粳米共煮粥。4、加糖调味。

【用法】可作早、晚餐服食。

【说明】1、病理如前方所述。2、牛蒡子、菊花性味辛凉，故能散风热。川芎性味辛温，长于温通活血。其性虽温，但与较大量的牛蒡子、菊花相配药性偏凉，且借用川芎的温通作用，使牛蒡子、菊花的清透作用加强。3、以粥食用可保护脾胃，平素脾胃虚弱者尤宜。

【其他适应症】轻型风热感冒。

4、谷精密蒙汤

【组成】谷精草 15 克、密蒙花 10 克。

【适应症】风热而致头痛。风热头痛中常伴有目赤翳障或眼生翳膜等症。

【制法】1、冷水 300 毫升浸泡上药 30 分钟左右。2、煮沸 30 分钟后滤出药液。3、再加水 200 毫升，继煮 20 分钟后滤出药液。4、二次药液相合。

【用法】早、晚餐后空腹服。

【说明】1、病理如前方所述。2、谷精草、密蒙花 2 药轻浮升散而偏凉，皆归入肝经，肝开窍于目，故能疏散风热、明目退翳。二者配用功力增强。

【其他适应症】急性结膜炎。

5、芎芷石膏汤

【组成】川芎、白芷各 9 克、生石膏 30 克（另包）、牛蒡子、菊花各 15 克。

【适应症】风热而致头痛。见症同前方，但药力明显增强，尤宜于风热入里而出现口渴、牙痛、大便干燥等症。

【制法】1、先用冷水 500 毫升浸泡上药（生石膏除外）30 分钟左右。2、用冷水 500 毫升先煮沸生石膏 40 分钟左右后加入上药（连药带水），继煮 30 分钟后滤出药液。3、再加水 300 毫升，继煮 20 分钟后滤出药液。4、二次药液相合。

【用法】早、晚餐后服。

【注意】1、生石膏宜打碎久煎（40 分钟以上），否则有效成分很难析出。2、服药 3 日后，如症状不减，不宜再用此方。

【说明】1、本方治证为风热表证兼有里热之证。2、方中牛蒡子、菊花疏散风热。配川芎、白芷辛温升散，以治头痛。生石膏辛而大寒，使本方药性寒凉，除解肌表之热外，尚能清里热。3、外感性头痛、神经性头痛、血管性头痛可参照此方。

【其他适应症】1、胃火牙痛。2、热性荨麻疹。3、急性结膜炎。

（三）风湿头痛

1、川芎羌活粥

【组成】川芎 9 克、羌活 15 克、藁本、粳米各 60 克、冰糖少许。

【适应症】风湿而致头痛。症见头痛沉重如蒙如裹、四肢酸困沉重、胸闷不适，或伴有恶寒、身热不扬，或倦怠乏力、舌苔薄白或白腻、脉浮缓或缓。

【制法】1、冷水 1000 毫升浸泡上药 1 小时左右。2、煮沸 30 分左右滤出药液。3、用药液与米共煮粥。4、加糖调味。

【用法】可作早、晚餐服食。

【说明】1、本型头痛多是久居湿地或冒雨，外感风湿蒙蔽清窍（指头），致使清阳不升而引起。2、羌活、藁本性味辛苦温，辛温祛寒，苦温祛湿，故能散寒祛湿。川芎辛温，为常用活血通络药，随配伍可用于多种头痛。此处用之可增强羌活的祛风除湿之力。以粥用之可养胃。

【其他适应症】1、早期风湿症。2、肩部风湿多用。

2、二活川芎白芷粥

【组成】羌活、独活各 15 克、川芎、白芷各 9 克、粳米 60 克、冰糖少许。

【适应症】风湿而致头痛。见症同前方，但药力明显增强。

【制法】1、冷水 1000 毫升浸泡上药 1 小时左右。2、煮沸 30 分钟后滤出药液。3、用药液与米共煮粥。4、加糖调味。

【用法】可作早、晚餐服食。

【说明】1、本方祛湿作用强，所以除治风湿、风寒头痛外，尚可治疗风湿在表诸症。2、羌活、独活长于祛湿，二者配用功效增强。川芎、白芷辛温祛风，川芎尤长于活血通络，为治头痛最常用药，与 3 药合用，祛风湿、止头痛作用增强。以粥用之可养胃。

【其他适应症】1、风寒头痛。2、风湿性关节痛。

3、苍耳粥

【组成】苍耳子、辛夷、白芷各 9 克、大米 60 克、冰糖少许。

【适应症】风湿而致头痛。治症同前方，但本方长于在祛湿同时而通鼻窍。

【制法】1、冷水 1000 毫升浸泡上药 30 分钟左右。2、煮沸 30 分钟左右滤出药液。3、用药液与米共煮粥。4、加糖调味。

【用法】可作早、晚餐服食。

【说明】1、本方治症，祛湿同时并有通鼻开窍作用，用治因湿或寒而致头痛伴有鼻塞、流清涕之症。2、方中 3 药皆性味辛温，入肺经，肺气通于鼻，故能通鼻窍而外祛风湿。以粥用之可养胃。

【其他适应症】1、风寒感冒。2、鼻炎。

4、川芎二术汤

【组成】川芎 9 克、苍术、羌活各 15 克、白术 9 克。

【适应症】风湿而致头痛，兼有脾胃虚弱证。症见头痛如蒙如裹、四肢酸沉、胸闷不适，常伴倦怠食少、神疲等症、舌苔白腻、脉沉缓无力。

【制法】1、冷水 400 毫升浸泡上药 30 分钟左右。2、煮沸 30 分钟后滤出药液。3、再加水 250 毫升，继煮 30 分钟后滤出药液。4、二次药液相合。

【用法】早、晚空腹服。

【说明】1、本方治证是外受寒湿伴有脾虚挟湿之证。2、如前所述，川芎辛温，活血通脉，随配伍可用于各种病因的头痛。苍术、羌活祛风除湿，与川芎配用可用于因外来湿邪而致之头痛。白术健脾燥湿，与上2药相配，在祛外湿的同时尚能治内湿而健脾，因而宜用于脾胃虚弱之人而感受风湿导致的头痛。

【其他适应症】风寒湿感冒。

5、川芎藁本羌活粥

【组成】川芎、藁本各9克、羌活15克、粳米60克、冰糖少许。

【适应症】风湿而致头痛。症见头痛沉重而昏蒙、肢体酸沉、胸闷不适，常伴有恶寒、身热不扬、神疲乏力、不思饮食、舌苔薄白或白腻、脉浮缓或缓。

【制法】1、冷水1000毫升浸泡上药30分钟左右。2、煮沸30分钟后滤出药液。3、用药液与米共煮粥。4、加糖调味。

【用法】可作早、晚餐服食。

【说明】1、病理为风湿性头痛。2、藁本、羌活能祛上部风湿而止头痛。川芎为活血药，其性升散，长于改善脑部循环，并能散寒祛湿，因而是治风寒湿和瘀血头痛的要药。以米粥服用药力虽减，但能保护胃肠。3、外感风寒性头痛、神经性头痛可参照本方。

【其他适应症】1、肩臂风湿。2、风寒感冒。

6、藿苏茯苓川芎汤

【组成】藿香、茯苓各15克、厚朴、紫苏、川芎、羌活各9克。

【适应症】风湿兼有内湿的头痛。药力较强，对外湿引起的头痛兼有内湿而出现的胸闷不适，以及伴有恶寒、身热不扬，有时呕吐等症疗效尤佳。

【制法】1、冷水700毫升浸泡上药30分钟以上。2、煮沸30分钟后滤出药液。3、再加水400毫升，继煮30分钟后滤出药液。4、二次药液相合。

【说明】1、本方治证是外湿引起头痛兼有内湿之证。2、藿香、紫苏、羌活性味辛温，质轻升散，长于散寒祛湿，以治头痛。川芎活血温散，长于治头痛。厚朴去脾湿，导气滞下行。茯苓健脾渗湿，使湿邪下行。3、夏天感冒头痛可参照本方。4、如服药后仍胸闷不适，并出现食少、便溏等症，说明湿邪困在脾胃较重，应在方中加苍术9克、白豆蔻6克（另包）、陈皮15克。如服药后恶心、呕吐明显，说明湿邪在胃较重，应在方中加生姜 15 克、半夏 9 克。

【其他适应症】1、暑天感冒。2、暑天急性胃肠炎。

（四）肝阳头痛

1、芹菜香菇片

【组成】芹菜 400 克、水发香菇 50 克、干淀粉、素油、调料适量。

【适应症】肝阳上亢而致头痛。症见头胀痛而眩、心烦易怒、胸胁疼痛、睡眠不宁、性情急躁、口苦、尿黄少、大便干燥、舌苔黄干、脉弦或脉弦数。

【制法】1、芹菜摘去叶、根，冲洗切段，盐渍 10 分钟，清水漂洗、沥干。2、香菇切片。3、淀粉、醋、味精，加水 50 毫升兑成芡汁待用。4、砂锅内素油烧开放入芹菜，煸炒 2 ~ 3 分钟，投入香菇片，迅速炒匀，加酱油炒 1 分钟，淋入芡汁速炒起锅。

【用法】可作菜肴，日内用完。

【注意】低血压者不宜用，因芹菜降压。

【说明】1、肝阳上亢是肝经火热上冲而反映出的上部热证，症状特点具有阵发性，症状以头痛眩晕为主，其次是肝热证，以及波及到肠胃而出现的热症（大便干）。2、芹菜性味苦凉，能清肝热、降肝热，因而能清头部之热，并将头部之热潜降于下。药理：芹菜对人脑中枢神经有安定和抗痉挛作用，因而能止痛。香菇气味甘平，能养肝、益肾，除营养丰富外，且味道鲜美。3、高血压头痛、神经性头痛可参照此方。

【其他适应症】1、高血压。2、高血脂。3、防止近视眼。

2、菊花石决粥

【组成】菊花 15 克、石决明 30 克（单包）、粳米 60 克、冰糖少许。

【适应症】肝阳上亢而致头痛。见症同芹菜香菇片，但药力略增。对于头痛时闷胀紧压，或痛而头晕目眩者尤为适宜。

【制法】1、冷水 1000 毫升煮沸石决明 50 分钟后，加菊花再煮 15 分钟后滤出药液。2、用药液与米共煮粥。3、加糖调味。

【用法】可作早、晚餐服食。

【注意】石决明需打碎后再煎煮。

【说明】1、病理如前方所述。2、石决明性寒，质重沉降，故能将上部阳热潜降于下。菊花性凉，质轻升浮，可清头部之热。二者配用，清热降热。

【其他适应症】高血压。

3、龙牡野菊粥

【组成】龙骨、牡蛎各 20 克、野菊花 15 克（单包）、大米 60 克、冰糖少许。

【适应症】肝阳上亢而致头痛。见症同菊花石决粥，但药力明显增强。

【制法】1、冷水 1000 毫升煮沸龙骨、牡蛎 50 分钟。2、加野菊花继煮 15 分钟后滤出药液。3、用药液与大米共煮粥。4、如糖调味。

【用法】可作早、晚餐服食。

【注意】龙骨、牡蛎宜打碎后煎煮。

【说明】1、病理如菊花石决粥所述。2、龙骨、牡蛎性寒，质重沉降，二者配用作用增强，以潜降上部的阳热证。野菊花苦凉，清热降热。三者配用，潜降上部之热，力量增强。

【其他适应症】1、高血压。2、急性结膜炎。

4、紫贝石决牡蛎汤

【组成】紫贝齿、石决明、牡蛎各 20 克。

【适应症】肝阳上亢而致头痛。见症同龙牡野菊粥，药力较强，且有明目作用。

【制法】1、冷水 600 毫升浸泡上药 1 小时左右。2、煮沸 40 分钟以上滤出药液。3、再加水 400 毫升，继煮 40 分钟后滤出药液。4、二次药液相合。

【用法】早、晚空腹服。

【注意】上 3 药需打碎再煎煮，便于药性析出。

【说明】1、病理如前方所述。2、上 3 药性寒，寒能清热。3 药均质重沉降，故寒清沉降能潜降头部之阳热，治疗肝阳上亢之证。

【其他适应症】肝火上冲之目赤肿痛。

5、天麻钩藤菊花汤

【组成】天麻、杜仲、川牛膝各 9 克、菊花、钩藤、草决明、夜交藤各 15 克。

【适应症】肝阳上亢而致头痛。见症同上方，并安神作用较强。

【制法】1、冷水 900 毫升浸泡上药 1 小时左右。2、煮沸 30 分钟左右滤出药液。3、再加水 500 毫升，继煮 30 分钟后滤出药液。4、二次药液相合。

【用法】早、晚空腹服。

【说明】1、病理如上方所述。2、天麻、钩藤、菊花、草决明 4 药能清肝热、平肝阳（潜降上冲之热）。川牛膝、杜仲 2 药能滋养肝肾精血，抑制肝阳上冲。其中川牛膝能引血下行，该性能尤宜于潜降上部之热。夜交藤通络养血安神，以治兼症。

【其他适应症】1、高血压。2、神经性头痛。3、肝阳上亢之失眠。

（五）肝热头痛

1、决明槐花粥

【组成】决明子、槐花各 15 克、粳米 60 克、冰糖少许。

【适应症】肝热而致头痛。症见头痛突然发作、灼热跳动、青筋突起、面红目赤、心烦急躁、口苦口干、尿黄便干、舌苔黄或黄腻、脉弦有力或脉弦数有力。

【制法】1、冷水 1000 毫升浸泡决明子 30 分钟以上。2、煮沸 20 分钟滤出药液。3、用药液与米煮粥。4、加糖调味。

【用法】可作早、晚餐服食。

【注意】决明子、槐花有降压作用，低血压者慎用。决明子能通便，便多稀者慎用。

【说明】1、肝热头痛是因肝经有热，郁热循经上冲于头部，导致头部气血逆乱而痛。2、决明子、槐花皆性味苦凉，归肝。凉能清热，苦能降下，故能清肝热、导热下行。

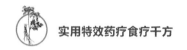

【其他适应症】1、肠燥便秘。2、高血压。

2、牛膝枯草汤

【组成】川牛膝、夏枯草各12克。

【适应症】肝热而致头痛。见症同上，但药力增强。

【制法】1、冷水300毫升浸泡上药30分钟左右。2、煮沸30分钟左右滤出药液。3、再加水200毫升，继煮20分钟后滤出药液。3、二次药液相合。

【用法】早、晚空腹服。

【说明】1、病理所述如前。2、夏枯草性味苦寒，归肝经，故能清肝热、降肝热。川牛膝为常用活血药，长于引血下行。此性能可使夏枯草的降热之力增强。

【其他适应症】1、高血压。2、瘰疬瘿瘤。

3、萝卜龙胆甘草汤

【组成】萝卜60克、龙胆草6克、菊花9克、甘草6克。

【适应症】肝热而致头痛。见症同决明槐花粥，但作用比其强。

【制法】1、萝卜切碎。2、冷水400毫升浸泡上药（除外萝卜）30分钟左右。3、与萝卜共煮30分钟滤出药液。3、再加水200毫升，继煮20分钟后滤出药液。4、二次药液相合。

【用法】早、晚空腹服。

【说明】1、病理如决明槐花粥所述。2、龙胆草、菊花性寒，归肝经，故能清肝热。萝卜性凉，降气、消食、祛痰，其性下行，故能增强上2药清肝热之力。甘草性缓，能调和诸药，又能保护胃肠。肝火头疼轻症本方宜之。

【其他适应症】1、慢性肝炎。2、胆囊炎。3、高血压。

4、龙胆栀子菊花汤

【组成】龙胆草、车前子（包煎）、甘草各6克、栀子、黄芩、丹皮、川牛膝各9克、生地12克、菊花15克。

【适应症】肝热而致头痛。症同萝卜龙胆甘草汤。但药力明显增强，尤宜于生气上火后，突然头痛、烦躁多怒之症。

【制法】1、冷水 600 毫升浸泡上药 1 小时左右。2、煮沸 30 分钟后滤出药液。3、再加水 300 毫升，继煮 30 分钟后滤出药液。4、二次药液相合。

【用法】早、晚空腹服。

【说明】1、病理如前方所述。2、龙胆草、栀子、黄芩 3 药苦寒较重，长于清肝胆实热。菊花稍凉质轻，善清肝胆上升之热（头面部）。车前子清肝利尿，以除肝热。生地、丹皮凉血、泻肝热。川牛膝引血下行，以降肝热。因方中凉药较多，故用甘草之缓，调和诸药，并保护肠胃。综上，本方清肝热体现了散、清、利 3 种作用，即散肝热（菊花），清肝热（龙胆草等 5 药），通过利尿而除肝热（车前子），并有牛膝降肝热。2、高血压头痛，顽固性偏正头痛可参照本方。3、如服药后小便仍黄少，说明内热重，应加泽泻、竹叶各 9 克，以清热利尿。如服药后大便仍干，应加大黄 9 克（煮沸 10 分钟之内），以泻热通便。如服药后头痛不减，应加生石膏 20 克（煮沸 40 分钟以上）、川芎 9 克，以清热止痛。

【其他适应症】1、急性黄疸型肝炎。2、急性胆囊炎。3、急性结膜炎。4、外耳道疖肿。5、带状疱疹。6、急性膀胱炎、尿道炎。

（六）气虚头痛

1、黄芪川芎粥

【组成】黄芪 18 克、党参 12 克、川芎 6 克、粳米 60 克、冰糖少许。

【适应症】气虚而致头痛。头痛缓缓不止，劳倦则甚、精神不振、乏力、气短、心慌、食少、口淡无味、动则易出汗、语声低、舌淡无苔、或有齿痕、脉弱。

【制法】1、冷水 1000 毫升浸泡上药 30 分钟左右。2、煮沸 40 分钟后滤出药液。3、用药液与米同煮粥。4、加糖调味。

【用法】可作早、晚餐服食。

【说明】1、气虚头痛是由于气虚载血无力，头部供血不足，脑失所养而致。气虚也必然血虚，这也是脑部供血不足的重要原因，因而头痛。2、黄芪、党参是主要补气药。黄芪性能是补气并能升阳，阳升则阴长，故补气利于生血（血为阴）。川芎为活血药，配在其中可将提升之气血输布四散，濡养于头，增加止痛之力。

【其他适应症】1、气虚失眠。2、低血压。3、轻度贫血。

2、参芪白术川芎汤

【组成】党参、黄芪各12克、白术15克、川芎6克。

【适应症】气虚伴脾虚而致头痛。见症同黄芪川芎粥，但倦怠乏力、神疲食少等症比较明显，劳力后症状尤明显，舌淡、脉细弱。

【制法】1、冷水500毫升浸泡上药1小时左右。2、煮沸30分钟后滤出药液。3、再加水300毫升，继煮30分钟后滤出药液。4、二次药液相合。

【用法】早、晚空腹服。

【说明】1、本方所治病证是气虚伴有脾虚，所以治则补气同时必须健脾。2、党参、黄芪皆为常用的补气药，二者合用补气之力增强。白术为常用的健脾药，川芎活血通络，以治头痛。4药相合补气健脾、活血止痛。

【其他适应症】1、脾胃虚弱证。2、低血压。

3、参芪枣仁粥

【组成】党参12克、黄芪15克、酸枣仁、柏子仁各9克、川芎6克、粳米60克、冰糖少许。

【适应症】气虚而致头痛，兼有安神作用。症见头痛缓和、神疲乏力、气短、语声低沉、劳倦后则甚、食欲不振、易出汗、睡眠欠佳、舌质淡、脉无力。

【制法】1、冷水1000毫升浸泡上药1小时左右。2、煮沸40分钟后滤出药液。3、用药液与米共煮粥。4、加糖调味。

【用法】可作早、晚餐服食。

【说明】1、本方除补气外，尚有养血安神作用。2、如前所述，党参、黄芪为常用的补气药，二者配用补气之力增强。酸枣仁、柏子仁养血安神，有利于镇静止痛。川芎活血止痛，其性上行，能把参芪所补之气上奉于头。以粥服用药力虽缓，但有力保护胃肠。3、神经性头痛、低血压性头昏痛可参照本方。

【其他适应症】1、贫血。2、气虚失眠。3、低血压。

4、参芪归术柴胡汤

【组成】党参、白术各 12 克、黄芪 15 克、柴胡、当归、川芎、甘草各 6 克。

【适应症】气虚兼脾虚而致头痛。症同参芪枣仁粥，但药力明显增强。

【制法】1、冷水 700 毫升浸泡上药 1 小时左右。2、煮沸 30 分钟后滤出药液。3、再加水 400 毫升，继煮 30 分钟后滤出药液。4、二次药液相合。

【用法】早、晚空腹服。

【说明】1、本方所治之证是气虚为主兼有脾虚。2、党参、黄芪同用补气力增强。白术健脾，健脾有利于补气。当归为常用的补血药。气虚必致血虚，所以用少量当归补血。用少量柴胡有提升作用，即把补气之力提升至头面。川芎活血，药力上行，使补气之力充分养脑。甘草在方中既能补气，又能调和诸药。综上，本方能补气升提、活血养脑。神经性头痛、低血压性头昏痛、病后及产后头痛均可参照本方。

【其他适应症】1、贫血。2、气血虚失眠。3、低血压。4、胃下垂、脱肛。

（七）血虚头痛

1、川芎鸡蛋元肉汤

【组成】川芎 6 克、元肉 12 克、鸡蛋 2 个。

【适应症】血虚而致头痛。症见头痛隐隐、绵绵不休、午后较重而心烦、神疲体倦、失眠健忘、时有心悸、面色无华、或伴有轻度头晕、舌质淡无苔、脉细弱。

【制法】1、冷水 300 毫升煮沸川芎 30 分钟后滤出药液。2、用药液煮元肉。3、元肉将熟时加入打碎的鸡蛋、混匀，再煮 1 ~ 2 分钟即可。

【用法】分 2 次早、晚空腹服食。

【说明】1、血虚头痛是因为血虚，脑部血液不足，脑失所养而致。2、元肉甘温补血。鸡蛋甘平益精补血。二者配用补血力增强。川芎为活血药，其性上行，可将元肉、鸡蛋的补血之力上升于头，营养于脑。

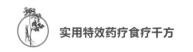

【其他适应症】贫血。

2、川芎元肉粥

【组成】川芎9克、元肉15克、当归9克、红枣3枚、粳米60克。

【适应症】血虚而致头痛。见症同前方，止痛作用稍强。

【制法】1、冷水1000毫升浸泡川芎、当归30分钟左右。2、煮沸30分钟左右滤出药液。3、用药液与元肉、红枣、粳米共煮粥。

【用法】可作早、晚餐服食。

【说明】1、病理如前方所述。2、元肉、当归甘温补血。红枣为补气药，兼有养血作用。川芎为活血药，其性上行，可将前3药的补血奉上于头，营养于脑。米粥用之药力虽减，但可护脾强胃，平时脾胃虚弱者尤宜。

【其他适应症】贫血。

3、川芎阿胶鸡子黄汤

【组成】川芎9克、阿胶12（另包）、鸡蛋黄1枚。

【适应症】血虚而致头痛。见症同上方，但药力明显增强。

【制法】1、鸡蛋去清。2、冷水200毫升煮沸川芎30分钟后滤出药液。3、乘热加入鸡蛋黄、阿胶，搅拌均匀，使阿胶充分溶解。

【用法】此为1次量，宜在早餐前温服。

【说明】1、病理如前方所述。2、阿胶为药性黏腻的补血药。鸡蛋黄养血养阴，二者配用补血之力增强。川芎如前方所述，是药性长于上行的活血药，配在其中可将补血之力上奉头部而养脑。

【其他适应症】贫血。

4、黄芪葱白汤

【组成】黄芪30克、当归、川芎各9克、葱白3根（每根长3厘米）。

【适应症】气血双虚而致头痛。见症同川芎阿胶鸡子黄汤，与之比较，本方长于气血双补。症状时时头微痛而头昏，神疲乏力更为明显。

【制法】1、冷水600毫升浸泡上药1小时左右。2、煮沸30分钟后滤出药液。

3、再加水 400 毫升，继煮 30 分钟后滤出药液。4、二次药液相合。

【说明】1、本方所治病证为气血双虚而致头痛。2、用大剂量黄芪补气升阳。当归补血。二者相配为传统方"当归补血汤"。加用川芎、葱白 2 药是通过升散上行作用把补血之力提升至头面。3、神经性头痛、低血压性头痛可参照本方。如用药 3 日未见疗效，可在方中加荆芥穗、蔓荆子各 9 克，以强止痛之力。

【其他适应症】1、贫血。2、过敏性紫癜。

5、参芪归芍川枣汤

【组成】党参 9 克、黄芪 30 克、当归、川芎、升麻各 9 克、白芍、酸枣仁各 15 克。

【适应症】气血双虚而致头痛。见症同黄芪葱白汤，但药力更强。

【制法】1、冷水 900 毫升浸泡上药 1 小时左右。2、煮沸 30 分钟左右滤出药液。3、再加水 500 毫升，继煮 30 分钟后滤出药液。4、二次药液相合。

【用法】早、晚空腹服。

【说明】1、病理同黄芪葱白汤。2、党参、黄芪为常用的补气药，2 药合用补气之力增强。当归、白芍是常用的补血药，2 药合用补血之力增强。4 药合用补气养血，侧重于补血。川芎、升麻 2 药升散上行，能把补益气血之力升提到头面。酸枣仁养血安神，有利于镇静止痛。3、神经性头痛、低血压性头痛可参照本方。

【其他适应症】1、贫血。2、过敏性紫癜。3、血虚失眠。

（八）阴虚头痛

1、女贞子菊花粥

【组成】女贞子、天冬各 15 克、菊花 9 克、粳米 60 克、冰糖少许。

【适应症】阴虚而致头痛。症见不同程度的头痛而空、多伴眩晕、腰膝酸软、神疲乏力、遗精、带下、耳鸣少寐，或有低热、手足心热、下午明显、舌质淡红、脉细数。

【制法】1、冷水 1000 毫升浸泡上药 1 小时左右。2、煮沸 30 分钟左右滤出药液。

3、用药液同米一起煮粥。4、加糖调味。

【用法】可作早、晚餐服食。

【说明】1、此型头痛是禀赋不足，或劳欲久病伤肾，肾精不足，脑海空虚而成。肾精不足即为阴虚。2、女贞子、天冬是滋补肾精的要药，可填补脑海之不足，同时可清除阴虚而产生的虚热。虚热必上扰，故用菊花清去上升之热。3药相配，女贞子、天冬治本，菊花治标。唯独粥用药力减缓，但可养胃，阴虚头痛轻症宜用。

【其他适应症】视物昏花（内眼病）。

2、墨旱莲女贞子粥

【组成】墨旱莲、女贞子、黄精各15克、川芎6克、粳米60克、冰糖少许。

【适应症】阴虚而致头痛。见症同女贞子菊花粥，但药力略增。

【制法】1、冷水1000毫升浸泡上药30分钟左右。2、煮沸30分钟左右滤出药液。3、用药液与米共煮粥。4、加糖调味。

【用法】可作早、晚餐服食。

【说明】1、病理如女贞子菊花粥所述。2、墨旱莲、女贞子、黄精皆能滋养精血（补阴）。三者同用补阴之力增强。川芎为常用活血药，其性上行，可把3药的补阴之力奉于头面而养脑。以粥用之可养胃。

【其他适应症】肝肾阴虚导致血热而致咯血、衄血、尿血、便血。

3、川芎生地鳖甲汤

【组成】川芎6克、生地、墨旱莲各15克、鳖甲30克（另包）。

【适应症】阴虚而致头痛。见症同墨旱莲女贞子粥，但药力明显增强，宜用于阴虚热证明显的头痛。

【制法】1、冷水200毫升浸泡上药（除外鳖甲）1小时左右。2、冷水500毫升煮沸鳖甲40分钟后，加入上药（连药带水），继煮30分钟后滤出药液。3、再加水400毫升，继煮30分钟后滤出药液。4、二次药液相合。

【用法】早、晚空腹服。

【注意】鳖甲应打碎后再煎煮。

【说明】1、病理如前方所述，但本方治证较前方阴虚发热更为明显。2、鳖甲性寒、质重沉降，用其大量，除长于滋阴外，并能把阴虚导致的上升之热潜降于下。生地、墨旱莲滋阴清热。川芎为活血药，如前所述，其性上行，利于把补阴之力上奉于头。

【其他适应症】阴虚低热。

4、黄精绿豆汤

【组成】黄精 30 克、绿豆 50 克。

【适应症】阴虚而致头痛。见症同川芎生地鳖甲汤，但药力减缓。

【制法】1、冷水 800 毫升浸泡上药 1 小时左右。2、煮沸 40 分钟左右滤出药液。3、再加水 500 毫升，继煮 40 分钟左右滤出药液。4、二次药液相合。

【用法】早、晚空腹服。

【注意】黄精宜剪成小块后再煎煮。

【说明】1、病理如墨旱莲女贞子粥所述。2、黄精甘平质柔归肾经，是滋补肾阴的要药，同时又能补脾益气。用绿豆的清热利尿作用，是为防止因补而生热、生腻之弊，其清热利尿作用又利于清降头部之热（虚热）。3、疲劳性头痛、病后头痛而见本型适应症者为多，可试用。

【其他适应症】1、糖尿病。2、增强免疫力。

5、参归熟黄川芎菊花汤

【组成】党参、菊花、茯苓各 15 克、当归、川芎各 6 克、熟地、山萸肉各 9 克、枸杞子 12 克、山药 30 克。

【适应症】阴虚而致头痛。症同黄精绿豆汤，但药力明显增强。

【制法】1、冷水 1100 毫升浸泡上药 1 小时左右。2、煮沸 40 分钟后滤出药液。3、再加水 600 毫升，继煮 40 分钟后滤出药液。4、二次药液相合。

【用法】早、晚空腹服。

【说明】1、病理如黄精绿豆汤所述。2、熟地、山萸肉、枸杞子、山药均能滋补肾精，是治疗肾精不足（阴虚）的主药。肾精不足必包含气血虚弱，所以用党参、当归二药补气血。川芎为活血药，其性能升散上行，能将补益的气血上载于头。"阴虚生内热"，虚热易上冲，所以用菊花清头明目。补力太强，

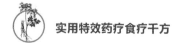

恐滋腻太过，故用茯苓渗湿利尿，兼以健脾养胃。2、疲劳性头痛、病后头痛见本型适应症者可参用本方。

【其他适应症】1、糖尿病。2、慢性肾炎。3、中心性视网膜炎。4、更年期综合征。

（九）血瘀头痛

1、川芎当归粥

【组成成】川芎、当归、王不留行各9克、粳米60克、冰糖少许。

【适应症】血瘀而致头痛。症见头痛日久不愈、痛如锥刺、痛有定处、痛处不移、日轻夜重、后夜疼痛尤重，外伤性头痛也多属此型，舌质边尖多紫暗、脉多沉弦。

【制法】1、冷水1000毫升浸泡上药1小时左右。2、煮沸40分钟后滤出药液。3、用药液与米共煮粥。4、加糖调味。

【用法】可作早、晚餐服食。

【说明1、本型头痛是头痛日久不愈，久病入络，即出现瘀血，瘀而不通，不通则痛。2、川芎、王不留行为常用活血药，用其在于活血化瘀、通络止痛。当归为补血活血药，与前2药配用，意在加强活血之力，同时因有补血作用而不伤血，从而使脑部血行通畅，血足养脑。

【其他适应症】贫血。

2、川芎夜交藤粥

【组成】川芎9克、夜交藤30克、粳米60克、冰糖少许。

【适应症】血瘀而致头痛。见症同前方，但本方有养血通络安神作用，更宜于血瘀头痛而失眠者。

【制法】1、冷水1000毫升浸泡上药1小时左右。2、煮沸30分钟后滤出药液。3、用药液与米共煮粥。4、加糖调味。

【用法】可作早、晚餐服食。

【说明】1、病理如前方所述。2、如前所讲，川芎为常用的活血药，其性升散，故随配伍可用于各种头痛，当然血瘀头痛为首选。夜交藤为养血通络安神药，通络利于加强川芎的活血止痛作用，养血利于安神入睡。

【其他适应症】血瘀失眠。

3、川芎党参红花汤

【组成】川芎 9 克、红花、当归各 6 克、党参 12 克。

【适应症】血瘀兼有气虚而致头痛。除前方见症外，尚见明显的神疲乏力等气虚之证。

【制法】1、冷水 400 毫升浸上药 1 小时左右。2、煮沸 30 分钟后滤出药液。3、再加水 250 毫升，继煮 25 分钟后滤出药液。4、二次药液相合。

【用法】早、晚空腹服。

【说明】1、本方治证除血瘀外尚有明显气虚之证。2、川芎、红花、当归为常用活血药（当归补血兼能活血），三者配用活血之力增强。党参为常用的补气药。四者配用活血为主兼以补气。

【其他适应症】体虚者外伤疼痛。

4、桃红葱姜汤

【组成】桃仁、红花、老葱白各 9 克、赤芍、川芎、白芷、川牛膝、生姜各 6 克、黄芪 18 克、冰片 0.2 克（另包）。

【适应症】血瘀而致头痛。见症同川芎当归粥，但药力明显增强。

【制法】1、冷水 800 毫升浸泡上药 1 小时左右（冰片除外）。2、煮沸 30 分钟后滤出药液。3、再加水 500 毫升，继煮 30 分钟后滤出药液。4、二次药液相合。

【用法】早、晚空腹服。每次服药送服冰片 0.1 克。

【说明】1、病理如川芎当归粥所述。2、用大量活血药，即桃仁、红花、赤芍、牛膝为主，意在活血化瘀、通络止痛。用黄芪补气，意在活血（气盛则血动）。用生姜、葱白、白芷 3 药的升散作用使活血之力上达于头。用少量芳香通窍的冰片使药力更易上行，穿透抵脑。药理：口服冰片 5 分钟后便可通过血脑屏障，确保上药的止痛效果。3、如头痛发作甚剧，应在方中加全蝎、蜈蚣各 3 克，以搜风活络。如因头痛不能入睡，应在方中加炒酸枣仁 15 克、琥珀 2 克（冲服），以镇静安神。

【其他适应症】1、冠心病心绞痛。2、久病身痛。

5、复方红花酒

【组成】红花、川芎、川牛膝各 20 克、白酒 500 毫升。

【适应症】血瘀而致头痛。治症同桃红葱姜汤，但药力明显增强。

【制法】1、川芎、牛膝切片。2、将 3 药放入白酒中浸泡 7 日后滤出药液。

【用法】早、晚各服 10 ~ 15 毫升。

【注意】血压高及不会饮酒者忌用。

【说明】1、方中 3 药都是常用的活血化瘀止痛药，以酒浸泡能借酒的升浮通利作用，加强活血化瘀、通经止痛之力。2、神经性头痛、外伤性头痛可试用本方。

【其他适应症】风湿性关节炎。

（十）痰厥头痛

1、白附子葱白川芎泥

【组成】白附子 5 克、葱白 25 克、川芎 10 克。

【适应症】痰厥而致头痛。头痛多在头顶，疼痛沉重而昏蒙，或伴有头皮麻木，痛甚则胸膈痞满、胃脘不适、呕吐清水涎沫、舌苔白腻、脉多沉弦或沉滑。

【制法】1、白附子、川芎共研成细末。2、加葱白捣成泥，摊纸上。

【用法】贴头部两侧太阳穴上，1 小时后疼痛自止。

【注意】贴敷药纸面积，直径为 2 厘米左右为宜，贴敷后应用胶布紧压固定，以便和皮肤充分接触。

【说明】1、本型头痛成因是脾失健运，痰湿内生，上升之清阳受阻而头痛。可知阻碍气血上升于头的是痰浊，故用白附子专治头面部的风痰。川芎能活血祛瘀，其性长于上升。葱白性能也升，便于载药上行。可见 3 药配用，能使痰浊去、血脉通，因而气血能上升于头面。2、顽固性头痛可参照本方。

【其他适应症】可贴在口角旁，治疗面神经瘫。

2、川芎白芥子粥

【组成】川芎9克、白芥子3克、粳米60克、冰糖少许。

【适应症】痰厥而致头痛。见症同白附子葱白川芎泥，但药力缓和。

【制法】1、冷水1000毫升浸泡上药1小时左右。2、煮沸30分钟后滤出药液。3、用药液与米共煮粥。4、加糖调味。

【用法】可作早、晚餐服食。

【说明】1、本方治证病理如前方所述。2、白芥子辛温走散、通经络、化痰浊。川芎为常用活血药，其性上行。二者配用可将白芥子的祛痰之力载上，驱散头部的寒郁痰滞而止头痛。

【其他适应症】单煎川芎、白芥子二药，浓缩其煎液，贴敷口角旁可治面神经瘫。

3、茯苓半夏川芎汤

【组成】茯苓15克、半夏、川芎各9克。

【适应症】痰厥而致头痛。见症同川芎白芥子粥，但药力增强。

【制法】1、冷水300毫升浸泡上药1小时左右。2、煮沸30分钟后滤出药液。3、再加水200毫升，继煮30分钟后滤出药液。4、二次药液相合。

【用法】早、晚空腹服。

【说明】1、本方治证病理如前方所述。2、半夏燥湿祛痰。茯苓健脾渗湿，渗湿利于祛痰。川芎活血，药性上行，故可祛除头部湿滞，通畅经络而止头痛。

【其他适应症】湿痰咳嗽（咳吐白痰或灰痰）。

4、川羌僵蚕汤

【组成】川芎、羌活、僵蚕各9克。

【适应症】痰厥而致头痛。见症同上方，但药力略强。

【制法】1、冷水300毫升浸上药30分钟左右。2、煮沸30分钟后滤出药液。

3、再加水 200 毫升，继煮 30 分钟后滤出药液。4、二次药液相合。

【用法】早、晚空腹服。

【说明】1、本方治证病理如前方所述。2、羌活祛风除湿，祛湿利于祛痰（湿聚成痰）。僵蚕化痰散结。2 药合用，祛痰之力增强。川芎如前所述，为常用的活血药，其性上行，使络脉通而止头痛。

【其他适应症】中风，风中经络而致口眼歪斜。

5、吴萸半夏姜枣汤

【组成】吴茱萸、白芷、党参、生姜、藁本、姜半夏各 6 克、白术、陈皮各 15 克、大枣 5 枚。

【适应症】痰厥而致头痛。见症同前方，但药力明显增强。尤宜于痛在头顶，伴有恶心、呕吐之症，遇寒常常诱发者。

【制法】1、冷水 900 毫升浸泡上药 1 小时左右。2、煮沸 30 分钟后滤出药液。3、再加水 500 毫升，继煮 30 分钟后滤出药液。4、二次药液相合。

【用法】早、晚空腹服。

【说明】1、本方治证病理如前方所述。2、吴茱萸配半夏能降逆化痰。白术配陈皮能健脾燥湿，燥湿利于祛痰。白芷、藁本药性上行，能散寒止痛。党参补气健脾，使脾胃功能旺盛，利于祛痰。生姜配大枣，能和胃止呕，同时保护胃气。综上，本方能散寒祛痰、降逆止呕、补气健脾、和胃养胃。3、顽固性头痛、神经性头痛可参照本方。4、如头痛不在头顶而在前头，同时不吐涎沫，只有呕逆者，应减去吴茱萸。

【其他适应症】1、慢性胃炎。2、妊娠呕吐。3、耳源性眩晕（加天麻 9 克更好）。

（十一）寒厥头痛

1、川芎白芷姜枣粥

【组成】川芎、白芷各 9 克、红枣 3 枚、生姜 3 片、粳米 60 克。

【适应症】寒凉伏藏，复感外寒而致头痛。症见头痛如裂、发木而冷、常从一侧太阳穴部位开始，渐及半边或全头痛，或牵引眉棱骨痛，触之冷，喜得热或覆盖衣被，每发作则恶风寒、四肢不温，甚至目眩不欲睁，或呕吐、舌苔白或白腻、脉浮或浮紧。

【制法】1、冷水1000毫升浸泡上药1小时左右。2、煮沸30分钟后滤出药液。3、用药液与米共煮粥。

【用法】可作早、晚餐服食。

【说明】1、本型头痛为寒冷久留经脉，气血不畅，不觉之中复感寒冷，一触即发。治疗应以温通散寒为原则。2、川芎、白芷性味辛温，皆能散寒。寒去则痛止。姜、枣合用和胃养胃，对平素胃弱而患本证者尤宜。

【其他适应症】风寒感冒。

2、姜葱核桃桂枝茶

【组成】生姜、桂枝、白芷各9克、葱白18克、川芎6克、核桃30克、绿茶6克。

【适应症】寒凉伏藏，复感外寒而致头痛。见症同川芎白芷姜枣粥，药力增强。

【制法】1、冷水800毫升浸泡上药（除外茶叶）30分钟左右。2、煮沸20分钟后滤出药液。3、再加水400毫升，继煮20分钟后加入茶叶，继煮沸1分钟后滤出药液。4、二次药液相合。

【用法】早、晚空腹腹。

【说明】1、本方治证病理同川芎白芷姜枣粥。2、生姜、葱白、桂枝为温经散寒、升浮上行之品，祛寒止痛。川芎活血温经止痛。核桃补肾阳、贮备内热，以利于散寒。绿茶清热下行，以防其他药过热之弊（过热则耗伤气血）。3、神经性头痛、顽固性头痛、三叉神经痛可参照此方。

【其他适应症】1、肾虚腰痛。2、阳虚感冒。

3、柴芷桂枝全蝎汤

【组成】柴胡、白芷、桂枝、川芎、附子（另包）各9克、全蝎3克、升麻9克、白芍15克、生姜6克、大枣5枚。

【适应症】寒凉伏藏，复感外寒而致头痛。治症同姜葱核桃桂枝茶，但其温经止痛作用明显增强，尤其对于因寒触冷而即刻发作的较重头痛常常有效。

【制法】1、冷水700毫升浸泡上药（除外附子）1小时左右。2、冷水400毫升煮沸附子40分钟（去毒性）后，再加上述诸药（连药带水），继煮20分钟后滤出药液。3、再加水400毫升，继煮20分钟后滤出药液。4、二次药液相合。

【用法】早、晚空腹服。

【说明】1、本方治证病理同姜葱核桃桂枝茶。2、柴胡配白芍能疏肝和血而止痛。川芎配白芷能疏散风寒而止痛。附子配桂枝能温通散寒而止痛。全蝎味辛能散，且虫体走窜，故搜风通络而止痛。升麻能升举清阳即能把温散之力升举到头部，以强温散止痛之力。生姜配大枣能调和脾胃，保护正气。3、神经性头痛、顽固性头痛、三叉神经痛可参照本方。

【其他适应症】1、肾寒腰痛。2、阳虚感冒。3、肾虚尿频。

4、川芎干肉白术汤

【组成】川芎9克、干姜、肉桂各6克、白术15克。

【适应症】寒凉伏藏，复感外寒伴脾虚寒明显而致头痛。治症同前方，但常伴乏力、食少、四肢欠温等脾胃虚寒证。

【制法】1、冷水400毫升浸泡上药30分钟。2、煮沸30分钟后滤出药液。3、再加水300毫升，继煮30钟后滤出药液。4、二次药液相合。

【用法】早、晚空腹服。

【说明】1、本方治证是外有风寒，内有脾胃虚寒而致的头痛。2、干姜、肉桂是常用的温里药，长于温散脾胃而除寒。白术健脾燥湿，强健脾气。川芎活血温经，其性上行，善去头部血滞、寒郁。

【其他适应症】1、寒郁胃痛。2、脾胃虚寒食少、乏力等症。

5、川麻参芪干当肉桂汤

【组成】川芎、升麻各9克、党参12克、黄芪18克、干姜、肉桂、当归各6克。

【适应症】寒凉伏藏，伴有气虚而致的头痛。见症同川芎干肉白术汤，但神疲乏力、食少等气虚之证更为明显。

【制法】1、冷水700毫升浸泡上药1小时左右。2、煮沸30分钟后滤出药液。

3、再加水 400 毫升，继煮 30 分钟后滤出药液。4、二次药液相合。

【用法】早、晚空腹服。

【说明】1、本方治证病理是体内素有内寒，伴有明显气虚之证。2、干姜、肉桂辛热，为常用温里药（温暖脾胃，兼以温肾）。党参、黄芪为常用补气药，二者并用补气之力增强。当归为常用补血药。"阴生则阳长"，血为阴，气为阳，故在补气药中加少量补血药，益于补气。而且气虚明显也必有不同程度的血虚。川芎活血，其性上行，通络而止痛。升麻升举清阳之气，可将补气养血之力上升。

【其他适应症】1、脾胃虚寒胃痛。2、气虚头昏、头晕、神疲等症。

十九、关节炎

关节炎是风寒湿热之邪侵袭肢体，留滞肌肉、筋骨、关节之间，痹阻经络，气血运行不畅引起疼痛、麻木、屈伸不利等症。按病因病理主要分为以下6型：风型、寒型、湿型、热型、痰瘀痹阻型、虚型。认识病型的关键是要掌握各型关节炎的症状特点，如风型，其痛游走不定。寒型，痛剧、遇寒则重。湿型，重着而痛。热型，关节热痛。痰瘀痹阻型，关节肿大、屈伸不利，甚至强直变形。虚型，关节酸沉，绵绵而痛，麻木尤甚。

（一）风　型

1、防风羌活灵仙粥

【组成】防风、羌活、威灵仙各15克、粳米60克、冰糖少许。

【适应症】风邪而致关节痛。症见四肢肌肉酸痛，肩、肘、膝、腕关节疼痛，游走不定，时发时止，时轻时重，多舌苔薄白、脉浮或带数，或脉弱。

【制法】1、冷水1000毫升浸泡上药1小时左右。2、煮沸30分钟左右滤出药液。3、用药液与粳米共煮粥。4、加糖调味。

【服法】可作早、晚餐服食。

【说明】1、风型关节炎是风寒湿邪侵袭关节、肌肉、筋脉，出现只以风邪为主的症状（游走不定），故为风型。2、防风、羌活、威灵仙长于通经络、祛3风湿，3药有明显抗炎镇痛作用。米粥食之可养胃，宜用于老年体弱者。3、本方作汤剂服之疗效增强。

【其他适应症】破伤风而引起的抽搐、痉挛。

2、海风伸筋粥

【组成】海风藤 30 克、伸筋草 15 克、粳米 60 克、冰糖少许。

【适应症】风邪而致关节痛。见症同防风羌活灵仙粥，但药力增强。

【制法】1、冷水 1000 毫升浸泡上药 30 分钟左右。2、煮沸 30 分钟左右滤出药液。3、用药液与米共煮粥。4、加糖调味。

【用法】可作早、晚餐服食。

【说明】1、本方治证病理同防风羌活灵仙粥所述。2、海风藤、伸筋草为常用的祛风湿药，长用祛风湿而舒筋活络，二者配用疗效增强。3、以粥用之可养胃护脾。

【其他适应症】破伤风而引起的抽搐、痉挛。

3、羌活木瓜赤小豆粥

【组成】羌活、木瓜各 15 克、赤小豆 30 克、粳米 60 克、冰糖少许。

【适应症】风邪而致关节痛。见症与海风伸筋粥相近，健脾作用较优。

【制法】1、冷水 1000 毫升浸泡上药 1 小时左右。2、煮沸 40 分钟后滤出药液。3、用药液与米共煮粥。4、加糖调味。

【用法】可作早、晚餐服食。

【说明】1、本方治证病理同前 2 方。2、羌活、木瓜皆能除湿。羌活功偏祛风。木瓜长于舒筋活络。赤小豆功能健脾利湿。利湿可祛风湿中的湿，健脾有助于祛湿（因脾能运湿）。3 药配用，祛风除湿、舒筋活络。以粥用之，可养胃护脾，老年更宜。

【说明】破伤风引起的抽搐、痉挛。

4、千年寄生酒

【组成】千年见、桑寄生各 50 克、白酒（40～60 度）500 毫升。

【适应症】平素肝肾亏损、精血不起，风湿外侵而致关节痛。症见四肢关节疼痛、腰膝酸软、下肢麻木、入夜明显、舌淡无苔、脉细无力。

【制法】1、粉碎千年见、桑寄生 2 药。2、将 2 药及酒一起放入瓷杯或瓷瓶或瓦缸中，加盖密封。3、浸泡 7 天，每天最好摇晃 1 次。7 日后滤出、密封。

【用法】每次饮 5 ~ 10 毫升，日 2 次。

【注意】不会饮酒者忌用。

【说明】1、本方辨证是肝肾不足，精血亏虚，外受风湿，侵袭关节。2、千年见、桑寄生 2 药长于祛风湿、补益肝肾。借酒的辛温走窜之力加强 2 药的祛风除湿作用而止痛。

【其他适应症】老年或体弱者腰膝酸软疼痛。

5、二活防风秦艽汤

【组成】羌活、独活、防风各 15 克、秦艽 12 克。

【适应症】风邪内侵而致关节炎。见症同防风羌活灵仙粥，但药力明显增强。

【制法】1、冷水 600 毫升浸泡上药 30 分钟左右。2、煮沸 30 分钟滤出药液。3、再加水 400 毫升，继煮 30 分钟后滤出药液。4、二次药液相合。

【用法】早、晚空腹服。

【说明】1、本方治证病理同防风羌活灵仙粥。2、上述 4 药均为常用的祛风湿药。

【其他适应症】破伤风而引起的抽搐、痉挛。

（二）寒　型

1、羊藿酒

【组成】淫羊藿 100 克、白酒 500 毫升（40 ~ 60 度）。

【适应症】因寒而致关节痛。症见关节疼痛剧烈、痛有定处、遇寒则痛剧、得热则痛减、甚则屈伸不利、皮色不红、关节不肿、触之不热、舌苔白、脉浮紧。

【制法】1、粉碎淫羊藿。2、同酒一起放入瓶中或罐中，密封。3、每天至少摇晃 1 次，1 周后滤出、装瓶、密封。

【用法】每次饮药酒 5 ~ 10 毫升，日 2 次。

【注意】不会饮酒者忌用。

【说明】1、寒型关节炎是风寒湿邪侵袭关节、肌肉、筋骨，出现以寒邪为主的症状（痛剧、遇寒加重），故命名为寒型。2、淫羊藿为补阳药，但兼有良好祛风湿之功，其补阳之热可助祛除风寒湿中之寒。借酒的辛温行散之力，以加强助热和祛湿之力。

【其他适应症】肾虚阳痿、遗精。

2、桂枝二活粥

【组成】桂枝9克、羌活、独活各15克、粳米60克、冰糖少许。

【适应症】因寒而致关节痛。见症同上方，但本方祛外寒之力强，不具温补肾阳之力。

【制法】1、冷水1000毫升浸上药30分钟左右。2、煮沸30分钟后滤出药液。3、用药液与米共同煮粥。4、加糖调味。

【用法】可作早、晚餐服食。

【说明】1、本方治证是外受风寒湿，以寒为主的关节炎。2、上3药皆辛温，均能散外寒。其中桂枝长于温经通脉。羌活、独活长于祛风湿。

【其他适应症】风寒感冒。

3、千年五加酒

【组成】千年健、五加皮各50克、白酒（40~60度）500毫升。

【适应症】素来筋骨软弱，因寒而致关节痛。见症同桂枝二活粥，但本方有强健筋骨之功。

【制法】1、粉碎上2药。2、同酒一起放入瓶或罐内、密封。每天摇晃1次。3、7日后滤出，放瓶或罐密封。

【用法】每次饮5~10毫升，日2次。

【注意】不会饮酒者忌用。

【说明】1、本方治证为风寒湿邪侵犯关节，以寒为主。2、千年健、五加皮皆辛温，擅祛风寒湿邪，且能强筋健骨，借酒之辛温行散祛寒之力，以增强2药的祛寒之力。

【其他适应症】肝肾不足，筋骨软弱。

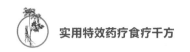

4、川乌粥

【组成】制川乌 6 克、粳米 30 克、生姜汁 20 滴、蜂蜜 20 毫升。

【适应症】因寒而致关节痛。治症同千年五加酒，但药力增强。

【制法】1、先用冷水 1000 毫升浸泡川乌 1 小时以上。2、煮沸 1 小时以上（去毒性），滤出药液。3、用药液与米共煮粥。4、粥熟后加生姜汁、蜂蜜，调匀即成。

【用法】早、晚空腹服。

【注意】1、关节红肿者禁用。2、川乌一定用制川乌，生川乌毒性更大。3、服药期间忌用半夏、瓜蒌、贝母、白蔹、白及。

【说明】1、本方治证病理同千年五加酒。2、川乌的主要作用是祛风除湿、散寒止痛。中医治疗寒性关节炎痛，包括西医的风湿性及类风湿性关节炎。研究证实，乌头经炮制和煎煮后其毒性迅速降低，而医疗作用并不减低，再与生姜、蜂蜜合用，其毒性完全消除。3、如效果不显，川乌用量可增至 8 克，但全天不得超过 9 克。

【其他适应症】1、跌打损伤疼痛。2、手术后疼痛。

5、麻黄乌头汤

【组成】麻黄、桂枝、当归、白芍、黄芪、甘草各 9 克、川乌 3 克（另包）。

【适应症】因寒而致关节痛。见症同川乌粥。但药力明显增强。对寒性关节剧痛、不可屈伸、畏寒喜热之症用之尤宜。

【制法】1、冷水 500 毫升浸泡上药（除外川乌）1 小时。2、先用冷水 800 毫升浸泡川乌 1 小时以上，继煮 1 小时以上，此时加入上药（连药带水），再煮 30 分钟后滤出药液。3、再加水 400 毫升后，继煮 30 分钟滤出药液。4、二次药液相合。

【用法】早、晚空腹服。

【注意】1、必须先煮沸川乌 1 小时以上，以去其毒性。2、服药期间忌用半夏、瓜蒌、贝母、白蔹、白及。

【说明】1、本方治证病理同川乌粥。2、川乌长于祛风除湿、散寒止痛。配麻黄、桂枝温经散寒，以加强川乌的功力。当归、白芍养血，以利于温经散寒。黄芪补气，以助气血运行，便于散寒。甘草调和诸药，又益胃和中，保护正气。3、因寒而痛的各类关节炎、坐骨神经痛宜用本方。

【其他适应症】1、跌打损伤疼痛。2、手术后疼痛。

（三）湿 型

1、木瓜大米粥

【组成】木瓜 15 克、粳米 60 克、生姜汁 3 毫升、蜂蜜 10 克。

【适应症】因湿而致关节痛。症见肢体关节酸痛重着、固定不移、活动不便，或肌肉麻木不仁，或膝关节肿胀，其关节症状多在下肢、舌苔白或腻、脉多缓。

【制法】1、木瓜研为细末。2、与米共煮粥。3、粥熟时加生姜汁、蜂蜜。

【用法】可作早、晚餐温食。

【注意】如木瓜研末困难，可用木瓜饮片 30 克煎汤，滤出后与大米共煮粥。

【说明】1、湿型关节炎是风寒湿邪侵袭关节、肌肉、筋骨，出现以湿邪为主的症状（重着疼痛），故命为湿型。2、以湿邪为主的关节炎多在下肢，故用木瓜祛风湿，偏治下部湿邪。加入姜汁，宜于养胃开胃。加蜂蜜宜于补气养血。以粥服食更能保护肠胃。故本方宜用于老年体弱而以下肢为主的肢体酸麻沉重疼痛等症。

【其他适应症】腓肠肌痉挛。

2、二活牛膝粥

【组成】羌活、独活各 15 克、川牛膝 12 克、粳米 60 克、冰糖少许。

【适应症】因湿而致关节痛。见症同木瓜大米粥，但药力增强。

【制法】1、冷水 1000 毫升浸泡上药 1 小时左右。2、煮沸 30 分钟后滤出药液。3、用药液与米共煮粥。4、加糖调味。

【用法】可作早、晚餐服食。

【说明】1、本方治证病理同木瓜大米粥。2、羌活、独活为常用的祛风湿药，二者配用药力增强。羌活偏治上部风湿，独活偏治下部风湿。川牛膝活血，其性下行。故 3 药配用治全身风湿而以腰以下为主。3、以粥食用可养胃。

【其他适应症】下肢常抽筋。

3、二苓当归粥

【组成】茯苓、土茯苓各 15 克、当归 9 克、干姜 6 克、粳米 60 克、冰糖少许。

【适应症】因湿而致关节痛。见症同二活牛膝粥，药力相近。

【制法】1、冷水 1000 毫升浸泡上药 30 分钟左右。2、煮沸 30 分钟后滤出药液。3、用药液与米共煮粥。4、加糖调味。

【用法】可作早、晚餐服食。

【说明】1、本方治证病理如前方所述。2、茯苓、土茯苓长于利湿。其中土茯苓利湿、通关节。茯苓渗湿而健脾，脾运水湿，脾健则运湿力强。干姜温里、助脾阳，湿属阴邪，阳热可助祛湿。当归性温而养血活血，有助于运湿。

【其他适应症】脾虚水肿。

4、薏苡苍术汤

【组成】桑寄生、苍术、防风各 15 克、薏苡仁（炒）、桂枝、防己各 9 克、独活、鸡血藤各 15 克。

【适应症】因湿而致关节痛。见症同二苓当归粥，但药力明显增强。

【制法】1、冷水 900 毫升浸泡上药 1 小时左右。2、煮沸 30 分钟后滤出药液。3、再加水 500 毫升，继煮 30 分钟后滤出药液。4、二次药液相合。

【用法】早、晚空腹服。

【说明】1、本方治证病理同二苓当归粥。2、苍术、桂枝、防风，偏治上部风湿。桑寄生、独活、防己，偏治下部风湿。故本方治全身风湿。鸡血藤活血、补血，并能舒筋活络，此三功能皆助祛风湿。3、各类慢性风湿性关节炎，而在阴雨天或在受寒湿加重时用之最宜。

【其他适应症】水肿。

5、巴戟仙茅怀膝汤

【组成】巴戟天、仙茅、怀牛膝各 12 克、乌梢蛇 3 克。

【适应症】因湿伴有阳虚而致关节炎。症见下肢关节酸软疼痛、病程较长，常伴腰膝酸软或疼痛、四肢欠温、小便清长、夜尿增多、舌苔白或白腻、脉沉无力。

【制法】1、冷水 400 毫升浸泡上药 30 分钟左右。2、煮沸 40 分钟后滤出药液。3、再加水 300 毫升，继煮 40 分钟后滤出药液。4、二次药液相合。

【用法】早、晚空腹服。

【说明】1、本方治证是外感风湿，内有阳虚之关节痛。2、巴戟天、仙茅 2 药为补阳药，皆能祛风湿。怀牛膝为活血药，并能补肝肾、强筋骨。用少量乌梢蛇的祛风通络之功，以助祛风湿。4 药合用在补肾阳、补肝肾之中祛风湿。

【其他适应症】肾虚致阳痿、遗精、尿频。

（四）热　型

1、银花黄柏粥

【组成】银花、络石藤、豨莶草各 15 克、黄柏 9 克、粳米 60 克、冰糖少许。

【适应症】因热而致关节炎。症见关节游走不定、局部灼热红肿，常常伴有持续发热、汗出不解、怕热烦渴、小便黄、大便干、舌苔黄或黄腻、脉洪大有力。

【制法】1、冷水 1000 毫升浸泡上药 30 分钟左右。2、煮沸 30 分钟后滤出药液。3、用药液与米共煮粥。4、加糖调味。

【用法】可作早、晚餐服食。

【说明】1、本证为实热而致的关节炎。因热充斥内外而出现全身高热及关节红肿疼痛。2、黄柏长于清热燥湿。银花长于清内热、散外热。2 药合用，清热为主，兼可除湿。加上豨莶草、络石藤长于清湿热、利关节，使药力颇强。

【其他适应症】1、湿热而致腹泻。2、中暑轻症。

2、石膏桂枝大米粥

【组成】生石膏 30 克（另包）、桂枝 9 克、大米 60 克、冰糖少许。

【适应症】因热而致关节痛。见症与银花黄柏粥相近，药力相近。

【制法】1、冷水1000毫升煮沸生石膏40分钟后，加入桂枝，继煮20分钟后滤出药液。3、用药液与大米共煮粥。4、加糖调味。

【用法】可作早、晚餐服食。

【注意】关节无红肿者不宜用本方。

【说明】1、本方治证的病理是肺、胃二经有实热，充斥内外，出现高热及关节红肿疼痛。2、用大量生石膏清其内热，辅以桂枝通经络、祛风湿。2药配用，以石膏为主。3、以米粥同食益于脾胃扶助正气，但药力稍缓。4、活动性风湿性关节炎见本证者宜用。

【其他适应症】1、妇女倒经。2、小儿夏季热（减量服用）。

3、石膏忍冬防己汤

【组成】生石膏30克、（另包）、忍冬藤21克、防己9克、黄柏6克、知母12克、苍术15克、桑枝18克、甘草3克。

【适应症】因热而致关节痛。治症同石膏桂枝大米粥，但本方药力增强，宜用于发热、关节红肿疼痛之重症。

【制法】1、冷水800毫升浸泡上药（除外生石膏）30分钟以上。2、先用冷水700毫升煮沸生石膏40分钟后，加入其他诸药（连药带水），继煮30分钟后滤出药液。4、再加水500毫升，继煮30分钟后滤出药液。5、二次药液相合。

【用法】早、晚空腹服。

【注意】关节无红肿者不宜用此方。

【说明】1、本方治证病理如石膏桂枝大米粥。2、石膏配知母为主，以清除肺、胃二经之热，体现出治本。忍冬藤、桑枝治上部风湿之热。防己、苍术、黄柏配用，治下部关节之湿热。甘草调和诸药，并能和胃，用以体现扶正。3、各类活动性风湿性关节炎见本症者宜用之。

4、薏苡忍冬防己粥

【组成】薏苡仁30克、忍冬藤18克、防己9克、粳米60克、冰糖少许。

【适应症】关节红肿疼痛、屈伸不利、活动则痛剧、得冷稍缓、筋脉拘急、身热不扬或身热不甚、汗出不解、舌苔黄腻、脉沉缓或略数。

【制法】1、冷水 1000 毫升浸泡上药 1 小时左右。2、煮沸 30 分钟后滤出药液。3、用药液与米共煮粥。4、加糖调味。

【用法】可作早、晚餐服食。

【注意】关节无红肿者不宜用此方。

【说明】1、本方所治关节炎是湿热之邪留滞于关节，导致气血运行不畅而产生疼痛。2、方中 3 药均能清利关节湿热。其中忍冬藤偏治肩臂风湿热。薏苡仁、防己偏治腰以下关节湿热。诸药合用恰好治全身关节风湿热。不过，仍以腰下关节为主。3、与米粥同服，虽药力稍缓，但利于护脾养胃，老年更宜之。

【其他适应症】下肢浮肿。

5、黄柏苍术防己汤

【组成】黄柏、苍术、防己各 9 克、川牛膝 15 克、薏米 30 克。

【适应症】治症同薏苡忍冬防己粥，但药力增强，尤宜于下肢关节红肿疼痛，服上药不愈者。

【制法】1、冷水 700 毫升浸泡上药 1 小时左右。2、煮沸 30 分钟后滤出药液。3、再加水 400 毫升，继煮 30 分钟后滤出药液。4、二次药液相合。

【用法】早、晚空腹服。

【注意】关节遇热加重者不宜服。

【说明】1、本方所治之证是湿热之邪留滞于关节之重症。2、方中黄柏、苍术、牛膝、薏米，4 药合之为"四妙丸"，是治疗湿热下注痿证之方，加入祛风湿而能利水的防己，治疗湿热下注的关节红肿疗效甚佳。

（五）痰瘀痹阻型

1、鸡血木瓜粥

【组成】鸡血藤 30 克、木瓜 15 克、白芥子 3 克、粳米 60 克、冰糖少许。

【适应症】关节肿大、屈伸不利、甚是强直变型、疼痛时轻时重、肢体日渐消瘦、体力不支、常伴神疲倦怠，舌苔薄腻或舌质偏紫，脉多沉弦无力。

【制法】1、冷水 1000 毫升浸泡上药 1 小时左右。2、煮沸 30 分钟后滤出药液。3、用药液与米共煮粥。4、加糖调味。

【用法】可作早、晚餐服食。

【说明】1、本型关节炎的形成原因，是因关节久病不愈，邪留于经络血脉，阻于关节所致，故治疗原则必须在活血基础上祛风湿。2、鸡血藤能活血通络。木瓜舒筋活络祛风湿。白芥子是祛痰药，该药辛温气锐，长于祛除痰滞。以粥用之可护养脾胃。本方老年尤宜。如不用粥而作汤剂煎服，则疗效增强。

【其他适应症】1、坐骨神经痛。2、全身久病风湿痛。

2、伸筋白芥当归粥

【组成】伸筋草 15 克、白芥子 6 克、当归、乌梢蛇各 9 克、粳米 60 克、冰糖少许。

【适应症】同前方，但药力增强。

【制法】1、冷水 1000 毫升浸泡上药 1 小时左右。2、煮沸 30 分钟后滤出药液。3、用药液与米同煮粥。4、加糖调味。

【用法】可作早、晚餐服食。

【说明】1、本方治证病理是风湿日久、形成血瘀、痰滞阻于经络而致，故治疗必须在活血、祛痰基础上祛风湿。2、当归补血活血。白芥子辛温气锐，长用祛除皮里膜外之痰浊。伸筋草祛风湿而通经络，配上长于搜风邪、通利关节的乌梢蛇，使药力增加。

【其他适应症】1、全身久病风湿痛。2、坐骨神经痛。

3、威灵仙酒

【组成】威灵仙 100 克、白酒 500 毫升。

【适应症】同前两方，药力稍强。

【制法】1、威灵仙稍加粉碎。2、放入白酒中，容器盛好、盖封。3、7 日后滤出酒浸药液，盛容器、盖封。

【用法】每次饮药酒 5～10 毫升，日 2 次。

【注意】不会饮酒及血压高者忌用。

【说明】1、本方治证病理同伸筋白芥当归粥。2、威灵仙为常用的祛风湿药，长于祛风湿、通经络。借白酒的辛温行散之力，使威灵仙的作用明显增强。

【其他适应症】1、全身久病风湿。2、坐骨神经痛。

4、王不留狗脊穿山汤

【组成】王不留行 12 克、狗脊、五加皮各 15 克、穿山龙 30 克。

【适应症】同威灵仙，尤宜于风湿日久、伴有腰膝酸软等症。

【制法】1、冷水 800 毫升浸泡上药 1 小时左右。2、煮沸 30 分钟后滤出药液。3、再加水 500 毫升，继煮 30 分钟后滤出药液。4、二次药液相合。

【用法】早、晚空腹服。

【说明】1、本方治证病理为风湿日久，导致肝肾亏损，筋骨软弱。2、狗脊、五加皮能祛风湿、强筋骨。穿山龙长于祛风湿、活血通络。王不留行，走而不守，善通血脉。

【其他适应症】1、全身久病风湿。2、坐骨神经痛。3、男子绝育。

5、续断补骨洋藿汤

【组成】续断、补骨脂、威灵仙各 12 克、淫羊藿、甘草各 9 克、炮甲、天南星、白芥子各 6 克、白芍 15 克、鸡血藤 30 克。

【适应症】同鸡血木瓜粥，但药力明显增强，也强于上述诸方。

【制法】1、冷水 1200 毫升浸泡上药 1 小时以上。2、煮沸 40 分钟后滤出药液。3、再加水 600 毫升，继煮 40 分钟后滤出药液。4、二次药液相合。

【用法】早、晚空腹服。

【注意】炮甲应粉碎，便于煎煮。

【说明】1、本方治证的病理是关节久病不愈，邪留于经络、血脉，痰湿停阻于关节所致，故治疗原则必须在活血、祛痰基础上祛风湿。同时，因病久而耗伤了精血，故要配用滋补精血的强壮药。2、炮甲、鸡血藤能活血化瘀，以通络止痛。白芥子、天南星能化痰，以除关节中的黏滞。续断、威灵仙是祛风湿的常用药。淫羊藿、补骨脂配续断能滋补肝肾、养精血，并补阳，以强壮治本。白芍配甘草能缓解挛急，减少关节疼痛。

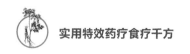

【其他适应症】1、坐骨神经痛。2、慢性全身风湿病。

（六）虚　型

1、淫羊藿当归酒

【组成】淫羊藿 60 克、当归 40 克、白酒 500 毫升。

【适应症】肾阳不足、精血亏虚而致关节酸沉疼痛或肿胀、屈伸不利、麻木不仁、不能持重行远、每遇天冷阴雨则痛重、夏天轻、冬天重、得热则缓、遇寒则重、面色不华、神疲乏力、苔白脉弱。

【制法】1、淫羊藿、当归浸入到 50 ～ 70 度白酒中，7 日后滤出、密封，此即淫羊藿当归酒。

【用法】每次饮 5 ～ 10 毫升，日 2 次。1 周后可增至 10 ～ 15 毫升。

【注意】高血压及不会饮酒者忌用。

【说明】1、虚证关节炎是慢性关节炎久病不愈，导致气血不足、精血亏损，因而治疗应在壮肾阳、补精血的基础上祛风湿。2、淫羊藿是一味壮肾阳、强筋骨、祛风湿的常用药。当归补血兼能活血。2、风湿性关节炎、类风湿性关节炎而见本证者可试用。

【其他适应症】肾虚阳痿。

2、芪归木瓜粥

【组成】黄芪 30 克、当归 9 克、木瓜 15 克、大米 60 克、冰糖少许。

【适应症】同淫羊藿当归酒，但本方助阳作用弱，而补气养血作用强，尤宜于风湿日久，伴有面色无华、神疲乏力明显者。

【制法】1、冷水 1000 毫升浸泡上药 1 小时左右。2、煮沸 40 分钟后滤出药液。3、用药液与米共煮粥。4、加糖调味。

【用法】可作早、晚餐服食。

【说明】1、本方治证病理是风湿日久导致气血虚弱。2、黄芪补气。当归补血。二者配用则补气养血（此为成方"当归补血汤"）。木瓜为祛风湿的常用药，长于祛风湿、舒筋活络。

【其他适应症】贫血。

3、独活防风附子酒

【组成】独活 60 克、防风 30 克、炙附子 10 克、白酒 500 毫升。

【适应症】同芪归木瓜粥，但本方多用治下半身风湿，症状多有走窜性。本方尚无补益气血作用，但去寒作用较强。

【制法】1、将上 3 药稍加粉碎。2、浸泡在白酒中、密封。3、10 日后滤出、密封。

【用法】每次饮药酒 5 ～ 10 毫升，日 2 次。

【注意】高血压及不会饮酒者忌用。

【说明】1、本方治证病理为久病风湿，体内潜伏风寒。2、独活祛风湿，多用于下部风湿。防风祛风除湿，长于祛除全身风湿。附子大热，长于温里、助肾阳。借酒之温散之力增强疗效。

【其他适应症】中风后遗症。

4、术苓路路狗脊汤

【组成】白术、茯苓各 15 克、路路通 12 克、狗脊 15 克。

【适应症】同独活防风附子酒，但本方在祛风湿中有明显健脾作用，且多用治脊柱强硬、俯仰不利等症。

【制法】1、冷水 600 毫升浸泡上药 1 小时左右。2、煮沸 30 分钟后滤出药液。3、再加水 400 毫升，继煮 30 分钟后滤出药液。4、二次药液相合。

【用法】早、晚空腹服。

【说明】1、本方治证为久病风湿伴有脾胃虚弱证。2、路路通、狗脊 2 药长于祛风湿、通经活络。白术、茯苓皆为常用健脾药，同用则健脾之力增强。

【其他适应症】脾胃虚弱证。

5、参芪桂附血藤方

【组成】党参、桂枝各 9 克、黄芪 18 克、附子 9 克（另包），鸡血藤 30 克、生姜3片、红枣3枚。

【适应症】本方药力较强，宜用于风湿多年而致气血不足、阳虚有寒的关节冷痛、遇寒加重者。

【制法】1、冷水700毫升浸泡上药（除外附子）1小时左右。2、冷水600毫升浸泡附子1小时，煮沸40分钟后，加入上述各药（连药带水），继煮30分钟后滤出药液。3、再加水400毫升，继煮30分钟后滤出药液。4、二次药液相合。

【用法】早、晚空腹服。

【注意】初患关节炎者不宜用此方。

【说明】1、本证为风湿日久，导致气血虚弱、阳气不足的重证慢性关节炎。2、党参、黄芪补气。鸡血藤补血。桂枝、附子补阳。生姜、红枣益脾胃、扶助正气。其中桂枝、附子、鸡血藤尚能温经通脉，故能祛除关节的风湿之邪。3、各类关节炎、骨质增生而见本证者均可用。

【其他适应症】1、中风后遗症。2、劳损性肌肉痛。

二十、腰 痛

腰痛病因可概括为外感、内伤两大类。外感腰痛多是风湿之邪阻滞腰部经脉引起的腰痛。内因多因久病，劳累伤肾，致筋骨经脉失养而腰痛。按原因不同，概括以下 5 型：风湿、寒湿、湿热、瘀血、肾虚。认识病型的关键，是要掌握各型的主要症状特点，如风湿型：腰痛时轻时重，上下不定，痛重时不能转侧。寒湿型：腰部冷痛重着，转侧不利。湿热型：腰部闷胀，痛而有灼热感。瘀血型：腰痛部位固定不移，其痛如刺如折。肾虚型：腰痛酸软，卧则痛减。

（一）风湿型

1、二活粥

【组成】羌活、独活、桑寄生各 15 克、粳米 60 克、冰糖少许。

【适应症】以腰痛为主，并治全身风湿痛，上下不定，时轻时重、苔白、脉浮。

【制法】1、冷水 1000 毫升浸泡上药 30 分钟左右。2、煮沸 30 分钟后滤出药液。3、用药液与米共煮粥。4、加糖调味。

【用法】可作早、晚餐服食。

【说明】1、风湿腰痛是外感的风湿之邪阻滞于关节的经脉、肌肉之中，引起气血不畅而疼痛。2、羌活、独活皆祛全身风湿，而羌活偏治上部，独活偏治下部。桑寄生偏治腰部风湿。3、以粥服之可养护脾胃。

【其他适应症】全身风湿。

2、威灵酒

【组成】威灵仙 100 克、白酒 500 毫升。

【适应症】同二活粥，但药力增强。

【制法】1、威灵仙稍粉碎。2、浸泡在酒中、密封。3、7日后滤出，密封。

【用法】每次饮药酒 5 ~ 10 毫升，日 2 次。

【注意】高血压及不会饮酒者忌用。

【说明】1、本方治证病理同二活粥所述。2、威灵仙是常用的祛风湿药，长于走窜，温经通络。借酒的辛温行散之力，使祛风湿之力加强。

【其他适应症】全身风湿。

3、草乌生姜盐酒袋

【组成】草乌、生姜各 15 克、粗盐 500 克、白酒 20 毫升。

【适应症】同威灵酒，药力相近。

【制法】1、草乌、生姜粉碎。2、与粗盐、白酒同炒滚烫。3、趁热装入事先准备好的布袋中。

【用法】每晚将布袋放在腰下外敷，每次不少于 30 分钟。药袋低于体温后，可将药倒出，再炒滚烫，装入袋中如前法。每袋可炒 3 ~ 5 次。

【说明】1、本方治证病理如前方所述。2、草乌大热，长于祛风除湿。生姜辛温发散，助草乌祛风湿。粗盐入肾，并有一定穿透力，将草乌、生姜药力内注。借酒的辛行发散之力加强上药药力。

【其他适应症】药袋外敷脐部，可治寒性腹痛、腹泻、痛经。

4、千年狗脊鸡血方

【组成】千年见、狗脊各 15 克、鸡血藤 30 克。

【适应症】同前些方，但此方除治腰痛，尚可治腰背僵硬、俯仰不适，甚至疼痛。

【制法】1、冷水 700 毫升，浸泡上药 30 分钟左右。2、煮沸 30 分钟后滤出药液。3、再加水 400 毫升，继煮 30 分钟后滤出药液。4、二次药液相合。

【用法】早、晚空腹服。

【说明】1、本方治证病理同前。2、千年见、狗脊长用通经络、祛风湿。鸡血藤为活血药，兼能补血。补血能增加局部供血，活血利于血脉通畅。所以活血、补血都利于祛风湿。此外，千年见、狗脊 2 药尚有补肝肾、强筋骨作用。

【其他适应少主】1、全身风湿痛。2、体弱而致筋骨痿软。

5、二活秦防桃没汤

【组成】羌活、独活、桃仁、没药、牛膝各 9 克、秦艽、防风各 15 克、柴胡 6 克。

【适应症】同前些方，但药力明显增强。

【制法】1、冷水 800 毫升浸泡上药 1 小时左右。2、煮沸 30 分钟后滤出药液。3、再加水 500 毫升，继煮 30 分钟后滤出药液。4、二次药液相合。

【用法】早、晚空腹服。

【说明】1、本方治证病理同二活粥。2、羌活、独活、秦艽、防风 4 药，能祛除全身风湿。桃仁、没药、牛膝能活血，活血利于祛风湿。柴胡能行气，行气利于活血（气行则血行）。故全方功效能活血、祛风湿。

【其他适应症】寒性感冒的无汗、身痛。

（二）寒湿型

1、艾叶醋布包

【组成】艾叶 60 克、醋 15 毫升。

【适应症】腰部冷痛重着、转侧不利、卧也不减、触冷或阴雨天加重，或小腹拘急、冷痛，或行走身体沉重，或四肢欠温，或寒湿入里而致大便溏薄、苔白、脉多缓。

【制法】1、艾叶炒至微焦。2、将醋频频洒上。3、乘热用布包裹。

【用法】束于腰部痛处，布包温度降低后要及时加温，再束于腰部，每次至少 30 分钟以上，日 2 次为宜。

【注意】1、药温必须超过体温。2、如布包用暖水袋加压，由于保温好而能增效。

【说明】1、寒湿性腰痛是感受寒凉潮湿，致使关节血脉流通不畅而出现疼痛。2、艾叶能温经散寒止痛。醋能加强止痛之效。3、因受凉后初得的腰痛或慢性

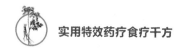

寒湿性腹痛轻症宜用。

【其他适应症】若外敷在脐部，能治寒性腹痛、腹泻和痛经。

2、草乌姜盐袋

【组成】草乌 20 克、生姜 30 克、粗盐 500 克、醋少许。

【适应症】治症同艾叶醋布包，但其药力增强，宜用于病情较重的寒湿性腰痛。

【制法】1、用食醋少许，喷洒 2 药表面，略加搅拌，使其均匀。2、同盐一起炒至滚烫。3、乘热装入 1 个事先做好的布袋中即可。

【用法】每晚外敷腰部，布袋最好能敷到 2 个腰眼处，每次不少于 30 分钟（一般敷到 40 分钟左右，温度会降至体温之下）。药袋降温后，可再把药倒出炒热，装入袋中再敷，如此反复使用效果显著。

【注意】药袋温度必须高于体温。

【说明】1、本方治证病理，同艾叶醋布包。2、草乌性热，其主要功效为祛风除湿、温经止痛。加入生姜能促循环，增加药的渗透力。加醋能加强止痛之力。加盐更能走肾，治腰痛。

【其他适应症】同艾叶醋布包。

3、五加酒

【组成】五加皮 100 克、白酒 500 毫升。

【适应症】同上方，由于五加皮有补肝肾、强筋骨作用，所以尤宜于寒湿腰痛而伴有腰膝酸软、腿脚无力等症。

【制法】1、五加皮稍加粉碎。2、放入白酒中浸泡、密封。3、1 周后滤出药液、密封。

【用法】每次饮药酒 5～10 毫升，日 2 次。

【注意】高血压及不会饮酒者忌用。

【说明】1、本方治证病理为寒湿侵袭经脉、筋骨日久而致肝肾不足、筋骨痿软。2、五加皮长于去寒湿、通经络、强筋骨。借酒的温散通达之能使五加皮的祛寒湿、通经络的功效增强。

【其他适应症】全身风湿、寒湿症。

4、独活红花当归汤

【组成】独活 15 克、红花、当归各 9 克。

【适应症】症同前方，药力相近。

【制法】1、冷水 400 毫升浸泡上药 1 小时左右。2、煮沸 30 分钟后滤出药液。3、再加水 300 毫升，继煮 30 分钟后滤出药液。4、二次药液相合。

【用法】早、晚空腹服。

【说明】1、本方治证病理同前方。2、上 3 药皆性温，故能祛寒。独活为祛风湿的常用药，偏用于腰以下风湿。红花活血通络。当归补血并能活血。活血补血皆助于祛风湿。

【其他适应症】全身风湿、寒湿症。

5、附子干姜独活汤

【组成】附子 9 克（另包）、干姜 6 克、独活 15 克、川牛膝、杜仲、威灵仙各 9 克。

【适应症】治症同前方，药力明显增强，宜用于寒湿性腰痛之重症。

【制法】1、冷水 500 毫升浸泡上药 1 小时左右（除外附子）。2、先用冷水 500 毫升煮沸附子 40 分钟后，加入上药（连药带水），再煮沸 30 分钟后滤出药液。3、再加水 300 毫升，继煮 30 分钟后滤出药液。4、二次药液相合。

【用法】早、晚空腹服。

【说明】1、本方治证病理同前方。2、附子、干姜性热，能温经通脉。牛膝、杜仲能补精血、强筋骨。独活、威灵仙长于通经活络、祛风湿。诸药合之除温经通脉、祛寒除湿外，尚有一定滋补作用，故对老年体弱、患寒湿性腰痛兼有精血不足者最宜。2、风湿性腰痛、坐骨神经痛、腰肌劳损而见本证者均宜用之。

【其他适应症】中风后遗症。

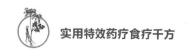

（三）湿热型

1、络石藤粥

【组成】络石藤、穿山龙各 18 克、桑寄生 15 克、粳米 60 克、冰糖少许。

【适应症】腰部胀痛而有灼热感，其痛较剧，每于天热或腰部着热后剧痛、遇冷痛减、口渴不欲饮、尿色黄赤，或午后身热，手足心微热、舌苔薄黄腻、脉弦或微数。

【制法】1、冷水 1000 毫升浸泡上药 30 分钟以上。2、煮沸 30 分钟后滤出药液。3、用药液与米共煮粥。4、加糖调味。

【用法】可作早、晚餐服食。

【注意】腰痛，喜热者忌用。

【说明】1、本型腰痛多由感受湿热，或寒湿郁久化热，蕴结于经络、脏腑，下注腰肾而成。2、络石藤、穿山龙 2 药性味苦凉。苦能燥湿，凉能清热，通利关节。桑寄生多用治腰部风湿，此处用之，可将上 2 药的祛湿热之力引入腰部，共治湿热性腰痛。更因桑寄生有强筋壮骨之力，老年人用之更宜。

【其他适应症】全身湿热而致关节痛（热痹）。

2、丝瓜捣碎外敷命门穴

【组成】新鲜丝瓜适量。

【适应症】治症同络石藤粥，功效略逊。

【制法】丝瓜捣碎成泥状膏，摊在 4 层纱布上或 1 层粗布上。

【用法】将丝瓜泥状膏贴敷在命门穴上（命门穴位置在背部脊柱正中第二腰椎棘突下）。晚上贴敷，晨起拿掉，每天 1 次。

【注意】贴敷后，外面要用胶带加压固定，使膏和命门穴接触紧密。

【说明】1、本方治证病理同络石藤粥所述。2、丝瓜性味甘、凉。凉能清热，甘能缓。功效能通络。故能祛除经络间之湿热，但由于味甘，使药力缓和，宜用于轻症的湿热腰痛。命门穴为肾区所在，故作用迅速。

【其他适应症】如将膏敷在脐部（神阙穴），可治湿热腹痛、腹泻。

3、穿山豨莶粥

【组成】穿山龙、豨莶草各 30 克、丝瓜络 15 克、粳米 60 克、冰糖少许。

【适应症】同上二方，但功效略增强。

【制法】1、冷水 1000 毫升浸泡上药 30 分钟左右。2、煮沸 30 分钟后滤出药液。3、用药液与米共煮粥。4、加糖调味。

【用法】可作早、晚餐服食。

【说明】本方治证病理如前 2 方所述。2、穿山龙、豨莶草皆为祛风湿药，多治湿热痹阻关节。配丝瓜络祛风通络，使祛风湿之力增强。

【其他适应症】全身湿热而致关节痛。

4、苍术黄柏牛膝汤

【组成】苍术、黄柏、川牛膝、防己各 9 克、桃仁 6 克。

【适应症】治症同络石藤粥，但药力明显增强，宜用于湿热腰痛较重者。

【制法】1、冷水 400 毫升浸泡上药 30 分钟左右。2、煮沸 30 分钟后滤出药液。3、再加水 250 毫升，继煮 20 分钟后滤出药液。4、二次药液相合。

【用法】早、晚空腹服。

【注意】1、腰痛喜热煮忌用。2、老年体弱者慎用。

【说明】1、本方治证病理同上方。2、苍术配黄柏是治腰以下关节湿热的基本方。加川牛膝、桃仁，可加强活血止痛作用。加防己能加强祛风除湿作用。3、风湿性关节炎、坐骨神经痛、骨质增生，见本证者均可用。

【其他适应症】1、下肢浮肿。2、尿道炎。

（四）瘀血型

1、牛膝酒

【组成】川牛膝 75 克、白酒 500 毫升。

【适应症】腰痛部位固定，轻则俯仰不利，重则不能转侧，甚则如折、舌紫暗脉弦。

【制法】1、牛膝粉碎。2、加入白酒中、密封。3、1周后滤出、密封。

【用法】每次饮药酒 5 ~ 10 毫升，日 2 次。

【注意】高血压及不会饮酒者忌用。

【说明】1、本型腰痛是因跌仆闪挫，或强力举重，或久坐久卧损伤腰肾，经络阻滞，气血不畅而成。2、川牛膝活血化瘀、通络止痛，并兼以补精血、强腰脊。与酒同用，是取白酒良好的温散之力，加强川牛膝的活血通经止痛作用。3、各类腰痛见本证者均可使用本方。

【其他适应症】1、瘀血头痛。2、瘀血经闭、痛经。

2、骨碎补酒

【组成】骨碎补 80 克、独活 20 克、白酒 500 毫升。

【适应症】同牛膝酒，但药力增强。

【制法】1、2 药粉碎。2、放入白酒中浸泡、密封。3、7 日后滤出、密封。

【用法】每次饮药酒 5 ~ 10 毫升，日 2 次。

【注意】高血压及不会饮酒者忌用。

【说明】1、本型药方治证是血瘀腰间经络，兼有风湿阻滞。2、骨碎补活血化瘀、通络止痛。独活偏治下部风湿。借酒的行散之功加强 2 药效能。

【其他适应症】1、全身风湿痛。2、血瘀身病。

3、凌霄刘寄奴酒

【组成】凌霄花、刘寄奴各 50 克、白酒 500 毫升。

【适应症】治症同上，药力相近。

【制法】1、2 药稍加粉碎。2、放入酒中浸泡、密封。3、7 日后滤出、密封。

【用法】每次饮药酒 5 ~ 10 毫升，日 2 次。

【注意】高血压及不会饮酒者忌用。

【说明】1、本方治证病理同骨碎补酒。2、凌霄花、刘寄奴皆活血疗伤之要药，二者配用疗效增加，尤多用于外伤瘀血而致腰痛。借酒的升散作用药力增加。

【其他适应症】1、全身风湿痛。2、血瘀身痛。3、血瘀经闭。

4、四物五加汤

【组成】当归、川芎、赤芍、熟地、五加皮各9克。

【适应症】治症同前方，但药力增强。

【制法】1、冷水500毫升浸泡1小时左右。2、煮沸30分钟后滤出药液。3、再加水300毫升后，继煮30分钟滤出药液。4、二次药液相合。

【用法】早、晚空腹服。

【说明】1、本方治证病理如前方所述。2、本方前4药为名方"四物汤"。方中赤芍有活血作用，如换成能补血的白芍，此四物汤为补血方。如方中换成活血的赤芍，则四物汤偏于活血。而五加皮能通经活络，且能补肝肾、强筋骨，故本方尤宜于老年或体弱者的瘀血而致的腰痛。

【其他适应症】同凌霄刘寄奴酒。

5、桃归牛膝没药汤

【组成】桃仁、川牛膝、没药、当归各9克、鸡血藤18克、香附、续断各12克。

【适应症】治证同四物五加汤，但药力更强。

【制法】1、冷水700毫升浸泡上药1小时左右。2、煮沸30分钟后滤出药液。3、再加水400毫升，继煮30分钟后滤出药液。4、二次药液相合。

【用法】早、晚空腹服。

【说明】1、本方治证病理同四物五加汤所述。2、桃仁、当归、鸡血藤、川牛膝、没药均为常用的活血化瘀药，长于通经止痛。香附为行气药，用之以促进活血（气行则血行）。续断能补精血、强腰肾，体现出活血而不伤正。2、凡因外伤、风湿及其他原因引起的急慢性腰痛，见本证者均可使用。

【其他适应症】1、血瘀身痛。2、中风后遗症。3、血瘀经闭。

（五）肾虚型

1、菟丝子粥

【组成】菟丝子30克、补骨脂9克、粳米60克、冰糖少许。

【适应症】腰痛以酸软为主、喜按喜揉、腿膝无力、遇劳更甚、卧则减轻、常反复发作、伴神疲体倦、四肢偏凉、腿脚抽筋、夜里明显、舌苔多白或白腻、脉沉而弱。

【制法】1、冷水 1000 毫升浸泡上药 30 分钟以上。2、煮沸 40 分钟后滤出药液。3、用药液与米共煮粥。4、加糖调味。

【用法】可作早、晚餐服食。

【说明】1、本型腰痛成因多种，或素体不足，或劳欲太过，或久病体虚，或年老体衰，以致肾精不足，伴有阳衰，无以滋养经脉而腰痛。2、菟丝子质柔而多液，不温不燥，补而不腻，既能补肾阴，又能补肾阳。除补肾外尚有温补脾肾之功。补骨脂补肾助阳。对于老年来说，只要常服久服，除能消除肾虚腰痛外，还能收到补益强壮作用。

【其他适应症】肾虚头晕、眼花、耳鸣耳聋、小便频数、阳痿早泄。

2、杜仲续断粥

【组成】杜仲、续断各 15 克、大米 60 克、冰糖少许。

【适应症】治症同菟丝子粥，但本证尤以腰部冷痛明显、四肢欠温。

【制法】1、冷水 1000 毫升浸泡上药 1 小时左右。2、煮沸 40 分钟后滤出药液。3、用药液与米同煮粥。4、加糖调味。

【用法】可作早、晚餐服食。

【说明】1、本证是因阳气不足，难以温养腰部经脉、筋骨而作痛。2、杜仲、续断同为补阳药，能补肝肾、强筋骨，二者并用疗效增强。

【其他适应症】1、高血压。2、因肾虚而胎动不安。

3、仙茅酒

【组成】仙茅 80 克、白酒 500 毫升。

【适应症】治症同杜仲续断粥，但药力略强。

【制法】1、仙茅粉碎。2、放入白酒内浸泡、密封。3、7 日后滤出、密封。

【用法】每次饮药酒 5 ~ 10 毫升，日 2 次。

【注意】高血压及不会饮酒者忌用。

【说明】1、本证病理同杜仲续断粥。2、仙茅能温肾助阳、强筋骨,并能祛风湿。借酒的温散作用使药力加强。

【其他适应症】1、肾虚遗尿、阳痿。2、肾阳虚致脘腹冷痛、腹泻。

4、四物加续断狗脊方

【组成】当归、白芍、熟地、川芎各9克、续断、狗脊各15克。

【适应症】治症同菟丝子粥,尤多用于腰痛而俯仰不适。

【制法】1、冷水700毫升浸泡上药1小时左右。2、煮沸40分钟后滤出药液。3、再加水400毫升,继煮40分钟后滤出药液。4、二次药液相合。

【用法】早、晚空腹服。

【说明】1、本证腰痛为血虚、阳衰致使腰部肌肉、筋脉失去滋养、温煦所致。2、前4味药为名方"四物汤",功效长于补血。续断、狗脊皆性温、归肾经,长于温肾助阳、强壮筋骨。

【其他适应症】血虚、阳虚而致全身风湿痛。

5、杜仲菟丝地黄汤

【组成】杜仲、菟丝子、枸杞子各12克、熟地、山萸肉、核桃仁、莱菔子各9克、鸡内金6克。

【适应症】治症同菟丝子粥,但药力显著增强,也强于上方。

【制法】1、冷水800毫升浸泡上药1小时以上。2、煮沸40分钟以上滤出药液。3、再加水500毫升,继煮40分钟后滤出药液。4、二次药液相合。

【用法】早、晚空腹服。

【注意】1、本型腰痛需久治,为了服药方便,本方宜作丸剂服用。2、方中鸡内金如作粉剂药效更强,每服2～3克。

【说明】1、本方所治腰痛,包括肾阴虚和肾阳虚2个方面。2、杜仲、菟丝子、核桃仁3药侧重于补肾阳。熟地、枸杞子2药侧重于补肾阴。山萸肉既能补肾阴,又能补肾阳。莱菔子和鸡内金是消化导滞、健胃药。3、如伴有面色无华、下肢不温等症,说明偏于肾阳虚,此时方中的杜仲、菟丝子、核桃仁3药的用量应各加3克。如伴有口干咽燥、手足心热等症,说明偏于肾阴虚,此时方中的熟地、

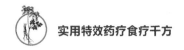

枸杞子 2 药应各加 3 克。

【其他适应症】1、糖尿病。2、初期白内障。3、白癜风。

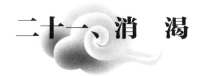

二十一、消渴

消渴相当于糖尿病，是以多饮、多食、多尿，继而消瘦无力为特点的疾病。中医认为，如多饮为主，是病在上焦，病机主要在肺。如多食为主，是病在中焦，病机主要在胃。如多尿为主，是病在下焦，病机主要在肾。具体分为以下3型：肺燥津伤（上消）、胃热炽盛（中消）、肾虚（下消）。

（一）肺燥津伤

1、白萝卜汤

【组成】白萝卜300克、素油、食盐、葱花、味精等相关调料少许。

【适应症】烦渴多饮、口干舌燥、尿频量多、舌边尖红、苔薄黄、脉洪数。

【制法】1、将萝卜切成薄片或细丝。2、煮汤。3、萝卜将熟时加相关调料。

【用法】1次食入，隔日食1次，6～7次为1疗程。

【说明】1、萝卜能润肺、除燥热，故适用于肺燥津伤型消渴。肺燥易于生痰，萝卜能化痰。痰多易于气滞而影响胃口，萝卜能行气通气、健胃消食。足见，老年消渴初期，又脾胃虚弱者用之最宜。白萝卜也可与粳米做粥食之。

【其他适应症】1、老年咳嗽痰多。2、消化不良。

2、知母芦根粥

【组成】知母12克、芦根15克、大米60克。

【适应症】治症同白萝卜汤，但药力略强。

【制法】1、冷水1000毫升浸泡上药30分钟左右。2、煮沸35分钟后滤出药液。3、用药液与米共煮粥。

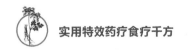

【用法】可作早、晚餐服食。

【说明】知母、芦根性味甘寒，归肺、胃经。寒能清热，甘寒可滋阴。故2药能清肺胃热，养肺胃阴。对肺胃阴伤而产生的燥热消渴正治。

【其他适应症】咳嗽、吐黄痰。

3、玉竹粥

【组成】玉竹30克、天花粉15克、大米60克。

【适应症】同知母芦根粥，药力相近。

【制法】1、冷水1000毫升浸泡上药30分钟左右。2、煮沸30分钟后滤出药液。3、用药液与米共煮粥。

【用法】可作早、晚餐服食。

【说明】1、本方治证病理同上方。2、玉竹、天花粉皆甘寒，归肺、胃经，故能滋养肺胃之阴，清肺胃之燥热，治疗肺胃阴伤的燥热证。

【其他适应症】燥咳痰少。

4、葛根石膏粥

【组成】葛根、生石膏（另包）各20克、大米60克。

【适应症】治症同前方，药力相近。

【制法】1、冷水800毫升煮沸生石膏40分钟后，加入葛根（应先用水200毫升浸泡30分钟左右。连药带水加入石膏中）。2、继煮30分钟后滤出药液。3、用药液与米共煮粥。

【用法】可作早、晚餐服食。

【说明】1、本方治症病理如上方所述。2、葛根气味甘、平，微凉，功能生津止渴、升阳提气。生石膏大寒，归肺、胃经，长于清除肺胃之热。2药配用对消渴初期（上消），肺胃津亏之燥热重症适宜。

【其他适应症】热性感冒。

5、花粉藕汁汤

【组成】天花粉、生藕汁各20克（另包），生地、葛根各9克、麦冬15克。

【适应症】治症同葛根石膏粥，药力略强于以上诸方。

【制法】1、冷水600毫升浸泡上药（除外生藕汁）1小时左右。2、煮沸25分钟后滤出药液。3、再加水400毫升，继煮20分钟后滤出药液。4、二次药液相合，加入生藕汁。

【用法】早、晚空腹服。

【注意】如生藕汁来源困难，可用生藕40克（切碎）代之，与其他药同煮。

【说明】1、本方治症病理同前方所述。2、方中诸药均气味甘、凉。甘凉能生津而清燥热（虚热）。其中生地能清热凉血。葛根能升提清阳之气。诸药合用，清热之中又能生津，加之升阳利于补气，故本方可用于上消较重之症。

（二）胃热炽盛

1、蘑菇汤

【组成】蘑菇50克、素油、味精、食盐等相关调料少许。

【适应症】多食、口渴、次为尿多、形体消瘦、大便干燥、舌苔黄、脉洪数。

【制法】1、煮熟蘑菇。2、加相关调料。

【用法】日内食完，每日1剂。

【注意】蘑菇也可用香菇代之，其效同。

【说明】1、本方治症病理主要是肺胃热盛伤阴。2、蘑菇气味甘、凉，能清肺胃燥热、养胃阴、益肺气，宜用于肺胃燥热、津液不足之上、中消之证，即多饮、多食为主。3、宜用于糖尿病初、中期形体消瘦者。4、蘑菇也可与粳米60克共煮粥食用疗效同，老年人尤宜。

【其他适应症】1、抗癌。2、提高免疫力。3、抗衰老。

2、二瓜皮花粉粥

【组成】西瓜皮、冬瓜皮、天花粉各15克、粳米60克。

【适应症】治症同上，但药力增强。

【制法】1、冷水1000毫升浸泡上药30分钟左右。2、煮沸25分钟后滤出药液。

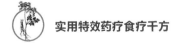

3、用药液与米共煮粥。

【用法】可作早、晚餐服食。

【注意】本方要作煎剂，则药力更强。

【说明】1、本方治证病理如上方所述。2、西瓜皮、冬瓜皮、天花粉，均性味甘凉，清热养阴。天花粉尤长于清肺胃之热，养肺胃之阴。以粥食之可养护脾胃。

【其他适应症】热病口渴。

3、冬瓜麦冬芦根粥

【组成】冬瓜皮30克、麦冬、芦根各15克、粳米60克。

【适应症】治症同上方，药力相近，对炽热型糖尿病尿量增多者尤宜。

【制法】1、冷水1000毫升浸泡上药30分钟以上。2、煮沸30分钟后滤出药液。3、用药液与米共煮粥。

【用法】可作早、晚餐服食。

【注意】本方如做煎剂则疗效增加。

【说明】1、本方治证病理与前方同。2、方中3药甘凉，归肺、胃2经，具有清热养阴作用，其中冬瓜皮又能清热利尿，有利于清除内热。

【其他适应症】1、热病烦渴。2、肺热咳嗽。

4、竹叶玉竹知母汤

【组成】竹叶、玉竹各15克、知母12克。

【适应症】治证同前，但药力增强。

【制法】1、冷水500毫升浸泡上药30分钟以上。2、煮沸30分钟后滤出药液。3、再加水300毫升，继煮30分钟后滤出药液。4、二次药液相合。

【用法】早、晚空腹服。

【说明】1、本方治证病理如前方所述。2、方中3药皆性凉，凉能清热。竹叶长于清热利尿。玉竹、知母长于清热养阴。而玉竹偏于养阴，知母偏于清热。

【其他适应症】肺热咳嗽。

5、石膏知母汤

【组成】生石膏 30 克（另包）、知母 9 克、天花粉 15 克。

【适应症】治症同前方，但药力明显强于上面各方。

【制法】1、冷水 200 毫升浸泡知母、天花粉 30 分钟左右。2、先用冷水 500 毫升煮沸生石膏 40 分钟后，加上药（连药带水），继煮 30 分钟后滤出药液。3、再加冷水 300 毫升后，继煮 30 分钟后滤出药液。4、二次药液相合。

【用法】早、晚空腹服。

【注意】1、生石膏打碎后再煮。2、天花粉反乌头。

【说明】1、本方治证病理如前所述。2、生石膏大寒，归胃经，故能清胃热。知母性味甘、苦，性寒，且质润，归肺、胃经，故清热之中并能养阴生津。天花粉也为甘凉之品，长于清热生津。3 药配合，清肺、胃热为主，佐以养阴。

【其他适应症】肺热咳嗽。

（三）肾 虚

1、黄豆制品

【组成】煮黄豆、炒焖黄豆、黄豆粥各 30 ～ 50 克。

【适应症】偏于肾精不足为主的下消，症见尿频尿多，或混浊如脂膏、腰膝酸软、乏力神疲、头晕、头昏、口干舌燥、皮肤干燥、舌质淡无苔、脉细无力。

【制法】1、煮黄豆：黄豆加水煮熟，捞放在碗中，加葱花、食盐，或酱油、味精等相关调料。拌匀后即可食用。也可同时加少量白萝卜、胡萝卜、黄瓜，不但增效，还因色艳（红、黄、白、绿）而大开胃口。2、炒焖黄豆：黄豆放锅中干炒，熟后放到碗或杯中，乘热放进少量食盐或酱油、葱花、味精等相关调料，加盖焖至 15 ～ 20 分钟后（使其变软）可食（作副食用）。3、黄豆粥：可用黄豆与粳米共煮粥，日内分 1 ～ 2 次温食。

【用法】以上 3 种吃法任选其一，每天分 1 ～ 2 次食完。15 日为 1 疗程。也可交替食用，以防厌食。

【注意】1、黄豆不能生食。2、有痛风者不宜用此方。

【说明】1、黄豆气味甘、平，具有益气养血、健脾宽中、安神宁心、润燥利水等功效。2、因黄豆营养丰富而有"豆中之王""植物肉""绿色牛奶"之称。实践证明，食黄豆的人，患糖尿病者明显减少。3、因黄豆补益精血，因而偏治肾虚、精血不足阶段的消渴（下消），以多尿为主，多饮、多食次之，相当于糖尿病晚期而明显消瘦者。

【其他适应症】1、促进儿童生长发育。2、抗癌。3、降血脂。

2、山药玉竹粥

【组成】山药 30 克、玉竹 15 克、粳米 60 克。

【适应症】气阴两虚而致的尿频尿多、神疲乏力、身体消瘦等症。

【制法】1、冷水 1000 毫升浸泡上药 30 分钟以上。2、煮沸 30 分钟后滤出药液。3、用药液与米共煮粥。

【用法】可作早、晚餐服食。

【说明】1、本方治证病理是气阴两虚。2、山药为常用的补气药，玉竹为常用的补阴药。2 药配用正治气阴两虚之证。药理：2 药均有明显降糖作用。

【其他适应症】气阴两虚而致慢性咳嗽。

3、山药玉竹黄精山萸汤

【组成】山药 30 克、玉竹 15 克、黄精、山萸肉各 12 克。

【适应症】气阴两虚而致的消渴症，药力明显强于上方。

【制法】1、冷水 700 毫升浸泡上药 1 小时左右。2、煮沸 40 分钟后滤出药液。3、再加水 400 毫升，继煮 40 分钟后滤出药液。4、二次药液相合。

【用法】早、晚空腹服。

【说明】1、本方治症病理是气阴两虚。2、山药是常用的补气药。玉竹、黄精是常用的补阴药。山萸肉既能补肾阴，又能补肾阳。药理：各药都有明显降糖作用。

【其他适应症】提高免疫力，抗衰老。

4、七味地黄汤

【组成】熟地 24 克、山药、山萸肉各 12 克、茯苓、泽泻、丹皮、黄精各 9 克。

【适应症】阴虚而致消渴，药力较强。宜用于肾阴不足之多尿、腰膝酸软之重症。

【制法】1、冷水 900 毫升浸泡上药 1 小时左右。2、煮沸 40 分钟后滤出药液。3、再加水 500 毫升，继煮 40 分钟后滤出药液。4、二次药液相合。

【用法】早、晚空腹服。

【说明】1、本方治症病理是肾阴不足。2、熟地、山萸肉、山药、黄精皆为常用的补肾药，以补阴为主，其中山萸肉平补肾阴阳。山药又能补脾气（气也助阳），故本方以补阴（精）为主，又能补阳。丹皮、茯苓、泽泻能清热利尿，以防 4 药因补益而产生郁热。3、许多晚期糖尿病者服用本方均取得不同程度疗效。4、本方需长服，因此宜用丸药。本方为六味地黄丸加黄精而成，效果明显优于六味地黄丸。

【其他适应症】1、慢性肾炎。2、高血压病。3、甲状腺功能亢进。4、中心性视网膜炎。以上 4 病属肾阴虚弱者，均可加减应用本方。

5、八味地黄丸

【组成】熟地 24 克、山药、山萸肉各 12 克、泽泻、茯苓、丹皮、桂枝、附子（另包）各 9 克。

【适应症】治证近于七味地黄汤，但七味地黄汤侧重于补肾阴，而本方阴阳并补，宜用于肾阴阳俱虚而出现的下消重证。症见小便频数、混浊如膏，甚则饮一溲一、面容憔悴、耳轮干枯、腰膝酸软、四肢欠温、畏寒怕冷、舌苔白、脉沉细无力。

【制法】1、冷水 900 毫升浸泡上药（除外附子）1 小时以上。2、先用冷水 600 毫升煮沸附子 40 分钟后，加入上药（连药带水），继煮 40 分钟后滤出药液。3、再加水 600 毫升，继煮 40 分钟后滤出药液。4、二次药液相合。

【用法】早、晚空腹服。

【说明】1、本证病理是肾阴虚进一步加重而导致肾阳虚，变成阴阳俱虚，

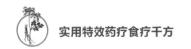

故本方治症为肾阴阳俱虚，病情重于七味地黄汤的肾阴虚。2、方中前 6 味配用能补肾阴（六味地黄汤）。配上后 2 味能补肾阳。8 味药并用肾的阴阳俱补。3、此阶段的消渴为重证，须长期服用。为服药方便应制成丸剂或胶囊服。

【其他适应症】1、慢性肾炎。2、肾虚水肿。3、抗衰老。

（四）消渴通用方

1、黄芪生地菠菜汤

【组成】黄芪、黄精各 15 克、生地、葛根各 9 克、菠菜根 150 克。

【适应症】糖尿病各阶段病症（上、中、下消），症见口渴多饮、多食善饥、尿频尿多、舌质多淡红而干、脉多细兼数。

【制法】1、冷水 600 毫升浸泡上药（菠菜根除外）1 小时左右。2、放入菠菜根，一起煮 30 分钟后滤出药液。3、再加水 400 毫升，继煮 30 分钟后滤出药液。4、二次药液相合。

【用法】早、晚空腹服。

【注意】本方性凉，大便常稀者慎用。

【说明】1、糖尿病无论病在哪一阶段（上消、中消、下消），其基本病机都是灼热伤津。2、上消多为肺燥，故用葛根。中消多为胃燥生热，故用黄精。下焦多为肾燥生热，故用生地、黄精二药。而消渴的津液不足必导致气虚，故用黄芪补气，体现补气益阴。菠菜根气味甘凉，能生津止渴、清热养血。故本方适用于各型消渴，对于中消尤佳。

【其他适应症】1、提高免疫力。2、抗衰老。

2、玉药首乌黄粉汤

【组成】玉竹、山药各 30 克、何首乌 30 克、黄芪、天花粉各 18 克。

【适应症】糖尿病各阶段病症(上、中、下消)，本方药力强于黄芪生地菠菜汤。治症见多饮、多食、多尿，日渐消瘦。

【制法】1、冷水 1200 毫升浸泡上药 1 小时左右。2、煮沸 40 分钟后滤出药液。

3、再加水 600 毫升，继煮 40 分钟后滤出药液。4、二次药液相合。

【用法】早、晚空腹服。

【说明】1、玉竹、天花粉能清肺胃热、养肺胃阴，宜用于上、中消。何首乌补益精血，宜用于下消。山药、黄芪配用能补气养阴，宜用于中、下消。全方功效清热生津、补气养阴，宜用于糖尿病各阶段而以中晚期为宜（中、下消）。

2、本方用 2 周后，如有效应继用。如久服宜作丸或散剂。

【其他适应症】同上方。

二十二 癃 闭

癃闭主要是肾或膀胱受损引起尿液潴留，小便排出困难的疾病，相当于不同原因引起的肾功能衰竭的少尿期及慢性前列腺炎。按病因本病常分为以下6型：膀胱湿热、肺热壅滞、气机郁滞、瘀浊阻滞、脾气不升、肾阳衰惫。掌握各型的主要症状特点是其关键。如膀胱湿热，尿量少而短赤灼热。肺热壅盛，小便不畅或点滴不通。气机郁滞，排尿痛而不爽、胁腹胀满。瘀浊阻滞，尿如细线、小腹胀满疼痛。脾气不升，尿少而不爽利、气短、语声低微。肾阳衰惫，排尿无力、畏寒怕冷。

（一）膀胱湿热

1、车前草绿茶

【组成】车前草 150 克、绿茶 1 克。

【适应症】小便点滴不通、量少而短赤灼热、小腹胀满、舌苔薄黄而腻、脉弦数。

【制法】1、冷水 400 毫升煮沸车前草 10 分钟后滤药液。2、加绿茶盖闷 5 分钟后滤出。

【用法】当茶频饮，每日 1 ~ 2 剂。

【注意】如无车前草，可用车前子代之，用量每次 15 克。

【说明】1、本证病理是膀胱湿热阻滞，气化不行而致小便不利。2、车前草功专清利膀胱湿热而利尿。绿茶能清热利尿、导热下行。二者同用清利膀胱湿热之力增强。

【其他适应症】夏季水样腹泻。

2、绿豆王不留粥

【组成】绿豆 30 克、王不留行 12 克、粳米 60 克、冰糖少许。

【适应症】症同前方，但药力增强。

【制法】1、冷水 1000 毫升浸泡上药 1 小时以上。2、煮沸 40 分钟后滤出药液。3、用药液与米共煮粥。4、加糖调味。

【用法】可作早、晚餐服食。

【说明】1、本证病理同前方所述。2、绿豆性凉，能清热利尿、导热下行。王不留行为活血药，其性走而不守，可促进绿豆的下行通利作用。以粥用之可保护脾胃。

【其他适应症】1、夏天尿少。2、男子绝育（王不留作用）。

3、萹蓄地肤粥

【组成】萹蓄 30 克、地肤子 15 克、粳米 60 克、冰糖少许。

【适应症】治症同上方，但药力增强。

【制法】1、冷水 1000 毫升浸泡上药 30 分钟以上。2、煮沸 30 分钟后滤出药液。3、用药液与米共煮粥。4、加糖调味。

【用法】可作早、晚餐服食。

【说明】1、本证病理与前两方同。2、萹蓄、地肤子 2 药皆性味苦寒，且归膀胱经，故能清利膀胱湿热而通利小便。3、以粥用之可保护脾胃。

【其他适应症】湿热淋症（近于尿道炎）。

4、二苓冬葵绿豆汤

【组成】茯苓 15 克、土茯苓 30 克、冬葵子 9 克、绿豆 30 克。

【适应症】治症同前方，但药力增强。

【制法】1、冷水 700 毫升浸泡上药 1 小时以上。2、煮沸 30 分钟后滤出药液。3、再加水 400 毫升，继煮 30 分钟后滤出药液。4、二次药液相合。

【用法】早、晚空腹服。

【说明】1、本证病理同前方。2、上 4 药皆能利水、通利小便。虽茯苓、土茯苓 2 药性平，但冬葵、绿豆性凉。4 药配用，能清湿热而利尿。

【其他适应症】湿热淋症（近于尿道炎）。

5、木通车前滑石汤

【组成】木通、车前子、滑石、萹蓄、瞿麦、大黄（另包）、生甘草各 9 克。

【适应症】治症同上诸方，但药力明显增强。宜用于小便点滴不通、量少而短赤灼热，并兼有口苦口黏，或大便不爽者。

【制法】1、冷水 600 毫升浸泡上药(除外大黄)30 分钟以上。2、煮沸 15 分钟后，加入一半大黄（4.5 克），继煮 10 分钟后滤出药液。3、再加水 400 毫升，煮沸 15 分钟，加另外一半大黄（4.5 克），继煮 10 分钟后滤出药液。4、二次药液相合。

【用法】早、晚空腹服。

【注意】大便常稀者不宜用此方（可去掉大黄再用）。

【说明】1、本证病理同前方所述。2、方中除大黄外，各药均能清利膀胱湿热而利小便。大黄为泻下药，用大黄能增加各药导热下行之力，增加排尿效果。本方宜用于症状较急，症情较重之症。慢性者不宜用。

【其他适应症】急性肾盂肾炎。

（二）肺热壅滞

1、二根粥

【组成】芦根、白茅根各 30 克、粳米 60 克、冰糖少许。

【适应症】肺热壅盛而致小便不畅或点滴不通、夜里较重，或伴有咽干、烦渴欲饮，或咳嗽、有痰、胸闷不适等症、舌苔白或微黄、脉多弦。

【制法】1、冷水 1000 毫升浸泡上药 30 分钟左右。2、煮沸 30 分钟后滤出药液。3、用药液与米煮粥。4、加糖调味。

【用法】可作早、晚餐服食。

【说明】1、本证病理是肺热壅盛而致小便不利。中医认为，肺为水之上源，若热壅于肺，则肺气不能肃降，因而水道通调不利，形成本病。2、芦根、白茅根均能清肺热，又能利尿，所以本证可解。以粥用之能养胃护脾，老年宜之。

【其他适应症】咳嗽、吐黄痰。

2、瓜蒌桔梗粥

【组成】瓜蒌、桔梗各 12 克、粳米 60 克、冰糖少许。

【适应症】肺热壅盛而致小便不畅。治症同上，但药力略强。

【制法】1、冷水 1000 毫升浸泡上药 30 分钟以上。2、煮沸 30 分钟后滤出药液。3、用药液与粳米共煮粥。4、加糖调味。

【用法】可作早、晚餐服食。

【说明】1、本证病理同上方。2、瓜蒌清肺热、化痰浊、导热下行。桔梗开宣肺气。2 药配用能开宣肺气、导热下行、通调水道而利尿。以粥用之可养脾胃。

【其他适应症】咳嗽、吐黄痰。

3、苏子葶苈冬葵子汤

【组成】苏子 9 克、葶苈子 6 克、冬葵子 12 克。

【适应症】治症同前方，但药力增强。

【制法】1、冷水 300 毫升浸泡上药 30 分钟左右。2、煮沸 30 分钟后滤出药液。3、再加水 200 毫升，继煮 30 分钟后滤出药液。4、二次药液相合。

【用法】早、晚空腹服。

【说明】1、本方治症病理同二根粥所述。2、3 药均为种子药，其性沉降，故能降肺气、通调水道。其中冬葵子又长于清利膀胱湿热而利尿。

【其他适应症】1、湿热淋症（尿道炎）。2、因热哮喘。

4、葶苈大枣绿豆汤

【组成】葶苈子 6 克、大枣 9 枚、绿豆 30 克。

【适应症】治症同上方，药力相近。

【制法】1、冷水 500 毫升浸泡上药 30 分钟左右。2、煮沸 30 分钟后滤出药液。3、再加水 300 毫升，继煮 30 分钟后滤出药液。4、二次药液相合。

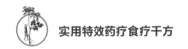

【用法】早、晚空腹服。

【说明】1、本证病理如上方所述。2、葶苈子、绿豆性凉能清热，2药为种子，均有沉降作用，故能清肺热、降肺气而导热下行。大枣甘温，是补气药，其甘缓之性能使葶苈子的大寒之性有所缓和而防止药性过凉。

【其他适应症】咳喘痰多、痰黄。

5、黄芩桑皮木通汤

【组成】黄芩、桑白皮、麦冬各9克、车前子（包煎）、木通各6克、茯苓15克。

【适应症】治症同二根粥，但药力明显增强。多用于小便点滴而出，甚至不出之重症，且常伴有咳嗽、喘急、吐黄痰等症。

【制法】1、冷水600毫升浸泡上药1小时左右。2、煮沸30分钟后滤出药液。3、再加水400毫升，继煮30分钟后滤出药液。4、二次药液相合。

【用法】早、晚空腹服。

【注意】尿色不黄，不宜用此方。

【说明】1、本证病理同二根粥。2、黄芩、桑白皮能清泄肺热。麦冬能滋阴养肺。木通、车前子能清热而利小便。茯苓健脾之中能利尿。全方清肺而利尿之力较强，且因有茯苓而不伤肠胃。体弱和老年人宜用之。

【其他适应症】肺热咳喘。

（三）气机郁滞

1、苏子萝卜粥

【组成】苏子9克、白萝卜100克、粳米60克、冰糖少许。

【适应症】1、肺气壅滞不降而致水道不利、排尿点滴而下。常伴胸腹胀满、咳嗽或略喘、舌苔多正常或稍腻、脉弦。

【制法】1、冷水1000毫升浸苏子30分钟左右。2、萝卜切碎，放在苏子中一起煎煮30分钟后滤出药液。3、用药液与粳米共煮粥。4、加糖调味。

【用法】可作早、晚餐服食。

【说明】1、本证病理是肺气壅滞，水之上源的肺不能通调水道、下输膀胱而致小便不利。2、苏子、白萝卜均能降肺气，肺气壅滞解除则水道通调。以粥用之可养胃。

【其他适应症】咳嗽痰喘、痰色灰白或稍黄。

2、厚朴桃仁王不留粥

【组成】厚朴 12 克、桃仁 9 克、王不留行 15 克、粳米 60 克、冰糖少许。

【适应症】治症同苏子萝卜粥，但药力略增强。

【制法】1、冷水 1000 毫升浸泡上药 1 小时左右。2、煮沸 30 分钟后滤出药液。3、用药液与粳米共煮粥。4、加糖调味。

【用法】可作早、晚餐服食。

【注意】本方如作汤剂服疗效可增。

【说明】1、本证病理如前方所述。2、厚朴长于降肺气。桃仁、王不留行同为种子药，其性下行，因而可降肺气，且 2 药能活血通脉，有利于调节气机，使肺发挥其正常的肃降功能、通调水道而利尿。

【其他适应症】咳喘痰多，痰色不黄。

3、香橼甘松荔枝汤

【组成】香橼 15 克、甘松 6 克、荔枝核 12 克。

【适应症】气机郁滞而致癃闭。药力强于上述 2 方。

【制法】1、冷水 400 毫升浸泡上药 30 分钟左右。2、煮沸 30 分钟后滤出药液。3、再加水 250 毫升，继煮 30 分钟后滤出药液。4、二次药液相合。

【用法】早、晚空腹服。

【说明】1、本证病理是因肝气郁结，疏泄不及，从而影响三焦水液的运化功能，使水道的通行受阻，致使小便点滴而下成为癃闭。2、上 3 药皆能疏肝理气，配合使用疗效增强。

【其他适应症】1、肝郁气滞证。2、抑郁症初期。

4、柴胡玫瑰青皮汤

【组成】柴胡、玫瑰花各 9 克、青皮 15 克。

【适应症】小便通而不爽、胁腹胀满、多烦善怒、舌苔薄、脉弦。

【制法】1、冷水 400 毫升浸泡上药 1 小时左右。2、煮沸 30 分钟后滤出药液。3、再加水 250 毫升，继煮 30 分钟后滤出药液。4、二次药液相合。

【用法】早、晚空腹服。

【说明】1、本证病理同香橼甘松荔枝汤。2、方中 3 药皆能疏肝理气。其中玫瑰花兼能活血，从而更能加强其他 2 药的疏肝解郁之力。气机通畅，小便癃闭得解。

【其他适应症】1、肝郁气滞证。2、抑郁症初期。

5、柴胡杏仁泽泻汤

【组成】柴胡、杏仁、桔梗、郁金、川楝子、车前子（包煎）各 9 克、泽泻 15 克。

【适应症】同柴胡玫瑰青皮汤，但药力明显增强。

【制法】1、冷水 700 毫升浸泡上药 1 小时左右。2、煮沸 30 分钟后滤出药液。3、再加水 500 毫升，继煮 30 分钟后滤出药液。4、二次药液相合。

【用法】早、晚空腹服。

【说明】1、本证病理同柴胡玫瑰青皮汤。2、柴胡、郁金、川楝子能疏肝理气，其中郁金并能活血，以助行气。杏仁配桔梗能宣降肺气而通调水道。泽泻、车前子能通利小便。全方功效疏肝理气、通利小便。

【其他适应症】肝郁气滞而致胸胁痛。

（四）瘀浊阻滞

1、牛膝泽兰粥

【组成】川牛膝、泽兰各 15 克、干姜 6 克、粳米 60 克、冰糖少许。

【适应症】尿道阻塞而致小便点滴而下、尿如细线，甚至阻塞不通、小腹胀满疼痛、夜里症状明显、遇冷加重、得热减轻、舌紫暗或有瘀点、脉细涩。

【制法】1、冷水1000毫升浸泡牛膝1小时以上。2、煮沸30分钟后滤出药液。3、用药液与粳米共煮粥。4、加糖调味。

【用法】可作早、晚餐服食。

【注意】低血压或有出血倾向者不宜用。

【说明】1、本证病理是由于瘀血败精，或肿块结石阻塞尿道，造成小便难出。2、川牛膝、泽兰同能活血、利小便。干姜温里，使方药变成温性，利于排尿。以粥用之作用缓和，且又保护胃肠，便于老年。

【其他适应症】高血压。

2、王不留行赤豆粥

【组成】王不留行12克、赤小豆30克、粳米60克、冰糖少许。

【桂适应症】治症同牛膝泽兰粥，常伴神疲乏力、脾胃虚弱等症，舌苔多白腻、脉弱。

【制法】1、冷水300毫升浸泡赤小豆1小时以上。2、冷水800毫升浸泡王不留行30分钟后，煮沸30分钟滤出药液。3、将赤小豆（连水带豆）、粳米加入药液中，继续煮至粥熟。4、加糖调味。

【用法】可作早、晚餐服食。

【说明】1、本证病理是瘀浊阻滞引起尿道不畅，并伴有脾胃虚弱。2、王不留行为常用活血药，生用其性沉降，具有利尿作用。赤小豆健脾而利尿。2药配用，通利而不伤正。以粥食之可养护脾胃，老年或脾胃虚弱者宜之。

【其他适应症】1、胃痛不适。2、绝育（王不留行抗着床、抗早孕）。

3、泽兰益母草粥

【组成】泽兰15克、益母草20克、干姜6克、大枣6枚（小的）、粳米60克、冰糖少许。

【适应症】治症同牛膝泽兰粥，药力相近。

【制法】1、冷水1000毫升浸泡上药30分钟以上。2、煮沸30分钟后滤出药液。3、用药液与粳米煮粥。4、加糖调味。

【用法】可作早、晚餐服食。

【说明】1、本证病理同牛膝泽兰粥。2、泽兰、益母草为活血药，并能利尿。瘀滞去则尿道通。干姜温里，用以减缓上2药的过凉，以防伤正。大枣益气、性温。

【其他适应症】血瘀经闭、痛经。

4、桂茯当肉王不留汤

【组成】桂枝9克、茯苓15克、当归、肉桂各6克、王不留行12克。

【适应症】治证同牛膝泽兰粥，但药力较强。

【制法】1、冷水500毫升浸泡上药1小时以上。2、煮沸30分钟后滤出药液。3、再加水300毫升，继煮30分钟后滤出药液。4、二次药液相合。

【用法】早、晚空腹服。

【说明】1、本证病机是寒郁血脉，致使膀胱不能化气行水，造成尿道不畅而成癃闭。2、桂枝、当归、王不留行皆能活血通脉。桂枝配茯苓能利尿。当归配肉桂长于温养血脉。诸药合用能温经活血而利尿。

【其他适应症】因寒经闭、月经不调。

5、桃仁大黄汤

【组成】桃仁、炮甲各6克、当归、大黄（另包）各9克、肉桂（另包）6克。

【适应症】治证同牛膝泽兰粥，但药力明显增加，宜用于小便点滴难出，尿如细线或中断者。

【制法】1、冷水400毫升浸泡上药（除外大黄、肉桂）1小时。2、煮沸20分钟后加入一半大黄（4.5克）和肉桂（3克），继煮10分钟后滤出药液。3、再加水300毫升，煮沸20分钟后，加另外一半大黄和肉桂一半，继煮10分钟后滤出药液。4、二次药液相合。

【用法】早、晚空腹服。

【说明】1、本证病理是血寒瘀阻致尿道不畅。2、桃仁、当归、炮甲均为活血药。3药配用活血之力大增。大黄为泻下药，此处用之，一是大黄能活血，增加行瘀之力。二是作为泻下药，能引诸药下行，有利于通利小便。用肉桂是为了使方药变温，给膀胱热量，增加排尿机能。3、老年前列腺肥大而见本证者宜之。

【其他适应症】因寒痛经、月经不调。

（五）脾气不升

1、白苓葛根升麻粥

【组成】白术、茯苓各 15 克、葛根 12 克、升麻 6 克、粳米 60 克、冰糖少许。

【适应症】欲小便而不得出，或量少而不爽利，常伴有气短、神疲乏力、小腹坠胀不适、语声低微、大便不畅、舌质淡无苔、或舌苔白腻。

【制法】1、冷水 1000 毫升浸泡上药 1 小时以上。2、煮沸 40 分钟后滤出药液。3、用药液与粳米共煮粥。4、加糖调味。

【用法】可作早、晚餐服食。

【说明】1、本证病理是久病体虚而致清气不能上升，因而浊阴难以下降，小便因而不利。2、白术、茯苓健脾。葛根、升麻能升举清阳之气。脾健而有力，清升而浊降，故小便能通利。

【其他适应症】脾虚腹泻。

2、参芪牛膝粥

【组成】党参、川牛膝各 12 克、黄芪 18 克、粳米 60 克、冰糖少许。

【适应症】治证同上方，但药力增强。

【制法】1、冷水 1000 毫升浸泡上药 1 小时以上。2、煮沸 40 分钟后滤出药液。3、用药液与粳米煮粥。4、加糖调味。

【用法】可作早、晚餐服食。

【说明】1、本证病理同前方所述。2、党参、黄芪均为常用的补气药，且黄芪除补气外，尚有提气之性（使补气之力向上提升）。川牛膝活血而通利尿道，因而清除尿道之瘀滞，并使尿量增加而便于排尿。以粥食之，养胃护脾，老年尤宜。3、如本方作汤剂，则药力增加。

【其他适应症】气虚。

3、参芪术苓桂枝汤

【组成】党参 12 克、黄芪、白术、茯苓各 15 克、桂枝 9 克。

【适应症】治症同参芪牛膝粥，但药力明显增强。

【制法】1、冷水 700 毫升浸泡上药 1 小时以上。2、煮沸 30 分钟后滤出药液。3、再加水 400 毫升，继煮 30 分钟后滤出药液。4、二次药液相合。

【用法】早、晚空腹服。

【说明】1、本证病理同白术葛根粥所述。2、党参、黄芪同为补气药，合用则补气之力增强。白术、茯苓同为健脾药，合用则健脾之力增强。气虚必然脾虚，所以健脾利于补气。其中茯苓又能渗湿利尿，配上具有温经、促进膀胱气化行水的桂枝，更能使尿量增加、尿道通畅。

【其他适应症】气虚水肿。

4、参芪干姜肉桂汤

【组成】党参、黄芪各 15 克、干姜、肉桂各 6 克。

【适应症】治症同白术葛根升麻粥，尤其伴有神疲乏力、脘腹冷痛不适者宜之。

【制法】1、冷水 500 毫升浸泡上药 1 小时以上。2、煮沸 30 分钟后滤出药液。3、再加水 400 毫升，继煮 20 分钟后滤出药液。4、二次药液相合。

【用法】早、晚空腹服。

【说明】1、本证病理是气虚、脾虚而清气不升，浊阴难以下降而导致癃闭。2、党参配黄芪使补气之力增强，黄芪并有升清功能。干姜、肉桂皆为温里药。干姜偏于温脾，肉桂偏于温肾。全方合用，补气温里而利尿。

【其他适应症】因寒腹痛、腹泻。

5、参芪桂枝升柴汤

【组成】人参、猪苓、泽泻各 9 克、黄芪 18 克、桂枝、柴胡、升麻、桃仁各 6 克、茯苓、白术各 15 克。

【适应症】治症同参芪牛膝粥，但药力明显增强，治症宜用于较重者。

【制法】1、冷水 1000 毫升浸泡上药 1 小时以上。2、煮沸 40 分钟后滤出药液。3、再加水 600 毫升，继煮 40 分钟后滤出药液。4、二次药液相合。

【用法】早、晚空腹服。

【说明】1、本证病理同参芪牛膝粥。2、人参、黄芪是常用的补气药，黄芪又能升阳，故参芪相配最能补益脾气。升麻、柴胡小量使用能升阳（向上提升阳气），以助补气。白术长于健脾，合参、芪，以助补气。白术、茯苓、猪苓、泽泻配用，能渗湿利尿。白术配桂枝能温脾，给膀胱热量而强利尿之功。气虚必然运血无力，致使血流不畅，故用桃仁活血，以去虚中之瘀。

【其他适应症】气虚水肿。

（六）肾阳衰惫

1、锁阳粥

【组成】锁阳 15 克、川牛膝 12 克、粳米 60 克、冰糖少许。

【适应症】小便不通或点滴不爽、排尿无力、面色无华、畏寒怕冷、四肢不温、腰膝冷而酸软无力，常伴神疲乏力、食少便溏、行动迟缓、舌苔白或白腻、脉沉而弱。

【制法】1、冷水 1000 毫升浸泡上药 1 小时以上。2、煮沸 30 分钟后滤出药液。3、用药液与粳米共煮粥。4、加糖调味。

【用法】可作早、晚餐服食。

【说明】1、本证病理是肾阳虚衰，即肾的热量不足，机能不旺，气不化水，水府枯竭而癃闭。2、锁阳性味甘、温，归肾经，故能补肾阳。川牛膝为活血药，其性下行而有利尿之功。2 药相配，壮肾阳而利尿道。以粥用之可养胃。

【其他适应症】肾虚阳痿、遗精、遗尿、尿频。

2、胡芦巴桂枝粥

【组成】胡芦巴、桂枝各 10 克、粳米 60 克、冰糖少许。

【适应症】治症同上方，但本方更温，作用稍强。

【制法】1、冷水 1000 毫升浸泡上药 30 分钟以上。2、煮沸 30 分钟后滤出药液。3、用药液与粳米共煮粥。4、加糖调味。

【用法】可作早、晚餐服食。

【说明】1、本证病理同上方所述。2、胡芦巴长于温肾。桂枝温经通脉，并能化气行水而利尿。

【其他适应症】1、阳虚水肿。2、经寒腹痛。

3、肉苁蓉粥

【组成】肉苁蓉 30 克、粳米 60 克、冰糖少许。

【适应症】治症同锁阳粥，药力相近。

【制活】1、冷水 1000 毫升浸泡上药 1 小时以上。2、煮沸 40 分钟后滤出药液。3、用药液与粳米共煮粥。4、加糖调味。

【用法】可作早、晚餐服食。

【说明】1、本证病理同锁阳粥。2、肉苁蓉是补肾阳、益精血的常用药，故通过补肾阳，使膀胱增加热量，加强排尿，同时能暖腰脊、强筋骨，对兼有精血不足而致的腰膝软弱无力、冷痛等症最宜。以粥用之更宜于老人。

【其他适应症】1、男子不育。2、女子不孕。3、老年肠燥便秘。

4、补骨菟丝子茯苓泽泻汤

【组成】补骨脂、菟丝子各 15 克、茯苓、泽泻各 12 克。

【适应症】治症同肉苁蓉粥，但药力增强。

【制法】1、冷水 600 毫升浸泡上药 1 小时以上。2、煮沸 40 分钟后滤出药液。3、再加水 400 毫升，继煮 40 分钟后滤出药液。4、二次药液相合。

【用法】早、晚空腹服。

【说明】1、本证病理同肉苁蓉粥。2、补骨脂、菟丝子 2 药同能补肾阳。2 药配用药力增强，能给肾增加热能，使之机能旺盛。茯苓、泽泻 2 药为常用的渗湿利尿药，在方中以助排尿之力。

【其他适应症】阳虚腹泻。

5、附桂牛膝车前汤

【组成】附子12克（另包）、肉桂6克（另包）、川牛膝、泽泻、车前子各9克。

【适应症】治症同肉苁蓉粥，但药力明显增强，对腰膝酸软、冷痛等症，有显著疗效。

【制法】1、冷水400毫升浸泡川牛膝、泽泻、车前子30分钟以上。2、先用冷水600毫升煮沸附子1小时左右，此时加入上药（连药带水）煮沸20分钟后，加肉桂一半（3克），继煮10分钟左右滤出药液。3、再加水500毫升，煮沸20分钟后，加肉桂另外一半（3克），继煮10分钟左右滤出药液。4、二次药液相合。

【用法】早、晚空腹服。

【注意】车前子最好包在布袋中煎煮，否则易于粘锅底。

【说明】1、本证病理如肉苁蓉粥所述。2、附子、肉桂2药性热，最能温肾散寒。车前子、泽泻、牛膝3药能利尿，使尿道通畅。其中川牛膝还能活血，用以改善因体虚而出现的尿道瘀滞不畅。

【其他适应症】慢性腰腿痛。

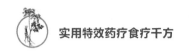
二十三、虚劳

虚劳又称虚损，是以脏腑功能衰退、气血阴阳不足为主要病机的多种慢性虚弱证候的总称。虚劳多发生在先天不足，后天失调及大病久病、精血耗伤的患者。病情一般较长，症状逐渐加重，短期不易恢复。

（一）补 气

1、人参粥

【组成】人参（多用生晒参）6～9克、红花3～6克、粳米60克、冰糖少许。

【适应症】补全身之气。全身气虚，症见气短、自汗、神疲乏力、时寒时热、面白声低、易于感冒、苔薄、脉弱。

【制法】1、冷水1000毫升浸泡人参（切片）1小时以上。2、煮沸1小时后加红花，继煮30分钟后滤出药液。3、用药液与粳米共煮粥。4、加糖调味。

【用法】可作早、晚餐服食。

【注意】人参可用党参12～15克代替。

【说明】1、肺主一身之气，脾为后天之本。所以补气主要是补脾肺之气。2、人参味甘能补，归脾、肺二经，故可补脾肺之气，即全身之气。红花能活血化瘀，使人参的补气之力输布于周身。以粥食之养护脾胃。3、人参偏温，宜在秋冬用。西洋参偏凉，宜在春夏用。太子参虽补气力弱，但能生津，素来偏瘦者用之最宜。

【其他适应症】气虚咳喘。

2、山药大枣粥

【组成】山药、焦白术各30、陈皮15克、大枣10克、粳米60克。

【适应症】补脾气。症见食少体倦、食后胃腹多胀、常常便溏、久病消瘦、舌苔白或薄腻、脉弱。

【制法】1、冷水1000毫升浸泡焦白术、陈皮30分钟以上。2、煮沸40分钟后滤出药液。3、用药液与山药、大枣、粳米共煮粥。

【用法】可作早、晚餐服食。

【注意】山药、大枣可食用。

【说明】1、本证病理为脾气虚。2、山药、大枣同为补气药。山药善补脾肺之气。大枣补气之中并能养血。焦白术健脾消食。陈皮理气，导滞气下行。诸药合用健脾消食、理气和胃。3、如食积不消或食欲很差，方中应加焦三仙各15克，以消食导滞。如平素多稀便，方中应加莲子、芡实各12～15克，以强健脾止泻之力。

【其他适应症】1、老年性糖尿病。2、慢性肾炎。3、营养不良。

3、参术远志汤

【组成】党参、白术、远志、酸枣仁各12克、当归9克、炙甘草6克。

【适应症】补心气。心气虚，症见心悸、气短、自汗、乏力、常有睡眠不佳、舌质淡、脉弱。

【制法】1、冷水600毫升浸泡上药1小时以上。2、煮沸40分钟后滤出药液。3、再加水400毫升，继煮40分钟后滤出药液。4、二次药液相合。

【用法】早、晚空腹服。

【注意】痰多或痰黄者不宜用本方。

【说明】1、本证病理为心气不足。2、党参、白术、炙甘草益气养心。当归补血，因明显气虚必有血虚。远志、酸枣仁宁心安神。全方长于益气宁心。服后如便干，应去掉酸枣仁，加同量柏子仁。

4、核桃枸杞粥

【组成】核桃仁、枸杞子各20克、粳米60克、冰糖少许。

【适应症】补肾气。肾气虚（肾阳虚、肾阴虚），症见轻微的腰膝酸软、倦怠神疲、小便频数而清、舌质淡、脉弱。

【制法】冷水 1000 毫升煮沸上二药及粳米至熟，加糖。

【用法】可作早、晚餐服食。

【说明】1、本证病理是轻度的肾阴阳俱虚。2、核桃仁能补肾阳。枸杞子能补肾阴。二者配用阴阳并补。以粥用之可养胃。3、如肾阴虚明显（腰膝酸软、头晕目眩、手足心热、遗精、盗汗等）可服六味地黄丸。如肾阳虚明显（腰痛脚软、下肢多凉、少腹拘急、小便频而清等）可服肾气丸。

（二）补 血

1、参归二仁汤

【组成】党参 15 克、茯苓、当归、酸枣仁、柏子仁、远志各 12 克、川芎 9 克、甘草 6 克。

【适应症】补心血。心血虚，症见失眠、健忘、心悸，常伴头晕、蹲下起身常有出现、舌质淡、脉细弱。

【制法】1、冷水 800 毫升浸泡上药 1 小时以上。2、煮沸 40 分钟后滤出药液。3、再加水 500 毫升，继煮 40 分钟后滤出药液。4、二次药液相合。

【用法】早、晚空腹服用。

【说明】1、本证病理是心血亏虚，血不养心。2、方中党参、茯苓、甘草、当归益气养血。酸枣仁、柏子仁、远志养血宁心而安神。川芎活血通脉，使众药因补而不腻滞。

2、四物加鸡血藤汤

【组成】熟地 12 克、当归、白芍、川芎各 9 克、夜交藤 15 克。

【适应症】补肝血。肝血虚，症见头晕眼花、肢体常常麻木、抽筋、筋脉拘急、胸胁时痛、妇女月经偏少或不调、舌质淡、脉弦细弱。

【制法】1、冷水 600 毫升浸泡上药 1 小时以上。2、煮沸 40 分钟后滤出药液。3、再加水 400 毫升，继煮 40 分钟后滤出药液。4、二次药液相合。

【用法】早、晚空腹服。

【说明】1、本证病理是血亏，肝失所养。2、方中前4药是著名的补血古方"四物汤"。夜交藤是活血药，兼能补血，加在其中是为增加补血之力。方中的川芎和鸡血藤的活血作用配在补血药中，可使补血输布于周身，

【其他适应症】1、贫血。2、血虚肢体麻木。

3、当归补血汤

【组成】黄芪30克、当归6克。

【适应症】多用于血虚发热（肌热面红、烦渴欲饮）。也可用于血虚而致头晕、心悸、气短及妇科经少、经闭等症。常舌淡无苔、脉细无力或略数。

【制法】1、冷水400毫升浸泡上药1小时以上。2、煮沸40分钟后滤出药液。3、再加水300毫升，继煮40分钟后滤出药液。4、二次药液相合。

【用法】早、晚空腹服。

【说明】1、本证病理是血虚气弱。2、本方"当归补血汤"是古方的原方原量。当归补血，黄芪补气。方中黄芪用大量具有"有形之血生于无形之气"之意。也是"阳生阴长、气旺血生"的体现。

【其他适应症】贫血。

（三）补 阴

1、沙参粥

【组成】沙参30克、粳米60克、冰糖少许。

【适应症】肺胃阴虚而致干咳少痰，或咽干音哑（肺阴虚）、口渴口干、胃脘隐痛、嘈杂、干呕等症、舌质淡红或红绛（胃阴虚）。肺胃阴虚见细脉或细数。

【制法】1、冷水1000毫升浸泡上药30分钟以上。2、煮沸40分钟后滤出药液。3、用药液与粳米共煮粥。4、加糖调味。

【用法】可作早、晚餐服食。

【说明】1、本证病理是肺胃阴虚而产生的燥热证。2、沙参性味甘凉。甘能补，

凉能清。归肺、胃经，故能养肺胃阴，清肺胃燥热（虚热）。以粥用之可养胃。

【其他适应症】久咳肺痿。

2、养阴润肠通便粥

【组成】生地、麦冬、玄参、草决明各 15 克、粳米 60 克、蜂蜜 10 克。

【适应症】肠燥津亏而致便秘或便少或大便不爽、舌质淡而干、脉细或略数。

【制法】1、冷水 1000 毫升浸泡上药 1 小时以上。2、煮沸 50 分钟后滤出药液。3、用药液与粳米共煮粥。4、加蜂蜜调味。

【用法】可作早、晚餐服食。

【注意】1、血糖高者不用蜂蜜。2、本方作汤剂服，疗效增加。

【说明】1、本方病理是由于阴虚、导致肠内津液不足，由此近一步产生燥热，大肠传导失常而便秘，即肠燥便秘。2、生地、麦冬、玄参为甘润清凉黏腻之品，长于清热而生津。草决明清热润燥而通便。4 药配用，清热生津、润燥通便。

【其他适应症】1、高血压。2、心中烦热。

3、沙竹桑叶麦冬汤

【组成】沙参、玉竹、麦冬各 15 克、桑叶、太子参各 9 克。

【适应症】肺阴虚而致干咳、咽燥甚或失音、潮热、盗汗、面色潮红、舌质淡或淡红而干、脉细弱或细数。

【制法】1、冷水 700 毫升浸泡上药 1 小时以上。2、煮沸 30 分钟后滤出药液。3、再加水 400 毫升，继煮 30 分钟后滤出药液。4、二次药液相合。

【用法】早、晚空腹服。

【说明】1、本证病理是肺阴虚（肺的津液不足），产生虚热（阴虚生内热），虚热上蒸而致。2、方中前 3 味药能补阴，自然能补肺阴。太子参（童参）补气兼以养阴（阴虚必有不同程度的气虚）。桑叶能清肺中燥热。

【其他适应症】初期糖尿病。

4、增液参归二仁远志汤

【组成】生地 15 克、玄参、麦冬、当归、远志各 9 克、党参、柏子仁、酸枣仁各 15 克。

【适应症】心阴虚而致心悸、失眠、烦躁、潮热、盗汗或口舌生疮、舌质淡、脉细。

【制法】1、冷水 1000 毫升浸泡上药 1 小时以上。2、煮沸 40 分钟后滤出药液。3、再加水 600 毫升，继煮 40 分钟后滤出药液。4、二次药液相合。

【用法】早、晚空腹服。

【说明】1、本证病理是心阴虚，阴液不足，致使虚热向上、向外升浮而成。2、方中前 3 药为"增液汤"，为补充阴液的传统名方。阴虚必有血虚，故用当归补血。党参补气，补气利于摄阴。远志、柏子仁、酸枣仁能养血安神，用以治疗因心阴不足、心失所养而出现的心悸、失眠等心神不宁症。

【其他适应症】1、心动过速。2、心律失常。

5、石斛沙参太子汤

【组成】石斛、太子参各 15 克、沙参、玉竹、麦冬各 12 克。

【适应症】脾胃阴虚而致口干唇燥、不思饮食、大便干结、甚则干呕、呃逆、舌质淡、脉细或略。

【制法】1、冷水 700 毫升浸泡上药 30 分钟以上。2、煮沸 30 分钟后滤出药液。3、再加水 400 毫升，继煮 30 分钟后滤出药液。4、二次药液相合。

【用法】早、晚空腹服。

【说明】1、本证是脾胃阴虚，津液不足，脾不能正常运化，胃气不降反逆，因而出现上述症状。2、方中石斛、沙参、玉竹、麦冬皆性味甘凉，滋养胃阴。太子参除补气外尚能生津而利于补阴。

【其他适应症】初期糖尿病。

6、四物枸杞菊花汤

【组成】熟地、木瓜各 9 克、当归、白芍、枸杞子、菊花、甘草、酸枣仁各 15 克、川芎 6 克。

【适应症】肝阴虚而致头痛、眩晕、耳鸣、目干、畏光、视力减弱，或肢体麻木、筋脉拘急、舌质淡、脉细或细数。

【制法】1、冷水 1200 毫升浸泡上药 1 小时以上。2、煮沸 40 分钟后滤出药液。3、再加水 700 毫升，继煮 40 分钟后滤出药液。4、二次药液相合。

【用法】早、晚空腹服。

【说明】1、本证病理是肝阴虚和肝阴虚产生的虚热证。2、方中熟地、当归、白芍、川芎 4 药为传统方"四物汤"，是治疗血虚的专用方。补血利于补阴（阴虚必有血虚。血虚的进一步发展是阴虚）。木瓜味酸，甘草味甘，酸甘相配能化阴，增加肝液，以能养筋。枸杞子、酸枣仁相配能滋养肝阴。菊花能清肝热，用于清除肝阴虚而产生和上升的虚热。

【其他适应症】血虚肢体痛。

7、熟地二胶汤

【组成】熟地、龟板胶（另包）、山药各 18 克、枸杞子、山萸肉、菊花各 15 克、菟丝子、怀牛膝、鹿角胶（另包）各 9 克。

【适应症】肾阴虚而致腰膝酸软、眩晕耳鸣、口干咽痛、舌淡红无苔、脉细数而弱。

【制法】1、冷水 1000 毫升浸泡上药（除外龟板胶、鹿角胶）1 小时以上。2、冷水 400 毫升先煮龟板胶、鹿角胶 40 分钟后，加入其他诸药（连药带水），继煮 40 分钟后滤出药液。3、再加水 600 毫升，继煮 40 分钟后滤出药液。4、二次药液相合。

【用法】早、晚空腹服。

【注意】本方滋腻，常服有碍消化，应间断服用。

【说明】1、本证病理是肾阴虚（必有精血不足）致使腰肌失养，精血不足以上奉而产生的腰膝酸软、眩晕耳鸣等症。2、方中除菊花外皆有补益肾精作用。而其中的怀牛膝并能活血，用以消除因滋腻药太多而产生的瘀滞。其中的山药长于补气健脾，用此利于消除因药物滋腻而出现的害胃之弊。菊花能清肝热，用以清除阴虚而上升的虚热。

【其他适应症】1、再生障碍性贫血。2、血虚经闭。

（四）补 阳

1、肉苁蓉粥

【组成】肉苁蓉 18 克、干姜 3 克、粳米 60 克、冰糖少许。

【适应症】肾阳不足而致腰膝冷痛、筋骨痿软、大便干结、舌质淡、脉沉细。

【制法】1、冷水 1000 毫升浸泡上药 1 小时以上。2、煮沸 40 分钟后滤出药液。3、用药液与粳米共煮粥。4、加糖调味。

【用法】可作早、晚餐服食。

【说明】1、本证病理是肾阳虚，腰肌筋脉失于濡养。2、肉苁蓉性味甘温质柔，归肾经，故能补肾阳，兼可益精血。干姜是常用的温里药，长于温脾，此处用之，意在给肾热量，增强肉苁蓉的补肾阳之力。

【其他适应症】1、阳痿、遗精、遗尿。2、肠燥便秘。

2、参芪姜桂汤

【组成】党参、甘草各 9 克、黄芪 18 克、肉桂（另包）、当归各 6 克、生姜 3 克。

【适应症】心阳虚而致心悸、自汗、体倦欲卧、心胸憋闷疼痛、形寒肢冷、面色苍白、动则微喘、小便频数、易于感冒、舌质淡无苔、脉细弱。

【制法】1、冷水 500 毫升浸泡上药（除外肉桂）1 小时以上。2、煮沸 30 分钟后，加入一半肉桂（3 克），继煮 10 分钟后滤出药液。3、再加水 300 毫升，继煮 30 分钟后，加入另一半肉桂（3 克），继煮 10 分钟后滤出药液。4、二次药液相合。

【用法】早、晚空腹服。

【说明】1、心阳虚，即心的热量不足，无力鼓动心脉行使正常机能。2、党参、黄芪长于补气，自然能补心气。肉桂、甘草、生姜配用能温通阳气。以上 5 药配用，充分体现出补心阳，即给心脏热量。阳虚必有血虚，故用当归补血。

【其他适应症】心动过速。

3、参术姜附汤

【组成】党参、白术、陈皮各 15 克、附子（另包）、干姜各 9 克、木香、甘草各 6 克。

【适应症】脾阳虚而致食少、形寒、神疲乏力、面色萎黄、肠鸣、便溏、每因受寒或饮食不慎而加剧、舌苔白或白腻、脉沉无力。

【制法】1、冷水 750 毫升浸泡上药（除外附子）1 小时以上。2、先用冷水 400 毫升煮沸附子 40 分钟后，加入上药（连药带水}，再煮 30 分钟后滤出药液。3、再加水 400 毫升，继煮 30 分钟后滤出药液。4、二次药液相合。

【用法】早、晚空腹服。

【注意】附子有毒，必须先煮 40 分钟以上，去其毒性（麻辣味）。

【说明】1、本证病理是脾阳虚，即热量不足，因而出现脾胃功能减弱的症状。2、附子、干姜能温中散寒，增加脾胃的热量。阳虚必是气虚加重的结果，阳虚包含着气虚，故用党参、白术、甘草相配，以补气健脾。5 药合用能给脾胃热量，使脾胃机能旺盛。陈皮、木香能行气，用以保证补气、补阳而不滞气。

【其他适应症】1、胃寒疼痛。2、脾胃虚寒腹泻。

4、附桂杜仲菟丝汤

【组成】附子（另包）、菟丝子、熟地、枸杞子各 9 克、肉桂 6 克（另包）、杜仲、山萸肉各 15 克。

【适应症】肾阳虚而致腰背冷痛、阳痿、遗精、多尿、畏寒肢冷、面色苍白、甚至下利清谷（不消化的原形食物）或五更泻、舌质淡、多无苔、脉沉迟而弱。

【制法】1、冷水 600 毫升浸泡上药（除外附子、肉桂）1 小时以上。2、先用冷水 500 毫升煮沸附子 1 小时左右后，放入上药（连药带水），煮沸 30 分钟后加入一半肉桂（3 克），继煮 10 分钟后滤出药液。3、再加水 500 毫升，煮沸 30 分钟后，加入另一半肉桂（3 克），继煮 10 分钟后滤出药液。4、二次药液相合。

【用法】早、晚空腹服。

【注意】附子必须先煮 40 分钟以上，以去其毒性（麻辣味）。肉桂煮沸不应超过 10 分钟，否则药效降低。

【说明】1、本证病理是肾阳虚，肾的热量不足，致使肾的正常功能下降。
2、附子、肉桂功专祛肾寒、温补肾阳。杜仲、山萸肉、菟丝子虽不足以去肾寒，但皆能温补肾阳。熟地、枸杞子功能补益肾精，以体现补肾阴。在补阳中配伍少量补阴药，目的是为了补阳（阴中求阳）。

【其他适应症】慢性肾炎浮肿。

二十四、癌　症

笔者认为，作为癌症坚硬病灶的形成，应该是痰凝血结之瘀。治疗用药必须活血，以动其瘀；必须软坚散结，以化其瘀；必须化痰，以消其瘀。在此基础上加入近年来抗癌经验用药。以下各方，均是未经化疗的单纯应用中药的保守治疗，对减轻病痛、延长生命的疗效肯定。

1、复方半枝莲汤

【组成】半枝莲、白花蛇舌草各 50 克、蜂房 25 克、黄芩 9 克、山豆根 2 克、山慈菇 18 克、天冬、牛蒡子、地丁、薏米、海藻、昆布各 30 克、川贝母、瓜蒌各 15 克、姜半夏、陈皮、莪术、桃仁各 9 克。

【适应症】肺癌晚期。

【制法】1、冷水 3000 毫升浸泡上药 1 小时以上。2、煮沸 40 分钟后滤出药液。3、再加水 2000 毫升，继煮 40 分钟后滤出药液。4、二次药液相合。

【用法】早、晚空腹服。

【注意】1、药味很苦，可加少许冰糖调味。2、如服药后出现恶心、胃不适等症，可在煮药中放红枣 5 个（切碎）、鲜生姜片 5 片（均指 1 付药）。3、服药 1 周后应见好转，否则应改方。

【说明】1、方中半枝莲、白花蛇舌草、蜂房、山豆根、山慈菇、薏米均有明显抗癌作用。海藻、昆布能软坚散结，用以消除癌肿的硬结。地丁、黄芩能清热解毒，以去癌肿产生的毒热。川贝母、瓜蒌，清肺热中能化痰利气，以消除由于肺的功能不足而产生的痰浊黏液。用半夏、陈皮降逆和胃，减轻胃肠道不适。莪术、桃仁活血祛瘀。天冬和白花蛇舌草配伍，治疗癌症有效。此 2 药与其他治癌药比较，其优点为作用快、疗效显，对造血系统无抑制作用，也无全身不良反应，对用他药治疗而产生耐药性的病人，用此 2 药治疗仍然有效。

2、本方多数药归肺经，所以对肺的作用明显。3、本方作用较强，对晚期肺癌疗效肯定。4、本方不宜用放疗和化疗后的肺癌。

【其他适应症】各种癌症的治疗。

2、半枝莲茶

【组成】半枝莲、白茅根、白花蛇舌草各30克、陈皮、姜半夏、桃仁、莪术各9克、海藻、昆布各20克、天冬15克、冰糖少许。

【适应症】胃癌中、早期。

【制法】1、冷水1700毫升浸泡上药1小时以上。2、煮沸50分钟后滤出药液。3、加糖调味。

【用法】频频饮之，不拘多少，日内用完。

【说明】半枝莲、白花蛇舌草是公认的具有防癌抗癌的中草药。白茅根能清胃热、解热毒，兼能利尿，因而利于清除癌肿带来的郁热，并通过利尿而排毒。海藻、昆布软坚散结。半夏、陈皮能理气和胃、祛痰浊，用以减轻胃部症状。桃仁、莪术活血化瘀。其中莪术有明显抗癌作用。天冬、白花蛇舌草合用抗癌疗效快、效果好。

【其他适应症】1、胃热呕吐。2、肺癌。

3、斑蝥陈皮米

【组成】斑蝥、陈皮各500克、糯米5000克。

【适应症】肝癌晚期。

【制法】1、将糯米洗干净、沥干，加入斑蝥后置锅内，用微火炒至焦黄，去掉斑蝥，糯米研碎。2、陈皮制粉。3、混合均匀。

【用法】口服。开始每次10～15克，淡醋水送服（温开水中放2～3滴醋即可），每日2～3次。症状好转后，每次5～6克，每日2～3次。

【注意】斑蝥有大毒，如服后出现恶心、呕吐、腹泻、尿血等症，应停药。

【说明】1、斑蝥是一种昆虫，有大毒。它作为中药，有破血、攻毒作用。近年来越多报道斑蝥能治多种癌症，尤以肝癌为优。斑蝥虽有大毒，但与糯米在一起使用，其毒性大减。陈皮有理气化痰、和胃的功效。2、本方斑蝥抗癌作用强（即攻毒），而方中的糯米和陈皮的补益功效也佳（即扶正）。3、本方适用于未作化疗和放疗的晚期肝癌。

【其他适应症】其他癌症。

4、海藻水蛭散

【组成】海藻 36 克、生水蛭 6 克、陈皮 15 克、姜半夏 9 克。

【适应症】直肠癌中、晚期。

【制法】将上药分别用微火焙干、研细，混合均匀。

【用法】每次 3 克，日 2 次，空腹，黄酒送下。

【说明】海藻能软化坚硬病灶，兼能利尿。水蛭能破血消瘀。陈皮、姜半夏降逆和胃，并能祛痰。四者合用既能软化肿瘤的坚硬，又能通畅肿瘤造成的瘀阻。

5、香菇冬笋汤

【组成】香菇 10 ~ 20 个、冬笋 100 ~ 200 克。

【适应症】可作为癌症病人放疗、化疗或手术后的抗癌食品。

【制法】按个人口味做成菜肴即可。

【用法】佐餐食用。上为 1 天量。经常食用。

【说明】国内外大量资料证实，香菇能有效地抑制肿瘤细胞而有抗癌作用。癌症术后经常吃香菇，有阻滞癌细胞转移的作用。冬笋也是具有防癌抗癌的食品。二者合用，抗癌效果大增，且味道鲜美。

【其他适应症】1、增强免疫力。2、健忘。3、抗衰。

6、王不留行煎

【组成】王不留行、天冬、白花蛇舌草各 30 克、当归、川芎、白芍、川牛膝、生甘草梢各 6 克、益母草、杜仲、莪术、姜半夏各 9 克、陈皮 15 克。

【适应症】前列腺癌。

【制法】1、冷水 2000 毫升浸泡上药 1 小时以上。2、煮沸 30 分钟后滤出药液。3、再加水 1200 毫升，继煮 30 分钟后滤出药液。4、二次药液相合。

【用法】早、晚空腹服。

【说明】1、前列腺癌主要症状为排尿不畅和尿路疼痛。2、王不留行、当归、川芎、川牛膝等4药能活血化瘀，以除狭窄。川牛膝、益母草、生甘草梢配用，活血中又能利尿。天冬、白花蛇舌草是抗癌的主要配伍，据报道，其特点是疗效快、效果显。白芍配甘草能缓解疼痛。陈皮、半夏理气、降逆、祛痰。杜仲是温补壮肾药，用之能利于膀胱气化，增加排尿。3、用本方能缓解症状，延缓病程进展，多数可治愈。

7、乌头醋

【组成】乌头3克、食醋适量。

【适应症】子宫颈癌的止痛。

【制法】乌头烘干，研为细末，与醋调成糊状备用。

【用法】外敷足心涌泉穴，每日1次，晚上敷药，晨起去掉。

【说明】乌头有大毒，能散寒、祛风湿而止痛，是治疗顽固性关节炎的要药。此处用乌头是其强有力的镇痛作用，治疗子宫癌而致的腹痛，实有"以毒攻毒"之意。加醋是为了增加止痛作用。

8、山慈菇煎

【组成】山慈菇、丝瓜络各30克、土茯苓15克、海藻、莪术各9克、天冬15～30克、白花蛇舌草30克。

【适应症】阴茎癌。

【制法】1、冷水1500毫升浸泡上药30分钟以上。2、煮沸40分钟后滤出药液。3、再加水800毫升，继煮30分钟后滤出药液。4、二次药液相合。

【用法】早、晚空腹服。

【说明】山慈菇是近年来广泛应用的抗癌药。丝瓜络功专活血通络，以祛瘀滞。海藻能化瘀利水，并软坚散结，以通畅尿道。莪术活血化瘀（有抗癌作用）。土茯苓为清热解毒药，长于解毒，以祛除下部湿毒。据报道，天冬配白花蛇舌草的抗癌速度快、疗效佳。

【其他适应症】防治梅毒或汞中毒引起的肢体拘挛。

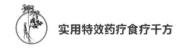

9、复方大青叶煎

【组成】大青叶、板兰根、紫草、丹皮、玄参各 30 克、蜈蚣 3 克、雄黄 0.2 克（另包）。

【适应症】急性白血病。

【制法】1、冷水 1600 毫升浸泡上药（除外雄黄）1 小时以上。2、煮沸 30 分钟后滤出药液。3、再加水 700 毫升，继煮 30 分钟后滤出药液。4、二次药液相合，兑入雄黄（细粉）。

【用法】早、晚空腹服。

【注意】服药后体温降低或出血倾向减少为有效指征。

【说明】方中除雄黄为雄黄的矿石和蜈蚣为虫体外，其余诸药均为植物的根、叶。其中大青叶、板兰根、紫草、丹皮、玄参皆能清热凉血解毒。蜈蚣、雄黄有毒，有"以毒攻毒"之意。药理：蜈蚣、紫草二药有抑制癌细胞生长作用。

10、复方参芪汤

【组成】生晒参、莪术、姜半夏、大黄（另包）各 9 克、黄芪 18 克、当归、麦冬、枳壳、柴胡各 6 克、五味子、全蝎、桃仁、红花各 3 克、炮甲 12 克、陈皮、女贞子各 15 克。

【适应症】慢性粒细胞性白血病。

【制法】1、冷水 3000 毫升浸泡上药（除外大黄）1 小时以上。2、煮沸 40 分钟，加大黄一半（4.5 克），继煮 10 分钟后滤出药液。3、再加水 700 毫升，煮沸 30 分钟后，加入大黄另外一半（4.5 克），继煮 10 分钟后滤出药液。4、二次药液相合。

【用法】早、晚空腹服。

【注意】生晒参为人参的一种，最为常用。

【说明】方中 16 味药，除全蝎为虫体、炮甲是鳖甲的炮制品外，皆为植物的根或茎或花或果实。生晒参、黄芪、当归、五味子、麦冬、女贞子配伍，能补气血、养阴津，体现扶助正气。炮甲、莪术、全蝎、大黄、枳壳、柴胡、红花、桃仁能行气活血化瘀，以抗肿瘤。半夏、陈皮降逆祛痰。药理：生晒参、黄芪、当归、女贞子能提升白细胞，增强免疫力。

11、复方太子参汤

【组成】太子参30克、黄芪20克、熟地、天冬、女贞子、玉竹、枸杞子各10克。

【适应症】各种癌症放疗、化疗后。

【制法】1、冷水1100毫升浸泡上药1小时以上。2、煮沸40分钟后滤出药液。3、再加水600毫升，继煮40分钟后滤出药液。4、二次药液相合。

【用法】早、晚空腹服。

【说明】1、本方7味药均来自植物的根、茎、种子。生晒参、黄芪配伍长于补气（参芪并用），可增加机能活动。其余诸药均能养阴、补充物质。药理：本方能提升白细胞，保护肝脏，增强免疫力。2、服药5天后白细胞可由1.5×10^9/L以下提升到2.0×10^9/L以上。

12、穿山王不留行汤

【组成】炮甲9克、王不留行30克、皂角刺9克、生牡蛎30克（另包）、瓜蒌12克、白芥子3克。

【适应症】乳腺癌。

【制法】1、冷水700毫升浸泡上药（除外生牡蛎）1小时以上。2、先用冷水700毫升煮沸生牡蛎40分钟以上，此时加上药（连药带水），继煮40分钟后滤出药液。3、再加水700毫升，继煮40分钟后滤出药液。4、二次药液相合。

【用法】早、晚空腹服。

【说明】1、中医认为癌症病理是痰凝血结之瘀滞而成，所以治疗原则必须活血、化痰、和软坚。2、炮甲、王不留行、皂角刺配用，能通经活络而散瘀。瓜蒌、白芥子配用可化痰散结。生牡蛎可软坚散结。

【其他适应症】产后下乳。

13、半枝薏米鸡内金汤

【组成】半枝莲60克、薏米30克、鸡内金12克、生山楂、山药各15克、天冬、白花蛇舌草各30克，红豆杉、莪术各9克。

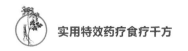

【适应症】胰腺癌中、晚期。

【制法】1、冷水 2000 毫升浸泡上药 1 小时以上。2、煮沸 30 分钟后滤出药液。3、再加水 1000 毫升，继煮 30 分钟后滤出药液。4、二次药液相合。

【用法】早、晚空腹服。

【说明】1、本证病理为热郁血结而致。2、半枝莲能清热解毒。薏米清热、利湿而健脾。鸡内金配生山楂，除主要消食外，尚能活血化瘀。山药补气健脾，以在祛邪之中扶助正气。药理：半枝莲、薏米、白花蛇舌草、红豆杉、莪术具有抗癌作用。

【其他适应症】各种癌症。

14、红花连翘白花蛇草汤

【组成】红花 9 克、连翘 12 克、白花蛇舌草 30 克、天冬 15 克、莪术、海藻各 9 克。

【适应症】子宫颈癌。

【制法】1、冷水 800 毫升浸泡上药 30 分钟以上。2、煮沸 30 分钟后滤出药液。3、再加水 500 毫升，继煮 30 分钟后滤出药液。4、二次药液相合。

【用法】早、晚空腹服。

【注意】海藻反甘草。

【说明】1、本方病理同半枝薏米鸡内金汤。2、白花蛇舌草配天冬是临床最常用的抗癌药。连翘能清热解毒，开郁散结。红花、莪术活血通络，为妇科常用药。

【其他适应症】各种癌症。

15、天冬白蛇牛蒡子汤

【组成】天冬 15 克、白花蛇舌草 30 克、牛蒡子 12 克、桔梗、生甘草各 9 克。

【适应症】中、早期喉癌。

【制法】1、冷水 800 毫升浸泡上药 30 分钟以上。2、煮沸 40 分钟后滤出药液。3、再加水 500 毫升，继煮 30 分钟后滤出药液。4、二次药液相合。

【用法】早、晚空腹服。

【说明】1、本证病理是热毒壅盛而形成的结滞。2、白花蛇舌草是常用的治癌症的清热解毒药。热盛则津伤，故用清热养阴的天冬。此2药配用是公认有效的抗癌药，其特点是，用其他药而产生耐药性者，用此2药应有效。牛蒡子有清热利咽作用。配用清热利咽的桔梗、生甘草，使牛蒡子的利咽作用增强。

【其他适应症】急性咽炎。慢性咽炎应去掉白花蛇舌草。

16、三茶抗癌方

【组成】乌龙茶、绿茶、红茶各2克。

【适应症】口腔癌、肺癌、食道癌的预防作用。

【制法】3种茶用80℃左右的热水冲10分钟，加盖保温即成。

【用法】频频饮之，此为1次量，每日2～3次。

【说明】1、本证病理为热毒壅滞。2、据说，包括龙井、碧螺春、毛峰在内的绿茶效果显著，其抗癌成分是其他茶叶的5倍。

【其他适应症】各种癌症预防。

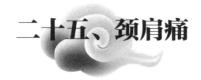

二十五、颈肩痛

（一）风寒方

1、防羌汤

【组成】防风、羌活、葛根各15克、川芎9克。

【适应症】夜受凉，晨起自觉颈部强痛、拘急麻木。

【制法】1、冷水600毫升浸泡上药30分钟以上。2、煮沸30分钟后滤出药液。3、再加水400毫升，继煮30分钟后滤出药液。4、二次药液相合。

【用法】早、晚空腹服。

【说明】1、本证病理是颈部受风寒，局部经脉为风寒之邪所滞，气血运行受阻，因此出现颈痛等症。2、防风、羌活均能向外发散风寒之邪，葛根气味辛凉，轻扬升散，因而有发汗解表、解肌退热之功。川芎气味辛温，除发汗解表外，并善活血通络、行瘀止痛。

【其他适应症】风寒感冒

2、片姜桂枝狗脊汤

【组成】片姜黄18克、桂枝9克、狗脊15克、当归6克。

【适应症】同防羌汤，治受凉后颈肩痛，但药力明显强于前方。

【制法】1、冷水500毫升浸泡上药30分钟以上。2、煮沸30分钟后滤出药液。3、再加水400毫升，继煮30分钟后滤出药液。4、二次药液相合。

【用法】早、晚空腹服。

【说明】1、本证病理同前方所述。2、片姜黄活血通络而止痛，为治肩周炎的常用药。桂枝温经通脉，用以增强姜黄的止痛作用。当归补血活血，活血可增前 2 药疗效，补血可濡养经脉。狗脊能祛风湿、舒缓筋脉。

【其他适应症】风寒湿而致关节痛（尤宜于上半身风湿）。

（二）落枕方

1、血脉瘀阻汤

【组成】葛根、骨碎补各 15 克、片姜黄 18 克。

【适应症】血脉瘀阻而致晨起颈项板硬、疼痛、活动受限。

【制法】1、冷水 500 毫升浸泡上药 30 分钟以上。2、煮沸 30 分钟后滤出药液。3、再加水 400 毫升，继煮 30 分钟后滤出药液。4、二次药液相合。

【用法】早、晚空腹服。

【说明】1、夜里血流缓慢，易于受凉，加之体位疲劳（一种姿势较长），形成血脉瘀阻而痛。2、葛根为解表药，药性轻扬升散、解肌而缓痛。骨碎补、片姜黄皆为活血药而行瘀止痛。

【其他适应症】瘀血而致肩臂关节炎。

2、白芍甘草当归川芎汤

【组成】白芍 30 克、甘草 15 克、当归、川芎各 9 克、片姜黄 18 克、桂枝 6 克。

【适应症】症同血脉瘀阻汤，但药力明显增强。

【制法】1、冷水 900 毫升浸泡 1 小时以上。2、煮沸 30 分钟后滤出药液。3、再加水 500 毫升，继煮 30 分钟后滤出药液。4、二次药液相合。

【用法】早、晚空腹服。

【说明】1、本证病理如血脉瘀阻汤所述。2、当归、川芎、片姜黄皆为活血药，血瘀去则痛止。白芍、甘草配用能缓急止痛。桂枝为温性解表药，并能温经通脉。解表可防风寒外袭，通脉可助活血止痛。

【其他适应症】风寒或瘀血而致肩背痛。

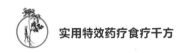

（三）增生方

1、葛根灵仙姜黄汤

【组成】葛根、威灵仙、姜黄各15克、透骨草9克。

【适应症】自觉颈项渐渐闷痛、痛点固定、晨起加重、活动后减轻。

【制法】1、冷水500毫升浸泡上药30分钟以上。2、煮沸30分钟后滤出药液。3、再加水300毫升，继煮30分钟后滤出药液。4、二次药液相合。

【用法】早、晚空腹服。

【说明】1、本证病痛多为以往有过颈部外伤，导致局部气血不畅，渐渐形成瘀血而痛。2、葛根能解肌透热，为治颈痛之要药。威灵仙、透骨草能通经活络，推动血行。其中威灵仙又能软坚散结，利于血行。姜黄能活血化瘀止痛，为治颈肩血瘀疼痛的要药。

【其他适应症】肩背风湿关节炎。

2、葛根灵仙姜黄骨碎归芎汤

【组成】威灵仙、片姜黄、葛根、骨碎补各15克、当归、川芎各9克。

【适应症】症同上方，药力增强。

【制法】1、冷水800毫升浸泡上药30分钟以上。2、煮沸30分钟后滤出药液。3、再加水400毫升，继煮30分钟后滤出药液。4、二次药液相合。

【用法】早、晚空腹服。

【说明】1、本证病理同上方。2、方中葛根如前所述，能解肌退热，为治肩痛之要药。姜黄、川芎、骨碎补、当归为活血药，可行瘀止痛。其中当归补血，助于营养筋脉。威灵仙为祛风湿药，其通经活络作用有助于活血止痛，并有软坚散结作用，有利于行瘀。

【其他适应症】肩背风湿关节炎。

（四）疲劳方

1、芪归葛根汤

【组成】黄芪 21 克、当归、姜黄各 9 克、葛根 15 克。

【适应症】颈肩酸胀缓痛、不耐体力、劳累后加重、舌淡、脉弱。

【制法】1、冷水 600 毫升浸泡上药 1 小时以上。2、煮沸 30 分钟后滤出药液。3、再加水 400 毫升，继煮 30 分钟后滤出药液。4、二次药液相合。

【用法】早、晚空腹服。

【说明】1、由于过劳损伤气血，气血不足，局部肌肉、筋脉失养而致缓痛、酸胀等症。2、黄芪补气。当归补血。2 药合用是双补气血的重要配伍。姜黄能活血化瘀止痛，小量用之可用来行散，治疗由于气血虚弱、运行无力而造成的气血不畅。葛根如前所述，能解肌透热，为治肩痛之要药。

【其他适应症】体弱而致肩臂酸痛。

2、参芪归姜葛根汤

【组成】人参（生晒参）9 克、黄芪 18 克、当归 9 克、片姜黄、葛根各 15 克。

【适应症】治症同芪归葛根汤，但药力增强。

【制法】1、冷水 700 毫升浸泡上药 1 小时以上。2、煮沸 40 分钟后滤出药液。3、再加水 400 毫升，继煮 30 分钟后滤出药液。4、二次药液相合。

【用法】早、晚空腹服。

【说明】1、本证病理同芪归葛根汤所述。2、人参、黄芪皆是补气药，二者合用补气之力大增。配当归，补气中可补血。姜黄为活血药，能活血化瘀止痛。葛根如前所述，能解肌透热，为治肩痛之要药。

【其他适应症】体弱而致肩臂酸痛。

二十六、腿脚抽筋

（附：青壮年手指震颤）

1、鸡血藤粥

【组成】鸡血藤 30 克、粳米 60 克、冰糖少许。

【适应症】无明显起因，小腿或足部突然抽筋、疼痛难忍、舌苔多正常、脉多弦。

【制法】1、冷水 1000 毫升浸泡上药 1 小时以上。2、煮沸 30 分钟后滤出药液。3、用药液同粳米共煮粥。4、加糖调味。

【用法】可作早、晚餐温食。

【说明】1、老年人气血不足，血行迟缓，夜里血流更加缓慢，并易感寒，以致筋脉肌肉失其濡养，发为痉挛，成为本证。2、鸡血藤长于行血补血、舒筋活络，对于血虚血瘀、又受凉的挛急性疼痛最为适宜。3、食粥用可养胃护脾。

【其他适应症】血虚身痛。

2、白芍木瓜甘草汤

【组成】白芍 30 克、木瓜、甘草各 15 克。

【适应症】治症同鸡血藤粥，但药力明显增强。

【制法】1、冷水 600 毫升浸泡上药 1 小时以上。2、煮沸 30 分钟后滤出药液。3、再加水 400 毫升，继煮 30 分钟后滤出药液。4、二次药液相合。

【用法】早、晚空腹服。

【说明】1、本证病理如鸡血藤粥所述。2、白芍、甘草合用能缓挛急而止痛。木瓜舒筋活络而利于缓挛急。

【其他适应症】挛急性胃肠痛。

3、青壮年手指震颤汤

【组成】白芍 30 克、甘草 15 克、木瓜、鸡血藤、夜交藤各 12 克。

【适应症】一些青壮年写字时，手指不自主的震颤，甚至抖动，越是注意，症状越明显，医院检查没有任何病变，舌苔脉象多正常。

【制法】1、冷水 800 毫升浸泡上药 1 小时以上。2、煮沸 30 分钟后滤出药液。3、再加水 500 毫升，继煮 30 分钟后滤出药液。4、二次药液相合。

【用法】早、晚空腹服。

【说明】1、本证病理是身体燥热，手指关节局部因燥热生风，风动而成本证。经临床观察，此症者多体瘦、易出汗、易激动，多数患有神经衰弱。2、白芍、甘草合用能缓和挛急。鸡血藤、夜交藤养血而通络。木瓜舒筋活络。此 3 药作用利于缓和挛急。如果 3 剂后不效，每服药前，用 1 个生鸡蛋黄兑入煮好的汤剂中温服，可提高疗效。

【其他适应症】胃或腓肠肌痉挛。

二十七、视物昏花

1、理中芪归汤

【组成】党参、黄芪、白术各15克、当归、干姜各9克、陈皮12克、甘草6克。

【适应症】视物昏花或视物不清，常伴乏力、食少、神疲、泄泻、四肢不温、少气懒言、舌苔白或白腻、脉弱或沉弱。

【制法】1、冷水900毫升浸泡上药1小时以上。2、煮沸40分钟后滤出药液。3、再加水500毫升，继煮40分钟后滤出药液。4、二次药液相合。

【用法】早、晚空腹服。

【说明】1、此方所治视物不清是脾肺气虚，无力将精血上升于目，目失所养而致本病。2、方中党参、白术、干姜、甘草4药，合之为传统方"理中汤"，是温补脾胃之气的经方。脾气足，肺气也旺。脾肺气足能有力载血上行，供养于目。黄芪、当归2药相配能补气生血，而以生血为主。陈皮能理气和胃，配在方中，使方中的补药不致腻滞。诸药合用，气血旺盛，使之充分上奉于目。3、视神经萎缩宜用本方。

【其他适应症】1、胃寒腹痛、腹泻。2、贫血。

2、杞菊地黄汤

【组成】熟地、山萸肉、茯苓各12克、山药21克、丹皮、泽泻各9克、枸杞子、菊花各15克。

【适应症】视物昏花、二目干涩、有时流泪，常伴腰膝酸软、口干舌燥、头晕隐隐，此症多见中老年，尤其体弱者，舌质淡、多无舌苔、脉沉细而弱。

【制法】1、冷水1000毫升浸泡上药1小时以上。2、煮沸40分钟后滤出药液。3、再加水600毫升，继煮40分钟后滤出药液。4、二次药液相合。

【用法】早、晚空腹服。

【说明】1、本方所治视物昏花是肝肾亏损，精血不足，目失所养而成。本方也即传统名方"杞菊地黄丸"的原方（此处剂量有变）。2、除菊花外7味药相配意在补肝肾、益精血，精血足能养目。用菊花清肝热，用以消除因补精血而产生之热。3、老年早期白内障、视神经萎缩，用此方较宜。4、症状轻者可用杞菊地黄丸。

3、黄精珍珠菊花汤

【组成】黄精、枸杞子各15克、珍珠母24克（另包）、菊花、陈皮各12克、红糖少许。

【适应症】晶体逐渐混浊，视力逐渐下降。

【制法】1、冷水600毫升浸泡上药（除外珍珠母）1小时以上。2、冷水500毫升先煮珍珠母40分钟后，加入上药（连药带水），继煮40分钟后滤出药液。3、再加水400毫升，煮沸40分钟后滤出药液。4、二次药液相合。加糖调味。

【用法】早、晚空腹服。

【说明】1、本方所治视力下降是精血不足，目失所养而致。2、黄精、枸杞子能补益肝肾精血，精血足能养目（目得血而能视）。精血不足必产生虚热（阴虚生内热），故用珍珠母清肝经郁热，并导热下行。陈皮调理脾胃之气，体现扶正。加红糖是引药力入血分，更大地发挥补血养目作用。3、老年早期白内障宜用本方。

【其他适应症】高脂血症。

4、夜明山药菟丝粥

【组成】夜明砂、菟丝子各9克、山药24克、粳米60克、红糖少许。

【适应症】视物昏花、视力逐渐下降。

【制法】1、冷水1000毫升浸泡上药1小时以上。2、煮沸40分钟后滤出药液。3、用药液与粳米共煮粥。4、加糖调味。

【用法】可作早、晚餐服食。

【说明】1、本方所治视力下降原因同前2方，也是精血不足，目失所养而成。2、山药、菟丝子2药均能补肾。其中山药补肾，重在补气、补阴。菟丝子双补肾阴阳。2药配用，使肾的机能旺盛，利于生精血。精血亏必产生虚热（阴虚生内热），也必然血行不畅（虚滞）。而夜明砂既能清热明目，又能活血明目，为眼科常用药。加红糖是引药力入血分。3、老年早期白内障宜用本方。

【其他适应症】夜盲症。

5、茺蔚石决汤

【组成】茺蔚子、车前子（包煎）各9克、生石决明21克（另包）、黑芝麻12克。

【适应症】视力下降、眼胀痛、时有偏头痛。

【制法】1、冷水300毫升浸泡上药（除外生石决明）30分钟以上。2、冷水400毫升先煮沸生石决明40分钟后，加入上药（连药带水），继煮30分钟后滤出药液。3、再加水400毫升，继煮20分钟后滤出药液。4、二次药液相合。

【用法】早、晚空腹服。

【注意】方中车前子、黑芝麻2药包煎为好（分别装在布袋中）。

【说明】1、本方所治的视力下降，多为体内湿热较盛，导致脾的清气不能上升于目，目失所养而成本证。2、茺蔚子、车前子2药均能清热利水，因而能消除眼区炎症。石决明清肝热、降肝热，导热下行。黑芝麻能补肝肾、益精血，从而能改善眼区营养，体现治本。

【其他适应症】热性头痛。

6、二豆黑枣汤

【组成】黑大豆、白扁豆各30、黑枣10个。

【适应症】视力逐渐下降、常伴头晕、浮肿。

【制法】1、冷水1000毫升浸泡上三种2小时以上。2、煮沸煮烂为止。

【用法】早、晚空服温食。

【注意】大便干者不宜服。

【说明】1、本方所治视力下降，多为精血不足，目不得血而养。同时脾虚湿盛，使清阳之气不能充分上奉养目。2、黑豆、黑枣能养血。白扁豆能健脾利水，使清阳之气得升，以供血养目。3、老年视力减退可用本方。

【其他适应症】1、贫血。2、体虚浮肿。

7、白菜银耳茶叶汤

【组成】白菜叶 60 克、银耳 30 克、茶叶 3 克。

【适应症】视力昏花，视力逐日下降，常伴有习惯性便秘。

【制法】1、先泡发银耳。2、冷水 600 毫升煮白菜、银耳。3、煮沸后稍降温，加茶叶。4、滤出。

【用法】代茶频饮，每日 1 剂，连用 10 日。如有效继续用。

【注意】1、大便稀薄者不宜用。2、白菜一定要特别新鲜。

【说明】1、本方所治视物昏花是精血不足，目失所养，加上热邪内蕴，阻碍清阳之气上升而致。2、茶叶能明目，保护视力。银耳气味甘淡，能滋阴养血。目得血而能视。肝血得养，故目明。白菜所含的粗纤维能促进肠道排泄迅速，清除郁热与毒素。郁热与毒素的清除，有利于气血上升养目。

【其他适应症】肠燥便秘。

8、肝胆火盛汤

【组成】龙胆草 6 克、夏枯草、菊花、蒲公英各 12 克、车前子（包煎）、泽泻、木通各 9 克。

【适应症】视力减弱、目生翳膜、双眼红肿、羞明怕光、睡觉多眵、痛痒兼作，常伴口苦、便燥、小便黄少、舌苔多黄或黄腻、脉弦兼数。

【制法】1、冷水 800 毫升浸泡上药 30 分钟以上。2、煮沸 30 分钟后滤出药液。3、再加水 500 毫升，继煮 30 分钟后滤出药液。4、二次药液相合。

【用法】早、晚空腹服。

【注意】1、车前子要装在布袋中煎煮，否则可能粘锅底。2、本方性凉，脾胃多寒者慎用。

【说明】1、本方所治视力下降，是肝有内热，循肝之经脉上冲于目（肝开窍于目），气血阻滞，使眼目失养。2、龙胆草、夏枯草 2 药为清肝热之要药。车前子、泽泻、木通、蒲公英，除清热外尚能利尿，使内热外出。菊花专清肝经之热而明目。

【其他适应症】1、急性黄疸型肝炎。2、泌尿系感染。

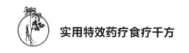

9、复方白菊花丸

【组成】白菊花 60 克、枸杞子、熟地各 120 克、山药 30 克。

【适应症】视物昏暗、或眼前黑花、或眼前有飞蚊，视力逐日下降，常伴腰脚酸软、头晕隐隐、舌质淡红、脉细或细数。

【制法】上药制成蜜丸，每丸 7 克重，或制成水丸，或面糊丸。

【用法】蜜丸每次 1 丸，日 2 次。或水丸、或面糊丸，每次 9 克，日 2 次。

【注意】本方腻滞，长期服碍胃，引起消化不良。

【说明】1、本方所治视力下降为精血不足，日久目失所养而致。2、枸杞子、熟地能补肝肾、益精血。山药补气，气升则精血得升。白菊花清肝热之中有养血作用。养血可增精血，清肝热利于消除，因精血亏而产生之热（虚热）。

【其他适应症】1、贫血。2、慢性肾炎。

10、杞菊茶

【组成】枸杞子、白菊花各 10 克、绿茶 3 克。

【适应症】多年轻度目昏视物不清、双眼干涩、有时流泪、舌质淡红、脉细或细数。

【制法】近沸水泡 10 分钟（盖封）。

【用法】频频茶饮，日 1 剂。

【说明】1、本方所治目昏，多为平素肝肾亏损、精血不足，同时肝经有热，上冲于目。2、枸杞子补肝肾、益精血，使目得养。绿茶清热明目。白菊花既能清肝热，又兼以养血。养血利于明目，清肝热利于精血上升，因而也利于养目。

二十八、听力下降

1、磁石粥

【组成】磁石 30 克、粳米 60 克、生姜、葱白少许。

【适应症】防治老年肾虚而出现的耳鸣、耳聋、头晕目眩、心悸、失眠、舌质淡或淡红、脉细或细数。

【制法】1、捣碎磁石。2、冷水 1000 毫升煮沸 1 小时后滤出药液。3、用药液与粳米共煮粥。4、粥将熟时加生姜 3 片、葱白 2 根。

【用法】可作早、晚餐温食。

【说明】磁石专入肾经，有一定摄纳肾气之功，用来治疗一切肾虚之症。其治疗作用除因有补肾作用外，更因磁石质地沉重而具有良好的沉降作用，故对肾虚而产生的虚热上冲（耳鸣、耳聋）有潜降作用。用少量姜、葱辛温升散之性，防止磁石沉降太过而伤正气（反佐之用）。长期服用没有任何毒性。

【其他适应症】贫血。

2、肾虚充耳汤

【组成】熟地、山萸肉各 15 克、山药 30 克、茯苓、泽泻、丹皮各 9 克、五味子 3 克、神曲 15 克、磁石 24 克（另包）。

【适应症】肾虚而致耳鸣、听力下降、甚至耳聋，伴腰酸、体乏、舌淡红、脉细数。

【制法】1、冷水 1000 毫升浸泡上药（除外磁石）1 小时以上。2、冷水 500 毫升先煮沸磁石 40 分钟后，加上药（连药带水），继煮 40 分钟后滤出药液。3、再加水 600 毫升，继煮 40 分钟后滤出药液。4、二次药液相合。

【用法】早、晚空腹服。

【注意】磁石不易消化，加上熟地、山萸肉的滋腻，久服碍胃，脾胃虚弱

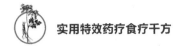

者慎用。

【说明】1、本方所治耳鸣、耳聋是肾虚精亏，精血不能上充于耳所致。2、本方的前6味药是治肾虚、补益精血的专用传统名方"六味地黄汤"。五味子能补精、涩精，以助补肾之力。磁石质重、潜降下行，用以潜降由于精血不足而产生的上升虚热。神曲为消食药，用以消除磁石的碍胃和熟地、山萸肉对胃的腻滞。

【其他适应症】1、肾虚头痛。2、中心性视网膜炎。3、糖尿病。

二十九、牙齿松动

1、六味桑补汤

【组成】熟地、山药各 24 克、山萸肉、茯苓各 12 克、丹皮、泽泻、骨碎补各 9 克、桑寄生 15 克。

【适应症】肾虚而致牙齿不坚，渐渐松动，咬硬物则疼痛，常伴腰膝酸软，头晕隐隐，视力下降，舌质淡或淡红，脉细或细数。

【制法】1、冷水 1100 毫升浸泡上药 1 小时以上。2、煮沸 40 分钟后滤出药液。3、再加水 600 毫升，继煮 40 分钟后滤出药液。4、二次药液相合。

【用法】早、晚空腹服。

【注意】牙肿痛者不宜服用（炎症）。

【说明】1、中医认为"肾主骨""齿为骨之余"。如果肾虚精血不足，必然骨不坚。骨不坚则齿也软，因而出现牙齿松动等症。2、方中前 6 味是治肾虚、补精血的专用传统名方"六味地黄汤"。骨碎补、桑寄生 2 药功能补肾，加在其中更能壮肾强骨。药理：本方能促进骨对钙的吸收，有一定改善软骨细胞功能，推迟细胞退行性变，并有明显镇痛和镇静作用。

【其他适应症】1、白癜风。2、肾虚脱发。3、外伤后筋骨疼痛。

2、洁齿牢牙粉

【组成】生大黄、熟大黄、生石膏、熟石膏、骨碎补、杜仲、青盐、食盐各 30 克、明矾、枯矾、当归各 15 克。

【适应症】久用牙齿洁白，不易松动。

【制法】诸药混合，研为细末。

【用法】每天清晨和晚间，用牙刷蘸药粉，轻轻刷遍全牙，3 ~ 5 分钟后再用清水漱口。

【注意】1、方中青盐指海盐，即海水经太阳晒后析出的盐。2、用此粉刷牙后，再用普通牙膏刷牙更好。

【说明】1、中医认为，牙痛有胃热和肾虚两种原因。本方两种作用均有之。2、大黄、石膏善清胃肠积热。骨碎补、杜仲、青盐、食盐和当归相合意在补肾。明矾、枯矾能解毒杀虫。诸药相合，功专力宏。相传本方来源于民间，后来有人把它献给皇帝。

【其他适应症】牙龈渗血。

3、生地独活饮

【组成】生地、独活各90克。

【适应症】牙齿松动，并疼痛。

【制法】冷水500毫升浸渍上药1夜即成。

【用法】每日用此水含漱口中2次，每次3～5分钟吐出，久用必效。

【注意】每日早、晚刷牙前用之良。

【说明】1、正如前述肾主骨，齿为骨之余。如肾虚则齿动。如虚中有热则齿痛。2、生地清热凉血，兼能养阴。独活长于祛风止痛。2药都入肾经。古人说"风毒齿痛，非独活莫属"，故2药合之补肾而牢牙，清虚热而治齿痛。

4、蒺藜枸杞汤

【组成】白蒺藜、枸杞子、生地、熟地、独活各15克。

【适应症】牙齿松动，不能咬硬物，受风后容易疼痛。

【制法】1、冷水800毫升浸泡上药1小时以上。2、煮沸40分钟后滤出药液。3、再加水500毫升，继煮40分钟后滤出药液。4、二次药液相合。

【用法】早、晚空腹服。

【说明】1、本方所治牙齿松动，仍然是肾虚，精血不足，齿失所养而致。每当风寒之邪袭入，局部气血瘀滞，齿骨更加血少而齿失所养，因而症状加重。2、枸杞子、熟地能补肾，增加精血。白蒺藜能祛风，以去精血不足而产生的风。独活也能祛风，以祛风寒侵袭体内之外风。内风去便于滋生精血。外风去利于气血通畅。生地能清热凉血，用以清除因精血不足而产生的虚热（阴虚生内热），利于固齿。

5、胆矾人乳膏

【组成】胆矾 30 克、人乳适量。

【适应症】牙齿松动，疼痛，甚至脱落。

【制法】1、胆矾研细。2、以人乳调膏。

【用法】用膏刷牙，每日 3 ～ 4 次，每次用淡盐水漱净。

【注意】每次刷牙后不要咽下，否则呕吐。

【说明】1、本方所治牙齿松动多为口腔不洁，齿龈污垢，或经常齿槽脓肿，炎症不消，导致局部血循环不畅，营养障碍，渐成本病。2、胆矾性凉，能清热消肿，同时能去腐蚀疮，利于洁净口腔和消除局部肿硬，改善循环。人乳能补益气血。合用既能消除肿胀，改善循环，又能加强局部营养。

6、铜末散

【组成】铜末 20 克、当归、地骨皮、细辛、防风各 30 克。

【适应症】牙齿松动，非时脱落，吸入冷风后牙齿隐痛。

【制法】1、后 4 味共为细末。2、与铜末同研为细粉。

【用法】将药末涂在牙上，每日 3 次，每次 10 分钟后漱口去药。3 ～ 5 日见效。

【注意】不得咬。

【说明】1、本方所治牙齿松动，多为血中虚热、风寒外侵所致。2、当归补血。地骨皮清血中虚热。细辛、防风能驱散外来风寒。铜末有接骨焊齿之功。3、老年体弱牙齿不坚，受风后症状加重者用之较宜。

7、羊骨散

【组成】羊胫骨 1 根、食盐 7 克。

【适应症】防牙齿松动，疼痛。

【制法】1、羊胫骨火煅为末。2、与盐一起共为末。

【用法】用末擦牙，日 2 ～ 3 次。

【注意】牙齿红肿者慎用。

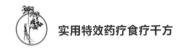

【说明】肝肾亏虚精血不足，无以养齿，故牙龈容易松动。羊胫骨能补肾壮骨，所以利于固齿。食盐性凉，其性属阴入肾，利于羊骨发挥补肾壮骨之功。

【其他适应症】肾虚，腰脚无力。

8、椒辛荜乌散

【组成】川椒、细辛各 30 克、草乌、荜拔各 1.5 克。

【适应症】防治牙齿松动。

【制法】共研为细末。

【用法】少量擦在牙齿上，每日 2 ~ 3 次。饭前漱口，冲洗口腔。

【注意】药性燥热，药粉不宜擦的很多。

【说明】1、老年体弱，精血亏虚。如果脾肾阳虚，即热量不足，使齿部供血更差，营养不足，牙齿不牢而渐至松动。2、细辛助肾阳。荜拔、川椒助脾阳。草乌能散外寒侵入。故常用此方能温暖脾肾，散寒固齿而止痛。

9、洁齿膏

【组成】食盐 120 克、杏仁 30 克。

【适应症】1、牙齿不洁，色黄枯燥无光泽。2、预防龋齿。

【制法】1、将食盐炒烫后放凉。2、杏仁去掉皮，与食盐一起研成膏。3、杏仁去皮方法：把杏仁放在 10 倍的沸水中，即 300 毫升中，略煮，加热约 5 分钟，至种皮微膨起即捞出，用冷水浸泡，取出，剥开种皮与种仁，干燥，筛去种皮即成。

【用法】每日用此膏刷牙 2 次，每次 3 ~ 5 分钟。

【注意】在此基础上刷牙更好。

【说明】食盐阴性入肾。肾为水脏，所以牙齿不洁，用盐揩，如同用肾水洗擦，其效必著，加之杏仁能除痰，并富有油脂，令食盐的洗涤之功大增。

附：主要参考资料

1、王啸天 .1987. 温课中药学 . 辽宁中医学院 .

2、王啸天 .1984. 中医杂志 .

3、田德禄 .2010. 中医内科学 . 人民卫生出版社 .

4、傅衍魁等 .1984. 医方发挥 . 辽宁科技出版社 .

5、明 . 李时珍 .1977. 本草纲目 . 人民卫生出版社 .

6、高学敏 .2007. 中药学 . 中国中医药出版社 .

7、王永炎 .1994. 中医内科学 . 上海科技出版社 .

8、苗明三 .2001. 食疗 . 中药药物学 . 科学出版社 .

9、杨日东、邓庆高 .1996. 蔬菜的妙用与忌口 . 江西科技出版社 .

10、王水、陆仲灵、储农 .1982. 长寿药谱粥 . 天津科技出版社 .

11、刘正萍 .2000. 家庭饮食保健 . 安徽科技出版社 .

12、陈惠忠、陆健敏 .2000. 柴米油盐酱醋茶 . 上海科技出版社 .

13、张湖德 .2000. 偏方秘方大全 . 中医古籍出版社 .

14、顾奎勤、高永瑞 .2000. 老年食养食疗 . 金盾出版社 .

15、叶世龙 .1999. 五官保健与治疗方 . 广东科技出版社 .

16、高明枢等 .1999. 药粥治百病 . 吉林摄影出版社 .

17、高明枢等 .1999. 药膳治百病 . 吉林摄影出版社 .

18、刘薇等 .2000. 药蛋治百病 . 吉林摄影出版社 .